Alexandre Rezende e Andréa Gomes Moraes (orgs.)

AVALIAÇÃO DE RESULTADOS NA EQUOTERAPIA

Volume 1 – 2ª Edição

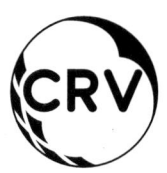

Alexandre Rezende
Andréa Gomes Moraes
(Organizadores)

AVALIAÇÃO DE RESULTADOS NA EQUOTERAPIA

Volume 1 – 2ª Edição

Editora CRV
Curitiba – Brasil
2024

Copyright © da Editora CRV Ltda.
Editor-chefe: Railson Moura
Diagramação e Capa: Designers da Editora CRV
Revisão: Os Autores

DADOS INTERNACIONAIS DE CATALOGAÇÃO NA PUBLICAÇÃO (CIP)
CATALOGAÇÃO NA FONTE
Bibliotecária responsável: Luzenira Alves dos Santos CRB9/1506

Av945

    Avaliação de resultados na Equoterapia, 2ª edição / Alexandre Rezende, Andréa Gomes Moraes (organizadores) – Curitiba : CRV, 2024.
250 p. (Coleção Avaliação de resultados na Equoterapia – v. 1)

    Bibliografia
    ISBN Coleção Digital 978-65-251-4283-8
    ISBN Coleção Físico 978-65-251-4285-2
    ISBN Volume Digital 978-65-251-6402-1
    ISBN Volume Físico 978-65-251-6403-8
    DOI 10.24824/978652516403.8

    1. Reabilitação 2. Equoterapia – reabilitação 3. Metodologia científica I. Rezende, Alexandre., org. II. Moraes, Andréa Gomes. org. III. Título IV. Coleção Avaliação de resultados na Equoterapia – v. 1.

2023-22604   CDD 615.8515
                                                                                            CDU 614-056.24

Índice para catálogo sistemático
1. Equoterapia – 614-056.24

2024
Foi feito o depósito legal conf. Lei nº 10.994 de 14/12/2004
Proibida a reprodução parcial ou total desta obra sem autorização da Editora CRV
Todos os direitos desta edição reservados pela: Editora CRV
Tel.: (41) 3039-6418 – E-mail: sac@editoracrv.com.br
Conheça os nossos lançamentos: **www.editoracrv.com.br**

Conselho Editorial:

Aldira Guimarães Duarte Domínguez (UNB)
Andréia da Silva Quintanilha Sousa (UNIR/UFRN)
Anselmo Alencar Colares (UFOPA)
Antônio Pereira Gaio Júnior (UFRRJ)
Carlos Alberto Vilar Estêvão (UMINHO – PT)
Carlos Federico Dominguez Avila (Unieuro)
Carmen Tereza Velanga (UNIR)
Celso Conti (UFSCar)
Cesar Gerónimo Tello (Univer. Nacional Três de Febrero – Argentina)
Eduardo Fernandes Barbosa (UFMG)
Elione Maria Nogueira Diogenes (UFAL)
Elizeu Clementino de Souza (UNEB)
Élsio José Corá (UFFS)
Fernando Antônio Gonçalves Alcoforado (IPB)
Francisco Carlos Duarte (PUC-PR)
Gloria Fariñas León (Universidade de La Havana – Cuba)
Guillermo Arias Beatón (Universidade de La Havana – Cuba)
Jailson Alves dos Santos (UFRJ)
João Adalberto Campato Junior (UNESP)
Josania Portela (UFPI)
Leonel Severo Rocha (UNISINOS)
Lídia de Oliveira Xavier (UNIEURO)
Lourdes Helena da Silva (UFV)
Luciano Rodrigues Costa (UFV)
Marcelo Paixão (UFRJ e UTexas – US)
Maria Cristina dos Santos Bezerra (UFSCar)
Maria de Lourdes Pinto de Almeida (UNOESC)
Maria Lília Imbiriba Sousa Colares (UFOPA)
Paulo Romualdo Hernandes (UNIFAL-MG)
Renato Francisco dos Santos Paula (UFG)
Rodrigo Pratte-Santos (UFES)
Sérgio Nunes de Jesus (IFRO)
Simone Rodrigues Pinto (UNB)
Solange Helena Ximenes-Rocha (UFOPA)
Sydione Santos (UEPG)
Tadeu Oliver Gonçalves (UFPA)
Tania Suely Azevedo Brasileiro (UFOPA)

Comitê Científico:

Ana Rosete Camargo Rodrigues Maia (UFSC)
Carlos Leonardo Figueiredo Cunha (UFRJ)
Cristina Iwabe (UNICAMP)
Evania Nascimento (UEMG)
Fernando Antonio Basile Colugnati (UFJF)
Francisco Jaime Bezerra Mendonca Junior (UEPB)
Inez Montagner (UnB)
Janesca Alban Roman (UTFPR)
José Antonio Chehuen Neto (UFJF)
Jose Odair Ferrari (UNIR)
Juliana Balbinot Reis Girondi (UFSC)
Karla de Araújo do Espirito Santo Pontes (FIOCRUZ)
Lucas Henrique Lobato de Araujo (UFMG)
Lúcia Nazareth Amante (UFSC)
Lucieli Dias Pedreschi Chaves (EERP)
Maria Jose Coelho (UFRJ)
Milena Nunes Alves de Sousa (FIP)
Narciso Vieira Soares (URI)
Orenzio Soler (UFPA)
Paulo Sérgio da Silva Santos (FOB-USP)
Sabrina da Silva de Souza (UFSC)
Samira Valentim Gama Lira (UNIFOR)
Thiago Mendonça de Aquino (UFAL)
Vânia de Souza (UFMG)
Wagner Luiz Ramos Barbosa (UFPA)
Wiliam César Alves Machado (UNIRIO)

Este livro passou por avaliação e aprovação às cegas de dois ou mais pareceristas *ad hoc*.

SUMÁRIO

APRESENTAÇÃO 9
Alexandre Rezende
Andréa Gomes Moraes

MEDIDA DA FUNÇÃO MOTORA GROSSA (GMFM-88 & GMFM-66) 15
Alessandra Vidal Prieto
Beatriz França Naves Perissé
Gabrieli Boligon Vieira
Ana Letícia de Souza Oliveira

ESCALA DE MEDIDA DE INDEPENDÊNCIA FUNCIONAL (MIF) 33
Luciene de Brito Vitorino de Sousa Jokoski

ESCALA DE EQUILÍBRIO DE BERG – EEB 57
Thais Borges de Araújo

VELOCIDADE HABITUAL DE MARCHA NA AVALIAÇÃO DA MOBILIDADE FUNCIONAL NA EQUOTERAPIA 75
Larissa Barros Freire
Virgília Breder de Oliveira Pinto
Andressa de Araujo Gonçalves dos Santos
Marianne Lucena da Silva
Leonardo Petrus da Silva Paz

DYNAMIC GAIT INDEX NA AVALIAÇÃO DA MOBILIDADE FUNCIONAL NA PRÁTICA DA EQUOTERAPIA 93
Marianne Lucena da Silva
Virgília Breder de Oliveira Pinto
Andressa de Araujo Gonçalves dos Santos
Larissa Barros Freire
Leonardo Petrus da Silva Paz

ELETROMIOGRAFIA: uma breve revisão e sua aplicabilidade na equoterapia 103
Janaine Brandão Lage
Mariane Fernandes Ribeiro
Domingos Emanuel Bevilacqua Junior
Ana Paula Espindula

AUTISM TREATMENT EVALUATION CHECKLIST (ATEC) NO CONTEXTO DA EQUOTERAPIA 121
Alexandre Rezende

USO DO WHOQOL PARA AVALIAÇÃO DA QUALIDADE DE VIDA NA EQUOTERAPIA 145
Rochelle Rocha Costa

MANUAL ABILITY CLASSIFICATION SYSTEM –SISTEMA DE CLASSIFICAÇÃO DE HABILIDADE MANUAL PARA CRIANÇAS COM PARALISIA CEREBRAL DE 4-18 ANOS 159
Monique Palma Zorzetto

FICHA DE OBSERVAÇÃO DO COMPORTAMENTO EM CONTEXTO EQUESTRE (FOCCE) 171
Madalena Castelhano
Ana Rita Matias

ESCALA DE AVALIAÇÃO DE MOBILIDADE PARA EQUOTERAPIA (EAMEQ) 195
Alessandra Vidal Prieto
Kênnea Martins Almeida Ayupe
Ana Cristina de Almeida Abreu
Paulo José Barbosa Gutierres Filho

PESQUISA QUALITATIVA NA EQUOTERAPIA: comparação com a pesquisa experimental 219
Alexandre Rezende
Luiz Nolasco de Rezende Jr
Alexandre Jackson Chan-Vianna

ÍNDICE REMISSIVO 245

APRESENTAÇÃO

A concepção desse livro está diretamente relacionada ao compromisso da Associação Nacional de Equoterapia (ANDE-BRASIL) com a realização de estudos que contribuam para a análise crítica de evidências científicas sobre os benefícios da equoterapia. Sendo assim, entramos em contato com pesquisadores(as) brasileiros(as) e portugueses(as), que se dedicam ao estudo da equoterapia, para convidá-los(as) a compartilharem testes e escalas que consideram apropriados para o monitoramento dos efeitos gerados pela prática sistemática de equoterapia.

Não há, portanto, a pretensão de selecionar os melhores instrumentos de medida, e sim de favorecer o acesso a alguns dos instrumentos, que estão sendo utilizados por alguns pesquisadores(as), no âmbito da equoterapia, seja no Brasil e em Portugal. Possivelmente, outros livros, a serem publicados no futuro, devem dar sequência a essa iniciativa, ampliando o acervo de métodos e técnicas a serem disponibilizados para subsidiar pessoas interessadas tanto em realizar pesquisas como em definir protocolos de acompanhamento e avaliação clínica dos resultados obtidos pelos praticantes de equoterapia.

Destacamos, no entanto, a contribuição oferecida pelo ***CO**nsensus-based **S**tandards for the selection of health **M**easurement **IN**struments* (COSMIN), entidade que se dedica a discutir diretrizes, fundamentadas em evidências científicas que sejam consensuais, para a seleção de instrumentos de avaliação apropriados para subsidiar estudos e intervenções na área de saúde[1]. Dentre os critérios sugeridos pelo COSMIN para uma avaliação crítica da viabilidade do uso de um determinado instrumento de medida, o instrumento de avaliação deve: ser compreensível, tanto para quem realiza a avaliação (pesquisadores, profissionais de saúde e educação) como para quem é avaliado; ser apropriado para a população-alvo, de forma a corresponder às suas características biopsicossociais (físicas, cognitivas, psicológicas e socioculturais); ser exequível, o que abrange equipamentos, tempo, custo, treinamento de avaliador(a), etc.; ser disponível, do ponto de vista legal (direitos autorais e comitê de ética) e metodológico (tipo e configurações); ser válido e fidedigno, com diretrizes claras e precisas de administração, tabulação, pontuação e interpretação dos dados.

O fluxograma do COSMIN, que ilustra o encadeamento das quatro etapas consideradas como estratégicas para seleção do instrumento de avaliação,

---

1   O COSMIN (https://www.cosmin.nl/) atua em parceria com o *Core Outcome Measures in Effectiveness Trials* (COMET) http://www.comet-initiative.org/. Para aprofundamento PRINSEN, Cecilia AC, VOHRA, Sunita, ROSE, Michael R, BOERS, Maarten, TUGWELL, Peter, CLARKE, Mike, WILLIAMSON, Paula R, TERWEE, Caroline B. Guideline for selecting outcome measurement instruments for outcomes included in a Core Outcome Set https://cosmin.nl/wp-content/uploads/COSMIN-guideline-selecting-outcome-measurement-COS.pdf

segue um princípio teórico-conceitual que inicia pela análise do constructo a ser mensurado em função da população-alvo, pois esse costuma ser o interesse que direciona o processo de tomada de decisão dos pesquisadores. Em seguida, recomenda a realização (ou localização) de uma revisão sistemática criteriosa para identificar os principais instrumentos de avaliação existentes na literatura científica. O próximo passo requer uma discussão crítica das propriedades psicométricas e da viabilidade de uso dos instrumentos, o que subsidia o passo final, a escolha de **um** instrumento de avaliação para a produção de **uma** medida válida e fidedigna dos resultados (de acordo com o constructo definido no passo inicial).

No nosso livro, vamos adotar, em cada capítulo, uma estrutura aproximada, mas que tem como ponto de partida, a intenção de mensurar os efeitos decorrentes da equoterapia. Sendo assim, iniciamos com um breve histórico sobre o instrumento de mensuração a ser descrito. Discorrer sobre a origem do teste é uma diretriz que ultrapassa o caráter informativo. Conhecer as necessidades, oriundas da intervenção clínica ou da prática científica, que levaram profissionais ou pesquisadores a, geralmente fruto de um trabalho coletivo, dedicarem-se à sistematização de um teste, mostra que iniciativas semelhantes podem e devem ser implementadas quando novas necessidades se tornarem explícitas.

Uma análise comparativa da origem dos testes descritos no livro revela quais são os atores que costumam desempenhar um papel relevante na construção de recursos de mensuração de variáveis sobre o desenvolvimento humano e sobre as intervenções na área de saúde e educação. As contribuições, como não poderia deixar de ser, estão marcadas pelos interesses específicos de cada um dos atores sociais envolvidos com a equoterapia; logo, revelam um caráter mais clínico, no caso dos profissionais de saúde, mais formativo, para os profissionais de educação, e mais teórico, para os pesquisadores. No entanto, não de uma maneira meramente cumulativa, mas a partir de uma reflexão crítica sobre suas perspectivas específicas, esses instrumentos de avaliação guardam uma relativa complementaridade entre si, como também, algumas contradições.

Temos, portanto, testes que surgiram no meio clínico e testes que são acadêmicos, mas também, testes que são decorrentes do trabalho conjunto de profissionais de saúde e de pesquisadores; temos testes que foram construídos a partir da iniciativa e do apoio de entidades, que desempenham um papel chave na sua difusão e no seu aperfeiçoamento progressivo. Temos testes que foram criados para atender às necessidades do quadro clínico de determinadas patologias ou deficiências, mas que posteriormente tiveram o seu uso ampliado para avaliar diversos outros quadros clínicos. Temos testes que foram criados em um cenário sociocultural específico, mas depois, tiveram o seu uso difundido para outros países.

Conhecer essas possibilidades nos coloca em contato com as condições que foram marcantes para a elaboração de cada teste, o que pode incentivar outros profissionais, pesquisadores e entidades a terem iniciativas semelhantes.

É comum que, ao selecionar o teste mais adequado às suas necessidades, profissionais e pesquisadores procurem medidas consideradas como "padrão ouro", ou seja, a medida que, naquele momento, é considerada como o critério mais válido e fidedigno para análise do fenômeno que lhe interessa. Tais medidas, no entanto, exigem: um processo de análise de suas propriedades psicométricas; a produção de dados de referência; e, normalmente, o emprego de recursos tecnológicos, que lhe conferem um caráter formal e as distanciam do cenário sociocultural que marcou a sua origem.

Cientes, porém, que medidas "padrão ouro" nem sempre estão disponíveis, como também, que podem não ser suficientes para esclarecer as questões a serem respondidas ao longo da prática clínica ou investigativa, queremos incentivar a formulação de novos instrumentos de avaliação e acompanhamento dos efeitos da equoterapia, o que certamente gera um impacto significativo sobre a capacidade de problematização teórica, assim como, sobre a construção de delineamentos metodológicos de pesquisa capazes de lidar com as evidências, quantitativas e qualitativas, que se mostrarem relevantes durante o processo de intervenção ou de estudo, com destaque para o fato de tais instrumentos costumam ter uma alta adesão à realidade.

A preocupação em destacar o nome do teste no idioma original, geralmente em inglês, está relacionada com a intenção de favorecer a revisão de literatura pelo uso de termos descritores específicos, que ampliem a identificação de estudos que utilizam o teste ou que se dedicaram à análise crítica da sua validação. Da mesma forma, a explicitação da finalidade do teste tem o propósito de esclarecer tanto qual é a variável principal que está sendo mensurada, como também, permitir uma análise de sua articulação com as questões funcionais que possuem um papel relevante sobre a qualidade de vida dos praticantes de equoterapia.

Os itens referentes: (a) à população original para a qual o teste foi criado; (b) ao surgimento, ou não, de novas versões para diversificação e ampliação do uso do teste; e (c) aos países em que há relatos científicos de uso do teste ou da construção de uma versão traduzida e adaptada culturalmente, indicam que o processo de formulação-apuração-difusão envolve etapas que costumam progredir do específico para o geral, e do local para o global, desde que o teste demonstre ser capaz de fornecer contribuições significativas para análise clínica ou científica.

Em relação aos dados sobre a validação do teste, essa costuma ser uma exigência crucial para a garantia do adequado rigor científico de um projeto de pesquisa, logo, é importante que tal informação esteja facilmente disponível e destacada, assim como, que haja uma indicação geral sobre o uso do teste no âmbito da equoterapia.

Finalizada a apresentação geral do teste, o texto prossegue com duas novas questões: características do teste que interferem no delineamento do estudo e cuidados metodológicos para utilização criteriosa do teste de maneira a gerar medidas fidedignas.

As informações chaves que repercutem sobre o delineamento de pesquisa e merecem a atenção dos leitores são: (a) o tempo de intervenção considerado necessário pela teoria para que ocorram mudanças na variável que está sendo medida; (b) a quantidade de medidas a serem realizadas ao longo da intervenção para garantir uma análise progressiva das mudanças; (c) a pertinência de se incluir uma medida de retenção dos efeitos após o encerramento da intervenção. As respostas a essas questões são diretamente influenciadas pelas características das medidas e pelas diretrizes de uso dos testes.

A fidedignidade das medidas, por sua vez, exige que o leitor se dedique a um estudo mais aprofundado do teste selecionado. É importante destacar que o livro se propõe a reunir informações básicas que auxiliem na escolha de um instrumento de medida que se aproxime das necessidades de sua realidade de intervenção ou estudo, porém, uma vez feita a seleção do teste a ser utilizado, será necessário um estudo complementar sobre os detalhes, geralmente minuciosos, que devem ser observados na aplicação do teste. As informações básicas abrangem: duração do teste; equipamentos necessários; treinamento de avaliadores(as); protocolo de aplicação. Para alguns testes, existem manuais detalhados que devem ser não apenas consultados, mas utilizados a íntegra para garantir a produção de evidências científicas com rigor.

Incluímos também algumas orientações sobre a tabulação dos dados, considerando que uma análise teórica apropriada depende de uma interpretação da medida que somente é possível quando se organizam os dados de maneira a esclarecer determinadas questões. Os dados não falam por si mesmos; eles são não apenas produzidos, mas também relatados a fim de contribuir para a busca de respostas que permitam resolver de forma adequada o problema de pesquisa.

Quando possível, solicitamos aos(às) autores(as) dos capítulos que elaborassem um quadro de revisão com a sistematização das informações sobre os estudos realizados que utilizaram o teste no âmbito da equoterapia, com as seguintes informações: autor(a), ano, país, fonte, amostra, intervenção e resultados.

Conseguimos, em contato com a comunidade que se dedica ao estudo da equoterapia, reunir cinco testes relacionados com habilidades básicas que possuem um forte significado funcional, a saber: funções motoras grossas (GMFM), capacidades funcionais básicas (FIM, em inglês, ou MIF, em português), equilíbrio corporal (BBS em inglês, ou EEB, em português), velocidade de marcha (WS) e índice dinâmico de marcha (DGI). A eletromiografia, por sua vez, é uma medida do potencial de ação das fibras musculares e requer tanto o uso de equipamentos específicos como um treinamento especializado tanto para o uso correto desses equipamentos como para o tratamento dos dados. Temos, também, dois questionários que foram criados e são utilizados de forma padronizada para entender o desenvolvimento de habilidades das pessoas com Transtorno do Espectro Autista, a partir do relato dos cuidadores (ATEC), e da qualidade de vida, a partir do autorrelato dos praticantes (WHOQOL). Para completar o livro, temos: um sistema de classificação das habilidades manuais (MACS), que permite uma descrição detalhada do nível de proficiência manipulativa dos participantes da pesquisa; duas fichas de observação, que contribuem para preencher lacunas, apontadas por pesquisadores e profissionais, de recursos específicos para descrição e avaliação da qualidade das sessões que compõem o programa de intervenção equoterápica; uma dedicada à observação do comportamento durante a realização de uma atividade equestre (FOCCE), e a outra à avaliação da mobilidade do praticante para montar e conduzir o cavalo (EAMEQ); por último, apresentamos uma reflexão sobre as especificidades da realização de uma Pesquisa Qualitativa no contexto da equoterapia.

Alexandre Rezende, UnB
Andréa Gomes Moraes
ANDE-BRASIL e Centro de Equoterapia da Polícia Militar/DF

MEDIDA DA FUNÇÃO MOTORA GROSSA (GMFM-88 & GMFM-66)

Alessandra Vidal Prieto[1]
Beatriz França Naves Perissé[2]
Gabrieli Boligon Vieira[3]
Ana Letícia de Souza Oliveira[4]

Breve histórico

Origem

Profissionais e pesquisadores de saúde com o interesse comum na avaliação e no estudo de Funções Motoras Grossas, mobilizaram-se para criar um instrumento capaz de fornecer medidas, válidas e confiáveis, para o acompanhamento clínico e científico do desenvolvimento motor de crianças com Paralisia Cerebral (PC).

A seleção de itens para a criação do *Gross Motor Function Measure* (GMFM) foi baseada, inicialmente, em uma revisão da literatura, mas também em relatos clínicos e no julgamento de peritos, no caso, médicos das seguintes instituições: *McMaster Children's Hospital* e *Holland Bloorview Kids' Rehabilitation Hospital*. Vários itens foram extraídos de testes já existentes, como a Avaliação do Controle Motor, de Steel e Spasoff (1986) e do trabalho de Hoskins e Squires (1973). Os principais critérios para escolha dos itens que deveriam compor o GMFM foram: (a) ser considerado mensurável; (b) ser clinicamente importante; (c) ter o potencial de mostrar mudanças nas funções motoras das crianças com PC. Para garantir fidedignidade na utilização do teste, o manual de aplicação do usuário contém diretrizes com definições explícitas das atividades a serem realizadas e critérios para uma pontuação adequada, além de formulários para o registro da pontuação.

---

1 Doutora em Educação Física (UnB), Mestre em Educação Física (UnB), Especialista em Fisioterapia Hospitalar (PUC Goiás), Bacharel em Fisioterapia (Uniplac), Professora do UniCEUB.
2 Graduanda do curso de Fisioterapia do UniCEUB.
3 Graduanda do curso de Fisioterapia do UniCEUB.
4 Mestre em Educação Física (UnB), Especialista em Intervenção em Neuropediatria (UFSCar) e em Fisioterapia Neurofuncional (COFFITO) e Professora do UniCEUB/Fisioterapia.

A divulgação do teste, denominado em português de Medida da Função Motora Grossa, iniciou em 1989, com a publicação do primeiro artigo com a sua validação científica, de autoria de Russell et al. (1989), na revista *Developmental Medicine and Child Neurology*. Em seguida, para garantir a fidedignidade das medidas, foi publicada, em 1990, a primeira edição do Manual para o Usuário do GMFM (atualmente a terceira edição já está disponível, publicada em 2021). Desde o desenvolvimento da versão original, GMFM-88, que adota uma escala ordinal, um extenso trabalho adicional foi feito para validar a versão GMFM-66, construída a partir de uma escala intervalar, que ajusta o nível de dificuldade dos itens a partir de uma análise de dados de referência populacionais, mediante a Teoria de Resposta ao Item.

Atualmente, o GMFM é considerado como padrão ouro para avaliação da função motora grossa e do desempenho funcional de crianças com PC, contribuindo para elaboração de um planejamento individualizado e para a revisão de objetivos em diversas condutas terapêuticas e pesquisas científicas.

Nome do teste em idioma original e a sua tradução para o português

Nome original do teste é *Gross Motor Function Measure*, que dá origem a abreviatura GMFM. Na tradução para o português, o título passa a ser: Medida da Função Motora Grossa.

Finalidade

Trata-se de uma medida clínica, referenciada a critérios objetivos, desenvolvida e validada, originalmente, para avaliar crianças com paralisia cerebral (PC), de modo a identificar alterações na realização de atividades descritas como função motora grossa pela Classificação Internacional de Funcionalidade, Incapacidade e Saúde, da Organização Mundial da Saúde (CIF/OMS, 2008). É, portanto, um instrumento observacional padronizado, que permite mensurar quanto de uma determinada habilidade motora grossa uma criança com PC pode realizar, de maneira a fornecer evidências válidas e fidedignas que subsidiam a análise das mudanças ocorridas ao longo do tempo, seja com finalidades clínicas, educacionais ou de pesquisa. No GMFM as funções motoras grossas foram agrupadas em cinco dimensões da mobilidade corporal, que descrevem atividades que não se sobrepõem:

A. Deitar e rolar
B. Sentar
C. Engatinhar e ajoelhar
D. Em pé
E. Andar, correr e pular

População original e recomendações

A versão original, GMFM-88, foi projetada e validada para crianças com PC; a amostra incluiu crianças de 5 meses a 16 anos de idade. A construção do GMFM teve como referência atividades motoras grossas que uma criança de 5 anos sem deficiência motora é capaz de realizar, o que significa que, se essa criança fosse avaliada, a expectativa é que obteria a pontuação máxima em todos os itens do GMFM.

A versão GMFM-66, da mesma maneira, foi testada para diferentes grupos de crianças com PC, com diferentes tipos de diagnóstico, de acordo com o nível de gravidade, definido a partir do Sistema de Classificação da Função Motora Grossa, em inglês, *Gross Motor Function Classification System* (GMFCS), o que amplia a relevância clínica da interpretação dos resultados, que são diferentes de acordo com o nível de comprometimento de cada caso. A versão GMFM-66 é exclusiva para avaliação de crianças com PC.

O GMFCS-E&R[5], ampliado e revisto, deve ser utilizado de forma associada com o GMFM, a fim de favorecer a classificação do nível de habilidade de cada criança com PC, o que auxilia na interpretação e na comparação dos resultados. A definição do nível de habilidade é baseada na capacidade de realizar movimentos voluntários, com ênfase no sentar, nas mudanças da posição do corpo e na mobilidade. O GMFCS-E&R é uma escala ordinal de cinco níveis gerais, descritos a seguir:

Nível I – Anda sem limitações.
Nível II – Anda com limitações.
Nível III – Anda utilizando um dispositivo manual de mobilidade.
Nível IV – Auto-mobilidade com limitações; pode utilizar mobilidade motorizada.
Nível V – Transportado em uma cadeira de rodas manual.

São imprescindíveis a consulta e a discussão do GMFCS-E&R, que contém critérios para a distinção entre os cinco níveis, como também, as particularidades de cada nível em função da faixa etária da criança. O GMFCS-E&R detalha as características de cada nível para crianças: com menos de 2 anos de idade; de 2 até 4 anos; de 4 até 6 anos; de 6 até 12 anos e de 12 até 18 anos.

O Manual do Usuário também sugere a diferenciação dos quadros clínicos da PC a partir de três critérios chaves: tipo de comprometimento; partes do corpo afetadas e nível de gravidade, o que está ilustrado no quadro abaixo.

---

5   O nível funcional das dificuldades motoras deve ser avaliado usando o *Gross Motor Function Classification System, Expanded and Revised* (GMFCS E&R) para PC, de acordo com Palisano et al. (1997, 2008).

Quadro 1 – Critérios para classificação do tipo de comprometimento, parte do corpo afetadas e nível de gravidade da Paralisia Cerebral

Tipo	Corpo	Gravidade
Espasticidade Hipotonia Misto Atetose Ataxia	Hemiplegia Diplegia (pernas) Triplegia Quadriplegia	Leve Moderado Severo

Fonte: *Gross Motor Function Measure: user's manual* (2013).

Versões e atualizações

Existem duas versões do GMFM: (1) a original de 88 itens, GMFM-88, que pode ser aplicada em outros quadros clínicos além da PC, tem uma escala ordinal e requer a avaliação de todos os itens; e (2) a versão de 66 itens, GMFM-66, que é exclusiva para crianças com PC, tem uma escala intervalar e pode ser aplicada de três maneiras diferentes: (2.1) todos os itens, da mesma maneira que a original, ou, duas alternativas para uma avaliação mais rápida, a (2.2) abordagem do "conjunto de itens", GMFM-66-IS, que usa um algoritmo de pontuação no qual 3 Itens de Decisão orientam o avaliador na utilização de quatro conjuntos pré-determinados de itens considerados relevantes para avaliação do funcionamento de uma criança com aquele nível de habilidades; e a (2.3) abordagem "base-teto", GMFM-66-B&C, que é semelhante à usada em muitas medidas, a saber: a pontuação "basal" de três sucessos consecutivos com pontuação máxima estabelece o início do teste, e a pontuação "teto", quando o avaliado tem três vezes a pontuação mínima em um mesmo item, define quando o teste termina.

Veja no quadro a seguir, a descrição comparativa das duas versões:

Quadro 2 – Descrição comparativa da versão GMFM-88 e da GMFM-66

Versões do GMFM	
GMFM-88	GMFM-66
Versão Original, validada para outros quadros clínicos	Especializada para Paralisia Cerebral
Escala Ordinal	Intervalar
Escore Calculado de forma percentual, com todos os itens de cada uma das cinco dimensões tendo o mesmo peso	Calculado de forma ponderada, em função do nível de dificuldade de cada item em sua respectiva dimensão, por meio do aplicativo *Gross Motor Ability Estimator* GMAE-2
Amostra Avalia crianças com Paralisia Cerebral, Síndrome de Down e Lesão Cerebral Adquirida	Avalia somente crianças com Paralisia Cerebral

continua...

continuação

Versões do GMFM	
GMFM-88	GMFM-66
Aplicação Forma única, avalia todos 88 itens	Três formas de aplicação GMFM-66 avalia todos 66 itens GMFM-66-IS usa algoritmo para avaliar 4 condições de habilidade GMFM-66-B&C usa abordagem base-teto
Tempo Requer de 45 a 60 minutos para ser aplicada	GMFM-66 – cerca de 30 minutos GMFM-66-IS – em média 28 minutos GMFM-66-B&C – em média 24 minutos

Fonte: Gross Motor Function Measure: user's manual (2013).

O cálculo do escore geral no GMFM-88, que tem uma escala ordinal, pode ser feito a partir de uma fórmula simples apresentada no item que descreve a Escala de Medida. No caso da versão GMFM-66, porém, as três possibilidades de aplicação exigem o uso de um programa de computador, em função da complexidade dos cálculos para definição do escore geral na escala intervalar. O programa, denominado de *Gross Motor Ability Estimator* (GMAE-2), atualmente está na segunda versão, atualizada em 2013, disponível para download no site da canchild.ca.

Dentre outros recursos, o GMAE-2 permite ao usuário: (a) baixar planilhas de pontuação; (b) inserir e calcular pontuações para todas as versões e formas de aplicação – GMFM-88, GMFM-66, GMFM-66-IS e GMFM-66-B&C; (c) plotar as pontuações do GMFM-66 em curvas de percentis pelo nível GMFCS; e (d) exportar dados para arquivos csv.

O site da canchild.ca também permite o acesso: a todas as planilhas de pontuação necessárias para o GMFM-88 e o GMFM-66; ao Sistema de Classificação da Função Motora Grossa (GMFCS) e ao Manual do Usuário do GMFM. A exigência de um software, apesar de limitar a aplicabilidade clínica do GMFM-66, tem como vantagem gerar medidas com maior precisão e facilitar a interpretação dos resultados; para minimizar a limitação do uso do GMFM para pessoas que não possuem afinidade com recursos tecnológicos, a versão original GMFM-88 foi mantida para aqueles que a preferem ou que tenham dificuldade de acesso e manuseio do computador.

Países que utilizam o teste ou escala

O GMFM é utilizado em todo o mundo.

Validação

A validação científica da versão original, GMFM-88, foi realizada por Russell et al. (1989). Artigos mais recentes de revisão sistemática resumiram estudos que forneceram suporte para a confiabilidade, validade e responsividade do GMFM-88 em crianças com PC: Harvey et al. (2008) e Adair et al. (2012).

Dois estudos realizaram a validação das versões reduzidas do GMFM-66: Russell et al. (2010) e Brunton and Bartlett (2011). Avery et al. (2013), confirmaram a validação da versão GMFM-66-B&C.

Utilizado ou não no contexto da equoterapia

De acordo com o Manual do Usuário do GMFM (2013;p. 25), Russell et al. (2000) e Sanders et al. (2012) fizeram uma revisão de vários estudos que utilizaram o GMFM como a principal medida para avaliação dos resultados obtidos em diferentes propostas de intervenção terapêutica para as crianças com PC, dentre outras intervenções, há uma referência explícita para a equoterapia, com dois termos em inglês que são normalmente são utilizados como palavras-chave: "*hippotherapy* e *horseback riding therapy*".

Aplicabilidade

O GMFM se propõe a medir o nível de habilidade de crianças com Paralisia Cerebral para executarem atividades que envolvem Funções Motoras Grossas, de maneira a fornecer evidências, válidas e confiáveis, que permitam identificar mudanças decorrentes da realização de uma determinada proposta de tratamento, no nosso caso, a equoterapia. Para alcançar esse objetivo, a bateria de atividades do teste deve ser composta de situações discriminativas que atendam os requisitos básicos descritos a seguir:

a) O teste deve ser viável em termos da complexidade, do tempo necessário para ser administrado, da disposição da pessoa a ser avaliada em participar da avaliação e do custo para sua realização;

b) O teste deve ter instruções padronizadas, claramente descritas para sua realização, com opções de resposta mutuamente exclusivas, que sejam coletivamente exaustivas e que tenham um escalonamento explícito;

c) O teste deve fornecer uma medida confiável, ou seja, com respostas ou pontuações consistentes quando é utilizado repetidamente pelo mesmo avaliador ou por avaliadores diferentes, para avaliarem a mesma pessoa ou pessoas diferentes, em diversos momentos ao longo do tempo;

d) O teste deve ser válido, ou seja, capaz de medir a função motora grossa de crianças com PC, de forma a descrever o ganho ou a perda de habilidades, como também, de não sofrer alterações quando não existem mudanças, a fim de descrever de maneira precisa a condição clínica da pessoa avaliada.

No GMFM existem três tipos básicos de atividades: dinâmicas, estáticas e a combinação de ambas. Atividades dinâmicas requerem movimento, como por exemplo, a transição de uma posição corporal para outra (Item 14. Decúbito ventral: rola para a posição supina sobre o lado direito), enquanto as atividades estáticas exigem que a posição inicial seja mantida por um período de tempo especificado (Item 39. De quatro apoios: mantém o peso sobre as mãos e joelhos por 10 segundos). Algumas atividades envolvem a combinação do aspecto dinâmico com o estático, quando é preciso realizar um movimento para assumir uma posição e depois mantê-la por um período de tempo especificado (Item 48. Sentada sobre o tapete: atinge a posição ajoelhada usando os braços, mantém braços livres por 10 segundos).

A construção do GMFM é fruto de uma observação atenta do desenvolvimento motor das crianças com PC, o que indica a possibilidade efetiva de ocorrerem mudanças no tempo, por exemplo, a capacidade de uma criança permanecer em pé de forma independente, como também, dificuldades motoras que não são sujeitas a mudanças, como é o caso do Reflexo Tônico Cervical Assimétrico (RTCA). Sendo assim, ao construir o teste, foi considerado apropriado incluir um item relacionado com a habilidade de a criança permanecer em pé, mas não se julgou adequado ter um item relacionado ao RTCA. Por exemplo, como não há expectativa de que ocorram alterações no RTCA após a equoterapia, a medição deste item não seria útil como uma estratégia para avaliar alterações na função motora grossa decorrentes da realização dessa intervenção.

População

Embora não tenha sido originalmente validado para crianças com diagnósticos diferentes da PC, a versão GMFM-88 tem sido usada para avaliar crianças com outros quadros clínicos e demonstrou confiabilidade e validade para uso em crianças com:
1. Lesão Cerebral Adquirida (ou Traumatismo Cranioencefálico) – Linder-Lucht et al. (2007) & McCauley et al. (2012);
2. Síndrome de Down – Russel et al. (1998).
3. Atrofia Muscular Espinhal – Iannaccone e Hynan (2003);
4. Osteogênese Imperfeita – Ruck-Gibis et al. (2001);
5. Leucemia Linfoblástica Aguda – Wright e Fairfield (2007);

Como o GMFM-88 mostra habilidades motoras típicas de marcos normais de desenvolvimento, pode ser útil para avaliar as atividades motoras de crianças que não sejam aquelas para as quais foi validado; no entanto, como as propriedades de medição detalhadas do GMFM não foram estabelecidas com outras populações além de crianças com PC, Síndrome de Down ou Lesão Cerebral Adquirida, a confiabilidade e a validade do GMFM-88 devem ser alvo de estudos psicométricos antes que se recorra ao seu uso com outros grupos de crianças.

O Manual do Usuário do GMFM contém recomendações específicas para avaliação e pontuação de crianças com Síndrome de Down, que apresentam, por exemplo, um método de pontuação alternativo, que incorpora dados relatados pelos pais sobre atividades que a criança pode fazer, mas que não foram demonstrados durante a avaliação. Portanto, diferenças nas diretrizes de realização do teste devem ser consideradas quando se pretende avaliar crianças com outros quadros clínicos, como também, o impacto que provocam sobre a validade e confiabilidade do teste.

O uso em larga escala do GMFM-88 evidenciou algumas limitações na interpretação das pontuações, pois duas crianças que tinham o mesmo escore percentual total, apresentavam escores parciais diferenciados nas cinco dimensões avaliadas, logo, não podiam ser consideradas semelhantes. Outra distorção que mereceu atenção foi o fato de que o teste tem uma quantidade maior de itens medianos, o que dificultava a avaliação das crianças que estão nos extremos, ou seja, com comprometimentos leves ou severos, como também, a identificação de mudanças.

A versão GMFM-66, como dito anteriormente, é exclusiva para crianças com PC e foi desenvolvida para resolver os problemas supracitados. As três formas de aplicação são confiáveis e válidas, porém, nos casos em que o objetivo principal do estudo é medir a mudança ao longo do tempo, a versão completa do GMFM-66 ainda deve ser considerada como o critério padrão.

Caso seja necessário reduzir o tempo de avaliação, a versão GMFM-66-IS deve ser utilizada para crianças com PC que tenham comprometimento unilateral.

Devido às diferenças no cálculo dos escores do GMFM-66, as três formas de aplicação não devem ser usadas de maneira intercambiável entre si, ou seja, uma vez que uma forma de aplicação tenha sido escolhida, ela deve ser mantida em todas as avaliações posteriores do mesmo estudo.

Escala de Medida

A descrição dos itens e dos critérios de avaliação do GMFM é a mesma para todas as versões. Essas diretrizes constam de forma detalhada no Manual de aplicação do GMFM, logo, é imperativo que sejam usadas para pontuar cada item. O que muda de uma versão para outra é a escala de cálculo dos escores, a quantidade e o subconjunto de itens a serem testados, mas não a descrição dos itens em si mesma. A avaliação do GMFM usa uma escala com 4 valores, descritos no Quadro 3, a seguir:

Quadro 3 – Escores para pontuação dos itens da Medida da Função Motora Grossa (GMFM)

Escore	Conceito	Critérios
0	Não inicia	a criança é incapaz de iniciar qualquer parte da atividade
1	Inicia	a criança começa a executar a atividade, mas realiza menos de 10%
2	Completa parcialmente	a criança executa de 10% a menos de 100% da atividade
3	Completa totalmente	a criança executa 100% da atividade
NT	Não Testado	o item não foi administrado ou a criança se recusou a fazer

Fonte: *Gross Motor Function Measure: user's manual* (2013).

Atenção: se o avaliador não consegue avaliar um item, mas tem motivos para acreditar que a criança pode executar pelo menos parcialmente a atividade, o item deve ser registrado como NT, principalmente para o GMFM-66, pois isso interfere no cálculo do escore total. Para o GMFM-88, itens classificados como NT devem ser pontuados com 0 (zero).

A pontuação deve seguir a regra do conservadorismo, ou seja, se o(a) avaliador(a) estiver indeciso(a) sobre qual pontuação atribuir, deve escolher a menor das duas pontuações possíveis. Isso permite que a criança receba crédito na próxima avaliação, caso o seu desempenho venha a ter um incremento.

Atenção, **não** é recomendado, na discussão dos resultados, relatar alterações nas pontuações de itens individuais do GMFM, pois esses escores parciais não tiveram a sua confiabilidade validada de forma independente; a validação do GMFM é referente aos escores totais. É possível, no entanto, analisar a relação que existe entre: (a) os itens e o constructo, e (b) entre um item com outro(s) item(ns), como parte da compreensão dos resultados indicados pelo escore total.

Quantidade e intervalo de tempo entre medidas

O ritmo de aprimoramento das habilidades motoras grossas sofre uma interferência direta da idade da criança, logo, quando se considera a norma, ou seja, os dados populacionais que refletem o desenvolvimento infantil, a expectativa é de um ritmo acelerado durante a primeira e a segunda infâncias, até por volta dos 6 anos de idade, porém, podem ocorrer mudanças nas funções motoras grossas ao longo de toda a vida.

O estudo de questões relacionadas com o desenvolvimento humano devem ter um delineamento que realize avaliações ao longo de um tempo mínimo necessário para que ocorram mudanças efetivas. A partir de nossa experiência profissional e do delineamento dos estudos de validação do GMFM, recomendamos que as propostas de intervenção tenham a duração de, pelo menos, 6 meses.

Como a realização de medidas repetidas contribui para análise dos processos de mudanças, ao mesmo tempo em que fornece subsídios para um ajuste que amplie a responsividade da proposta de intervenção, recomendamos a realização de avaliações a cada 3 meses, ou seja, um delineamento com uma avaliação inicial de base, uma segunda avaliação intermediária e uma terceira avaliação final.

A realização de uma quarta avaliação, em um intervalo de tempo após o encerramento da intervenção, que permita verificar se os benefícios são consistentes, ou seja, que se mantém ao longo do tempo (normalmente identificada como *follow-up*), pode ser realizada no período de 1 a 3 meses depois da avaliação realizada no final de intervenção.

Duração do teste

O tempo normalmente requerido para aplicação completa do GMFM-88, para avaliadores treinados e experientes, é de aproximadamente 45 a 60 minutos. A duração do teste pode variar em função da perícia do avaliador e das diferenças entre as crianças a serem avaliadas, em relação: ao nível de habilidade motora, ao grau de cooperação na realização do teste e à capacidade de compreensão dos comandos que descrevem as atividades a serem realizadas.

No caso do GMFM-66, a menor quantidade de itens a serem administrados diminui o tempo de duração do teste; quando são aplicados os 66 itens, costumam ser necessários aproximadamente 30 minutos para a realização completa do teste; para o GMFM-66-IS, são necessários, em média, 28 minutos; e para o GMFM-66-B&C, em média, 24 minutos (Brunton; Bartlett, 2011).

É possível, quando o(a) avaliador(a) julgar adequado, realizar a avaliação em mais de uma sessão, a fim de garantir que o nível funcional da criança não seja influenciado pela fadiga ou pela pressão do tempo requerido para a realização do teste. Nesse caso, as duas ou três sessões de avaliação, devem ocorrer ao longo de uma mesma semana, para que não haja uma diferença induzida pelo desenvolvimento.

Equipamentos

O GMFM deve ser administrado em uma sala grande o suficiente para realização das atividades, que seja confortável, de maneira a estimular a criança a demonstrar suas habilidades, como também, que permita ter todo o material organizado para atender as condições descritas em cada um dos itens do GMFM. A criança pode ser acompanhada pela mãe, pelo pai ou pelo(a) cuidador(a); no entanto, os acompanhantes não devem ajudar a criança durante a realização da avaliação. A criança deve estar vestida com short e camiseta para permitir a observação dos movimentos corporais pelo(a) avaliador(a), como também, deve ser testada sem sapatos, órteses ou próteses.

A maior parte dos equipamentos utilizados no GMFM costuma ser encontrado em ambientes dedicados à fisioterapia, e compreende:
- Piso com superfície lisa e firme com a demarcação de duas linhas retas paralelas;
- Materiais: colchonete grande e firme; banco pequeno, para sentar com os pés apoiados no chão; banco grande, para sentar com os pés pendurados; cronômetro; bastão; bola de futebol; cinco degraus com corrimão; banquinho com rodízios; brinquedos pequenos e grandes e objetos motivacionais.

A sala e o equipamento devem ser organizados com antecedência, o que inclui o ajuste dos materiais à estatura e à idade das crianças a serem avaliadas.

As especificações técnicas detalhadas estão no manual do GMFM; é possível substituir qualquer um dos equipamentos por outro que esteja disponível e seja o mais próximo possível das especificações contidas no manual; nesse caso, o(a) avaliador(a) não deve deixar de relatar os materiais que foram substituídos, como também, garantir que as condições de avaliação sejam mantidas constantes de uma avaliação para outra, a fim de minimizar alterações na pontuação resultantes de uma variação na administração do GMFM. Logo, se ocorrerem condições específicas durante a avaliação inicial, elas devem ser anotadas no formulário de pontuação, no formato de um diário de campo, para garantir que sejam reproduzidas durante todas as demais avaliações de um estudo em particular.

Treinamento avaliadores

O GMFM foi projetado para uso por terapeutas e educadores que atuam com crianças e estão familiarizados com a avaliação de suas habilidades motoras como parte do seu planejamento e da sua intervenção profissional. Os(as) avaliadores(as) devem estudar e seguir as diretrizes do Manual do Usuário, como também, os formulários de pontuação indicados para cada uma das versões e formas de aplicação. Uma recomendação útil é praticar, de forma prévia, a avaliação de várias crianças com e sem deficiência motora, para depois iniciar o uso para avaliações clínicas e de pesquisa.

O Manual do Usuário do GMFM fornece vários detalhes técnicos sobre "como fazer" a avaliação, que incluem: os equipamentos necessários; a preparação do ambiente; a mobilização da criança para realizar as atividades; a descrição das atividades; a interpretação dos critérios de pontuação; dentre outros. Há informações específicas sobre cuidados ao testar crianças com paralisia cerebral (PC) que estejam usando órteses, sapatos ou algum tipo de auxílio para locomoção, como também, adaptações para a avaliação de crianças com Síndrome de Down. As informações do manual refletem a experiência acumulada e os procedimentos recomendados por inúmeros colegas que usam regularmente o GMFM.

No treinamento para o uso do GMFM o(a) avaliador(a) deve dar destaque:

1. para a capacidade de mobilizar a criança para que demonstre o que consegue realizar, o que inclui: fornecer incentivos; possibilitar a familiarização; oferecer demonstrações; permitir o treino; usar linguagem compreensível; adequar o ritmo; interromper diante de fadiga; assim como outras medidas que favoreçam a identificação das habilidades reais da criança. O GMFM requer avaliadores(as) que estejam familiarizados com as características das crianças a serem avaliadas.

2. para um treinamento prévio que aumente o nível de concordância na pontuação das atividades, o que abrange: acompanhar examinadores experientes durante a avaliação; praticar avaliações-piloto para adquirir domínio das diretrizes de administração; conhecer as folhas de pontuação e as orientações sobre seu preenchimento; assistir vídeos que forneçam exemplos práticos da aplicação dos critérios de pontuação, e; utilizar a escala de pontuação de forma consistente e precisa. Apesar da quantidade de treinamento formal necessária para garantir a competência do(a) avaliador(a) não ter sido determinada, recomenda-se um exercício prático anterior com pelo menos dez crianças, em conjunto com a verificação de um Índice de Concordância mínimo de 0,70 entre medidas diferentes de uma mesma criança, e com pelo menos um(a) outro(a) avaliador(a) – sugestão das autoras.

Protocolo de aplicação

A avaliação por meio do GMFM exige que a criança execute várias habilidades motoras grossas, conforme os comandos do(a) avaliador(a), pautados nas diretrizes de administração e de pontuação do Manual do Usuário e do formulário específico para a versão e forma de aplicação escolhida. Sendo assim, vamos iniciar esse tópico com orientações sobre a escolha da versão do GMFM a ser utilizada em cada caso. O Manual do Usuário esclarece que essa escolha depende do emprego associado de dois critérios: (1) o objetivo da avaliação e (2) a população ser estudada.

Recomenda-se o uso do GMFM-88 quando:

1. o problema de pesquisa a ser investigado requer uma descrição detalhada das habilidades motoras grossas atuais de uma criança, pois o GMFM-88 possui itens adicionais que podem ser úteis para subsidiar a discussão teórica, desde que o pesquisador considere, de

forma consciente, o maior dispêndio de tempo e o esforço adicional requeridos para essa avaliação.
2. a amostra do estudo for composta de crianças com PC: (a) muito jovens, que permanecem na posição deitada, em pronação ou supinação; (b) que estão classificadas no Nível V do Sistema de Classificação da Função Motora Grossa (GMFCS); (c) que estão usando sapatos, órteses ou exigem algum auxílio de mobilidade, e; (d) crianças que tem dificuldades motoras resultantes de Síndrome de Down e de Lesão Cerebral Adquirida.

Recomenda-se o uso do GMFM-66 quando:
1. o problema de pesquisa está direcionado para avaliar mudanças ocorridas ao longo do tempo em crianças com PC, pois os itens estão ponderados de acordo com o nível de dificuldade calculado a partir da observação dos padrões de desenvolvimento motor de uma grande população; outra vantagem é um menor dispêndio de tempo para realização de uma avaliação específica, com uma quantidade menor de itens, que avalia de forma mais precisa a função motora grossa de crianças com PC.
2. a amostra de estudo deve ser composta exclusivamente de crianças com PC, pois o GMFM-66 não deve ser utilizado para crianças com outros tipos de deficiências.

Independente de qual seja a versão escolhida, o(a) pesquisador(a) deve utilizar a mesma versão ao longo de todo o estudo, pois a mudança do método de avaliação para o acompanhamento do desenvolvimento infantil aumenta a variabilidade dos escores e dificulta a possibilidade da detecção de mudanças reais.

Em relação às diferentes formas de aplicação, a avaliação de todos os itens, seja no GMFM-88 ou no GMFM-66, não requer explicações adicionais, porém, as duas alternativas reduzidas do GMFM-66 exigem uma explicação adicional.

O GMFM-66 Conjuntos de Itens (GMFM-66-IS) usa três *itens de decisão* pré-definidos, cuja pontuação é a referência para definir qual dos quatro Formulários, com subconjuntos de itens, é apropriado para avaliar aquela criança. Veja os Itens de Decisão abaixo, como também, seus respectivos algoritmos (regras que definem como prosseguir com a avaliação):

1. **Item 23** – criança sentada sobre o tapete, braço(s) apoiado(s): mantém por 5 segundos
   Se a pontuação for de 0-2, usar o Formulário do Subconjunto 1, com 15 itens
   Se a pontuação for 3, o Item 67 (a seguir) deve ser avaliado.
2. **Item 67** – criança em pé, duas mãos seguradas: anda 10 passos para a frente

Se a pontuação for de 0-2, usar o Formulário do Subconjunto 2, com 29 itens

Se a criança tiver a pontuação 3, o Item 85 deve ser avaliado.

3. **Item 85** – criança em pé, segurando em um corrimão: desce 4 degraus, segurando em um corrimão, alternando os pés

    Se a pontuação for de 0-2, usar o Formulário do Subconjunto 3, com 39 itens

    Se a pontuação for 3, usar o Formulário do Subconjunto 4, que tem 22 itens

Convém reforçar que cada forma de aplicação possui um formulário específico, como também que o cálculo do escore para o GMFM-66 requer o uso do programa de computador GMAE-2.

O GMFM-66 Base e Teto (GMFM-66-B&C), por sua vez, caracteriza-se pelo uso de uma abordagem base/teto para identificar a faixa de itens relevantes para avaliação de cada criança; nessa forma de aplicação o cálculo do escore é realizado a partir da identificação do item caracterizado como Base, ou seja, quando a criança obtém o escore máximo em três tentativas consecutivas (esse item será o início do teste), e prossegue até a identificação do item Teto, quando a criança obtém a pontuação mínima (zero) em três tentativas consecutivas (o que marca o término do teste).

No GMFM-66-B&C há um requisito adicional: devem ser avaliados um mínimo de 15 itens. Sendo assim, se o teto de três zeros for atingido antes que 15 itens sejam testados, o(a) avaliador(a) deve acrescentar um item mais fácil e um item mais difícil, que devem ser pontuados alternadamente, até que o total mínimo de 15 itens tenha sido alcançado.

Em relação aos procedimentos, existem várias fontes de distorção que podem diminuir a confiabilidade dos resultados do GMFM. A maior parte da distorção deve ser evitada a partir dos cuidados com o treinamento dos(as) avaliadores(as) a fim de: diminuir as variações dos avaliadores, em relação à compreensão, perícia e interpretação dos critérios; manter as condições de testagem dos participantes, em relação à fadiga, motivação e compreensão; reproduzir as mesmas características do ambiente; além de aspectos específicos relacionados com a própria medida. Adicionalmente, recomenda-se:

a) os avaliadores devem ser treinados e o nível de concordância, *intra* e *inter* avaliadores, testados;

b) se possível, o(a) mesmo(a) avaliador(a) deve avaliar o(a) mesmo(a) participante ao longo do estudo;

c) deve ser realizada a familiarização prévia com o ambiente de avaliação para deixar a criança o mais a vontade possível;

d) o ambiente de avaliação deve ser o mais consistente possível, incluindo a sala e a hora do dia em que as reavaliações serão realizadas;

e) as diretrizes de avaliação não incluem qualquer tipo de assistência "prática", o que elimina o julgamento do grau de assistência oferecido para a criança; e

f) seguir atentamente as definições objetivas dos itens constantes no manual de avaliação, como também, o sistema de pontuação padronizado.

Um dos erros comuns no uso do GMFM-88 é a tentativa de economizar tempo ou de ajustar o instrumento para o nível funcional da criança a ser avaliada por meio de uma seleção arbitrária dos itens a serem avaliados. O GMFM-88 foi validado e é confiável apenas quando é administrado de acordo com as diretrizes do manual de aplicação e com a avaliação de todos os 88 itens. Qualquer item que não seja avaliado interfere e reduz de forma artificial a pontuação da criança.

A versão GMFM-66 não deve ser considerada uma "versão reduzida" da versão original do GMFM-88. Essa colocação é uma simplificação indevida das vantagens advindas do uso da metodologia Rasch, da Teoria de Resposta ao Item, para a construção da escala intervalar utilizada pelo GMFM-66, em substituição à escala ordinal do GMFM-88.

Em poucas palavras, o GMFM-88 usa uma escala não-paramétrica que classifica o nível de habilidade em uma escala de 4 pontos, que não seguem uma unidade métrica; isso implica, por exemplo, que para ser pontuado com 1, a criança tenha que iniciar a atividade, o que corresponde a realizar até 10% do item, mas, para receber 2 pontos (repare que não existe a possibilidade de valores intermediários), que corresponde a completar parcialmente a atividade, a criança terá que realizar de 10% a menos de 100% do item, logo, nessa escala ordinal, não há diferença de pontos entre quem faz 50% e 90% da atividade, ambos receberão 2 pontos.

No caso do GMFM-66, o uso do programa GMAE-2 permite calcular, a partir de dados de referência populacionais, o desempenho de uma criança com PC a partir de uma escala intervalar, que gera uma pontuação com unidades menores e equidistantes, que tem o mesmo significado em qualquer ponto da escala. Isso é possível em função da ordenação hierárquica dos itens na versão GMFM-66, que identifica o nível de dificuldade dos itens, de forma a diferenciar itens mais difíceis dos mais fáceis de serem realizados pelas crianças com PC.

Ao utilizar o GMFM-88, o(a) avaliador(a) vai perceber que, às vezes, para algumas crianças, os itens no final de uma dimensão podem ser mais difíceis do que os itens no início da próxima. Isso ocorre porque a ordenação dos itens nos formulários de pontuação foi realizada quando ainda não tinha sido identificado o nível de dificuldade dos itens. Portanto, o(a) avaliador(a) não pode estimar a pontuação de um item com base nas pontuações alcançadas nos itens anteriores.

Testar os itens e dimensões do GMFM-88 na ordem indicada pode ajudar um avaliador a evitar a omissão acidental de quaisquer itens; no entanto, é aceitável testar os itens em qualquer ordem. Quando, por exemplo, a criança está relutante em ficar deitada, dimensão A, o(a) avaliador(a) pode começar pelos itens da dimensão que a criança prefere ou avaliar as coisas que a criança já está fazendo, se estiver em pé, por exemplo (dimensão D). Veja a seguir algumas dicas importantes:

- A criança tem um máximo de três tentativas para cada item.
- É aceitável pontuar o desempenho espontâneo de uma criança em qualquer item e incluir essa pontuação como uma das três tentativas.
- Se a criança realizar a tarefa na primeira tentativa, não será necessário testar mais o item.
- Encorajamento verbal ou demonstração de qualquer item de teste é permitido.
- A criança também pode ser assistida por meio de um "teste de teste" para garantir que ela entenda a atividade a ser realizada.
- Se necessário, a criança pode ser colocada na posição inicial.
- Como este é um instrumento observacional, nenhuma assistência ou facilitação "prática" adicional é permitida, a menos que especificamente indicado nas diretrizes do item.
- Quando o(a) avaliador(a) acredita que a criança é capaz de realizar um item que ela se recusa a tentar, retorne a esse item ao final da avaliação.
- Se o avaliador não for capaz de obter uma resposta da criança ou se a criança não apresentar um desempenho que reflita as habilidades típicas da criança, o item deve ser pontuado como "não testado" (NT).

Tabulação dos dados

O cálculo do escore total do GMFM-88 é feito por meio de percentagem; veja a seguir.

Quadro 4 – Fórmula para o cálculo do escore percentual total do GMFM-88

Cálculo do escore – GMFM-88					
Dimensões	Quantidade Itens	Máximo de Pontos	Fórmula	Resultado[1]	
A. Deitar e rolar	17	51	$\frac{Pontos\ A}{51} \times 100$	%	
B. Sentar	20	60	$\frac{Pontos\ B}{60} \times 100$	%	
C. Engatinhar e ajoelhar	14	42	$\frac{Pontos\ C}{42} \times 100$	%	
D. Em pé	13	39	$\frac{Pontos\ D}{39} \times 100$	%	
E. Andar, correr e pular	24	72	$\frac{Pontos\ E}{72} \times 100$	%	Escore total
TOTAL	88	264		$\frac{Soma\ dos\ valores\ acima}{5}$	%

[1] As células em cinza devem ser preenchidas com o resultado do uso da Fórmula para quantidade de pontos de cada criança.

Fonte: Gross Motor Function Measure: user's manual (2013).

Evidências científicas

A Equoterapia é um método terapêutico e reabilitacional que utiliza o cavalo, dentro de uma abordagem interdisciplinar, com o objetivo de buscar a aprendizagem e o desenvolvimento biopsicossocial dos praticantes, pessoas com deficiência ou com condições crônicas de saúde. O contato com um animal de grande porte e as experiências corporais advindas do movimento rítmico tridimensional da equitação proporcionam diversos benefícios, como por exemplo: aumentam a força, o equilíbrio e a flexibilidade; ampliam os movimentos e a transferência de peso na marcha; melhoram a postura; aperfeiçoam a coordenação motora e sua integração com os sistemas perceptivos; refinam o controle visual e a percepção espacial dos(as) praticantes.

No Brasil, a equoterapia, expressão utilizada para denominar a terapia assistida por equinos, foi criada pela Associação Nacional de Equoterapia – ANDE-BRASIL, em 1989, e abrange "todas as práticas que utilizem o cavalo com técnicas de equitação e atividades equestres, objetivando a reabilitação e a educação de pessoas com deficiência ou com necessidades especiais" (ANDE-BRASIL, 2021). Atualmente, a equoterapia é amparada pela Lei nº 13.830, de 13 de maio de 2019, que a reconhece como uma modalidade terapêutica, a ser exercida por pessoas devidamente qualificadas.

O GMFM é utilizado em muitos estudos como uma medida de resultados, possibilitando a comparação tanto de grupos quanto do desenvolvimento motor adquirido após a intervenção, e também a aplicação da escala pode ser realizada na fase inicial – pré intervenção e fase final – pós intervenção (Kwon et al., 2015; Prieto et al., 2021).

Considerações finais

O GMFM, segundo a literatura científica, é um teste válido e fidedigno para a avaliação e o acompanhamento das mudanças ocorridas nas habilidades motoras funcionais grossas e no controle postural de crianças com Paralisia Cerebral em função da participação na equoterapia, o que contribui tanto para a realização de estudos como para a melhoria da qualidade das intervenções equoterápicas.

Existe uma comunidade, que reúne acadêmicos e profissionais, comprometidos com as crianças acometidas de Paralisia Cerebral, que se dedica ao aperfeiçoamento e à difusão do GMFM e de outras estratégias de avaliação e intervenção que contribuem para uma observação longitudinal do progresso das crianças com PC e, consequentemente, para a eficácia, eficiência e efetividade do planejamento e da execução de programas de intervenção no âmbito da equoterapia: canchild.ca.

REFERÊNCIAS

1. Associação Nacional de Equoterapia – ANDE-BRASIL. Disponível em: http://equoterapia.org.br/articles/index/article_detail/177/2365. Acesso em: 1º abr. 2021.

2. AVERY, L. M. et al. Rasch analysis of the gross motor function measure: Validating the assumptions of the Rasch model to create an interval-level measure. *Archives of Physical Medicine and Rehabilitation,* v. 84, n. 5, p. as0003999303048967, 2003.

3. CHAGAS, P. S. C. et al. Classificação da função motora e do desempenho funcional de crianças com paralisia cerebral. *Revista Brasileira de Fisioterapia,* v. 12, n. 5, p. 409-416, 2008.

4. KO, J.; KIM, M. *Reliability and Responsiveness of the Gross Motor Function Measure-88 in Children With Cerebral Palsy.* Physical Therapy, 2013.

5. KOMAN, L. A.; SMITH, B. P.; SHILT, J. S. Cerebral palsy. The Lancet, v. 363, n. 9421, p. 1619-1631, 15 maio 2004.

6. KWON, J.-Y. et al. Effect of Hippotherapy on Gross Motor Function in Children with Cerebral Palsy: A Randomized Controlled Trial. *The Journal of Alternative and Complementary Medicine,* v. 21, n. 1, p. 15–21, jan. 2015.

7. Lei 13830. Disponível em: http://www.planalto.gov.br/ccivil_03/_ato2019-2022/2019/lei/L13830.htm. Acesso em: 30 maio. 2021.

8. LUNDKVIST JOSENBY, A. et al. Longitudinal Construct Validity of the GMFM-88 Total Score and Goal Total Score and the GMFM-66 Score in a 5-Year Follow-up Study. *Physical Therapy,* v. 89, n. 4, p. 342-350, 2009.

9. MI, Y. S. et al. Factors Influencing Motor Outcome of Hippotherapy in Children with Cerebral Palsy. *Neuropediatrics,* v. 50, n. 3, p. 170–177, jun. 2019.

10. PARK, E. et al. Effects of hippotherapy on gross motor function and functional performance of children with cerebral palsy. *Yonsei Medical Journal,* v. 55, n. 6, p. 1736-1742, 2014.

11. PINA, L. V.; LOUREIRO, A. P. C. O GMFM e sua aplicação na avaliação motora de crianças com paralisia cerebral. *Fisioterapia em Movimento,* v. 19, n. 2, p. 91-100, 2006.

12. PRIETO, A. V. et al. Effects of weekly hippotherapy frequency on gross motor function and functional performance of children with cerebral palsy: a randomized controlled trial. *Motricidade,* v. 17, p. 79-86, 31 mar. 2021.

13. RUSSELL, D. J. et al. *Medida da Função Motora Grossa – GMFM-66 & GMFM-88 – Manual do Usuário.* São Paulo: Memnon, 2011.

14. RUSSELL, D. J. et al. *Gross Motor Function Measure* (GMFM-66 & GMFM88). Clinics in Developmental Medicine, 2015.

ESCALA DE MEDIDA DE INDEPENDÊNCIA FUNCIONAL (MIF)

Luciene de Brito Vitorino de Sousa Jokoski[1]

Breve histórico

A escala de Medida de Independência Funcional (MIF) é um instrumento criado para mensurar o nível de autonomia das pessoas na execução de atividades básicas, de maneira a subsidiar e uniformizar o processo de avaliação do impacto gerado pela patologia/deficiência, assim como, dos resultados obtidos a partir do emprego de um determinado protocolo de tratamento e reabilitação.

A adoção de critérios comuns de avaliação contribui para a elaboração de protocolos de reabilitação que permitem um acompanhamento comparativo dos resultados, como também, uma revisão contínua do tratamento, ao longo da execução do programa de reabilitação proposto pela equipe de atendimento.

A construção da MIF, realizada na década de 80, requereu o trabalho coletivo de diversos pesquisadores, pertencentes à Academia Americana de Medicina Física e Reabilitação[2], que se dedicavam ao desenvolvimento de instrumentos de medida fidedignos e válidos para o estudo da eficácia dos métodos de reabilitação para o tratamento de pessoas com problemas ortopédicos e neurológicos.

Atualmente a MIF faz parte do "Sistema de Dados Uniformes para Reabilitação Médica"[3] amplamente utilizado no meio hospitalar nos Estados Unidos e em outros países.

Nome do teste em idioma original e tradução para o português

FIM – *Functional Independence Measure.*
MIF – Medida de Independência Funcional.

Finalidade

O instrumento criado para avaliar a independência funcional de uma pessoa é composto de 18 itens que medem o desempenho funcional dividido

---

[1] Especialista em Neurologia (UniSalesiano), em Intervenção Precoce no Autismo (CBI Miami), em Terapia da Mão e Membros Superiores (USP/IOT), Graduada em Terapia Ocupacional (Centro Universitário Claretiano) e atua como Supervisora na Fraternidade Cristã da Pessoa com Deficiência Xanxerê (FCDX).
[2] *American Academy of Physical Medicine and Rehabilitation* (AAPMR).
[3] *Uniform Data System for Medical Rehabilitation* (UDSMR).

em duas dimensões, motora e cognitiva, a primeira com quatro categorias e a segunda com duas, conforme descrito a seguir.

Quadro 1 – Componentes da Medida de Independência Funcional – MIF

Medida de Independência Funcional – MIF
Desempenho funcional motor
Autocuidado
1. Alimentação, 2. Higiene pessoal, 3. Lavar corpo, 4. Vestir tronco, 5. Vestir metade inferior, 6. Uso do sanitário
controle de esfíncteres
7. Controle urina, 8. Controle fezes
Mobilidade
9. Transferência leito para cadeira, 10. Transferência vaso sanitário, 11. Transferência chuveiro
Locomoção
12. Marcha ou manejo cadeira de rodas, 13. Subir/descer escadas
Desempenho funcional cognitivo
Comunicação
14. Compreensão auditiva/visual, 15. Expressão verbal/não verbal
Cognição social
16. Interação social, 17. Resolução de problemas, 18. Memória

A avaliação está pautada em uma escala de funcionalidade com sete pontos, organizada em dois fatores (independência e dependência), que analisam as condições, sem assistência e com assistência, e se subdividem em níveis que retratam a intensidade, modificada (parcial) ou completa. A escala foi idealizada para ser sensível às mudanças ocorridas ao longo de um programa abrangente de reabilitação médica para pacientes em situação de internação hospitalar.

Ao realizar uma avaliação funcional fidedigna, a equipe de saúde obtém indicadores chaves para análise clínica do desempenho da pessoa nas atividades da vida diária, o que subsidia a elaboração de um programa voltado para promover a independência do paciente ou para orientar a família a ressaltar as capacidades preservadas, a fim de ampliar as suas possibilidades de ação.

População original

A MIF foi desenvolvida, inicialmente, para avaliar o desempenho funcional de pessoas com patologias ou deficiências que provocam distúrbios de caráter neurológico ou ortopédico, como também, outros quadros clínicos com sequelas progressivas, reversíveis ou estáveis, nas funções orgânicas básicas que são requeridas ao longo das atividades corriqueiras do dia a dia, o que permite dimensionar a quantidade de assistência que a pessoa requer.

Validação

Segundo Christiansen (2004)[4], desde o início de sua utilização, diversos estudos foram realizados para verificar a validade das medidas obtidas com o uso da MIF, o que confirmou suas propriedades psicométricas por meio de análises concorrentes, preditivas e de constructo. A avaliação também considerou diversas maneiras de aplicação do teste, o que indicou que a MIF mantém confiabilidade aceitável sob diferentes protocolos, seja por meio de entrevistas, relatos por telefone ou observação direta. A validação, no entanto, refere-se à realidade sociocultural de pacientes americanos, logo, é importante considerar possíveis variações transculturais em estudos com outras populações.

Ottenbacher et al. (1996) relataram uma metanálise sobre 11 estudos de confiabilidade da MIF, com um total de 1.568 pacientes. Os resultados demonstraram que a escala tem confiabilidade de 0,95 entre avaliadores diferentes, como também, o mesmo valor para confiabilidade teste-reteste.

Resultados equivalentes sobre a validação da MIF foram relatados em estudos com as versões traduzidas para outros idiomas, como é o caso, no Brasil, do estudo publicado por Riberto et al. (2001), que reuniu um grupo de pesquisadores médicos-fisiatras da Divisão de Medicina de Reabilitação do Hospital das Clínicas da Faculdade de Medicina da Universidade de São Paulo (HCFMUSP). Os resultados demonstraram a alta reprodutibilidade da versão brasileira, apresentando boa confiabilidade para o escore total da MIF e para as suas dimensões, desempenho funcional motor e cognitivo.

Versões e atualizações

FIM + FAM

Por iniciativa do *Santa Clara Valley Medical Center* (SCVMC), Califórnia/US, foram criados 12 itens adicionais para ampliar a avaliação funcional do paciente proposta pela MIF, que ficaram conhecidos pela sigla, em inglês, FAM (*Functional Assessment Measure*). Não se trata de um novo instrumento, logo, não devem ser utilizados de forma separada da MIF, o que dá origem a uma nova denominação FIM + FAM (em português MIF + MAF), com 30 itens ao todo. No intuito de: (a) adotar uma linguagem culturalmente apropriada, (b) tornar mais objetiva a maneira de avaliar e, consequentemente, (c) possibilitar o uso no Reino Unido, foi criada uma versão UK FIM + FAM, projetada para medir o desempenho funcional de pessoas com problemas neurológicos.

---

4 CHRISTIANSEN, Charles H. *Functional Evaluation and Management of Self-care and Other Activities of Daily Living (Chapter 43), Principles of Evaluation and Management (Part I), Rehabilitation Medicine* (Volume 2) in GANS, B. M., & WALSH, N. E. (eds.). (2004). **Physical medicine and rehabilitation**: Principles and practice. ProQuest Ebook.

A Medida de Avaliação Funcional (MAF) acrescenta: deglutição, na categoria autocuidado; entrar/sair do carro, na categoria mobilidade; transporte público, na categoria locomoção; e nove itens na categoria cognição social: leitura, escrita, inteligibilidade da fala, estado emocional, adaptabilidade, atividades de lazer, orientação, concentração e autossegurança.

WeeFIM[5]

Uma versão da MIF foi validada para medir o nível de comprometimento do desempenho funcional de crianças. O instrumento não tem modificações nas categorias e itens, porém, os escores obtidos devem ser interpretadas em função das fases do desenvolvimento infantil. O único acréscimo foi na categoria comunicação, que incluiu, além dos itens compreensão auditiva ou visual a opção ambos, e, da mesma maneira, além da expressão verbal ou não verbal a opção ambas.

No caso de crianças com menos do que 7 anos de idade, deve-se considerar que parte das capacidades funcionais estão em processo de formação, logo, os escores máximos a serem obtidos não correspondem ao limite superior da escala. O pesquisador, portanto, deve consultar a Tabela com Valores de referência da MIF aplicada em crianças de 3 a 8 anos de idade (anexa) que descreve os escores padronizados da WeeFIM em função da idade, para identificar qual é o escore esperado (a classificação está dividida em intervalos de três em três meses).

Países que utilizam o teste ou escala

Existem vários estudos, em países diferentes, que recorrem à MIF para avaliar o desempenho funcional de um público-alvo diversificado. Nos Estados Unidos, O'Dell et al. (1991) avaliaram pacientes com AIDS; Fucile (1992) avaliou pacientes com câncer; Pollak et al. (1996) avaliaram pacientes idosos; Sansone et al. (2002) avaliaram pacientes incluídos em programas de reabilitação cardíaca; na Suíça, Grimby et al. (1996) avaliaram jovens com sequelas de paralisia cerebral e espinha bífida. No Brasil, Rigolin (2001) avaliou pacientes idosos; na Turquia, Küçükdeveci et al. (2001) avaliaram pacientes vítimas de acidente vascular cerebral e de lesões medulares; no Japão, Nagano (2002) avaliou pacientes idosos; em Israel, Lieberman (2004) avaliou pacientes que realizaram cirurgia de fratura de quadril; na Itália, Severino et al. (2006) avaliaram pacientes em reabilitação, entre outros.

---

5   A expressão "wee" em inglês foi utilizada para se referir ao fato de a escala ser dirigida para uma amostra infantil, composta de "pequenos".

Utilizado ou não no contexto da equoterapia

O levantamento bibliográfico para verificar se a MIF é utilizada em estudos sobre os benefícios da equoterapia utilizou os seguintes descritores: *hippotherapy*; *therapeutic horseback riding*, *horseback riding therapy*; *equine assisted therapy*; hipoterapia; equoterapia. Pesquisamos nas seguintes bases de dados de referenciais com resumos: PsycINFO (APA), SCOPUS (Elsevier), SPORTDiscus with Full Text (EBSCO).

Foram localizados os seguintes estudos: Sterba JA, Rogers BT, France AP, Vokes DA (2002), equoterapia para crianças com paralisia cerebral; Bender DD, Guarany NR (2016), equoterapia para crianças e adolescentes com autismo; Lee J, Yun CK (2017), equoterapia para crianças com deficiência intelectual; Souza-Santos C, Santos JF, Azevedo-Santos I, Teixeira-Machado L (2018), equoterapia para transtorno do espectro autista.

Treinamento de avaliadores

A aplicação da MIF não requer nenhum equipamento específico. Trata-se de uma escala que envolve a observação direta, logo, exige que o examinador receba um treinamento adequado para se familiarizar com o significado de cada categoria, de forma a fazer uma análise de indicadores seguros para definir a pontuação em cada item.

O manual de orientação para a aplicação da UK FIM + FAM[6] contém diretrizes e cuidados cruciais que garantem a qualidade das medidas a serem obtidas, a seguir, destacamos as principais, o que não pretende substituir a leitura atenta do manual.

O treinamento de preparação dos examinadores deve iniciar pela aplicação da MIF em uma equipe multidisciplinar (pelo menos dois profissionais de áreas diferentes), por meio: da leitura dos itens da "árvore de decisão", seguida da discussão sobre a pontuação a ser atribuída.

Em caso de desacordo entre os integrantes da equipe de avaliação, deve prevalecer a pontuação mais baixa (mesmo que seja o parecer de apenas um dos membros) – essa diretriz também deve ser utilizada quando o examinador realiza a avaliação sozinho e está em dúvida entre dois escores.

A "árvore de decisão" é um recurso inteligente para garantir o uso adequado da métrica específica proposta pela escala da MIF, que lida com o constructo "desempenho funcional" a partir de um binômio de fatores: independência funcional, quando a pessoa não requer a ajuda de outros, dividida em dois níveis: completa ou modificada, quando necessita de condições

---

6   Disponível em no site do King's College London: https://www.kcl.ac.uk/cicelysaunders/resources/tools/websites-fimfam-manual-v2.2-sept-2012-print-double-sided.pdf

acessórias; e, dependência funcional, quando há participação direta de um auxiliar, dividida em dois níveis: modificada, quando a ajuda se limita a menos de 50%, e completa, quando a ajuda excede 50% do esforço.

No caso da dependência funcional, no entanto, o nível de dependência modificada é subdividido em três intensidades diferentes: somente supervisão, ajuda mínima (menos de 25%) e ajuda moderada (de 26% até 50%), enquanto o nível de dependência completa é subdividido em duas intensidades: ajuda máxima (de 51% até 75%) e ajuda total (mais do que 76%). Ao final, temos uma escala de 7 pontos, que precisa ser aprendida pelos examinadores.

O escore total da MIF, varia de 18 pontos até 126 pontos, a partir do significado proposto pela escala, pode ser classificado em faixas; ver o Quadro 2 a seguir.

Quadro 2 – Descrição da escala da Medida de Independência Funcional – MIF

Fator	Nível	Escala	Subnível	Descrição
Independência (sem ajudante)	Completa	7	---	Sem ajuda. Sem dispositivos auxiliares. De forma segura. Em um tempo razoável.
	Modificada	6	---	Sem ajuda. Com apoio de dispositivos. Com suporte para segurança. Apoio para tempo adequado.
Dependência (com ajudante)	Modificada	5	Supervisão	Sem ajuda direta. Orientações e estímulos verbais.
		4	Ajuda mínima	Ajuda mínima, somente toque. Ajuda menor do que 25%.
		3	Ajuda moderada	Ajuda na realização prática. O avaliado faz mais do que 50%.
	Completa	2	Ajuda máxima	Ajuda substancial. O avaliado contribui e participa. Esforço de 25% à 49%.
		1	Ajuda completa	Ajuda praticamente total. O avaliado quase não contribui. Esforço menor do que 24%.

Fonte: Manual a MIF.

Quadro 3 – Significado do Escore Total quando todos os itens da MIF recebem pontuação definida para um nível específico da escala

Escore Total – MIF	
Pontos	Significado
126 pontos	Independência completa
De 108 pontos até 125 pontos	Independência modificada
De 90 pontos até 107 pontos	Dependência modificada com supervisão
De 72 pontos até 89 pontos	Dependência modificada com ajuda mínima
De 37 pontos até 71 pontos	Dependência modificada com ajuda moderada
De 18 pontos até 36 pontos	Dependência completa

Fonte: Autora.

Diagrama 1 – Árvore de Decisão para definir a pontuação da MIF

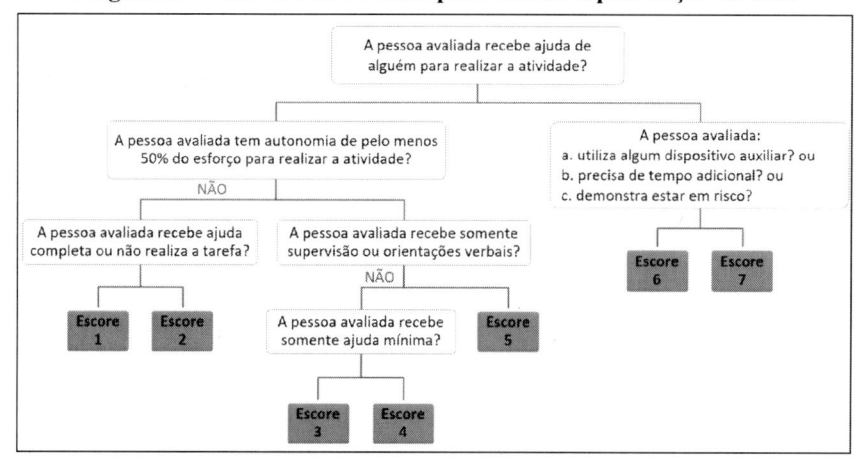

Fonte: Adaptado do Manual FIM+FAM elaborado pelo King's Colllege London.

A variabilidade na identificação da intensidade de ajuda utilizada na avaliação de cada item da MIF pode ser minimizada quando os critérios são sistematizados de forma padronizada, como proposto pelo *Australasian Rehabilitation Outcomes Centre* (AROC).

Com intuito de uniformizar a compreensão de cada item, a AROC sugere a divisão da atividade nas tarefas-componentes que são essenciais para a sua realização. Vamos citar um exemplo, porém, o treinamento sobre as tarefas--componentes deve abranger todos os 30 itens da FIM+FAM.

De acordo com a descrição do Manual AROC, na categoria Autocuidados, o item 1, referente à "Alimentação", o avaliador deve observar o desempenho da pessoa avaliada para realizar as seguintes tarefas-componentes: 1. Manusear o prato; 2. Pegar alimento; 3. Conduzir alimento à boca; 4. Colocar alimento na boca; 5. Usar dispositivos de estabilização; 6. Verificar se há comida retida na boca.

Esse detalhamento orienta a observação do examinador e favorece a discussão da pontuação a ser conferida em cada caso. Sendo assim, no processo de treinamento e na aplicação da MIF, reforçamos que o manual deve ser consultado em todos os itens.

Protocolo de aplicação

A MIF foi validada para uso dos profissionais da área de saúde e pode ser aplicada de acordo com três estratégias de coleta de dados: por meio de entrevista, de relato por telefone ou da observação direta. Cada estratégia, no entanto, deve se preocupar em fornecer as orientações adequadas para os participantes do estudo e para os informantes, como também, requer um treinamento específico para o(a) examinador(a).

Um dos pontos delicados da aplicação da MIF, é que o(a) examinador(a) deve atribuir a pontuação com base no que a pessoa faz no dia a dia. Não devem ser levadas em consideração as suas habilidades potenciais, se não estão em uso, nem se a pessoa precisa ou não da quantidade de ajuda que está sendo ministrada ou dos dispositivos que está utilizando. A avaliação proposta pela MIF, portanto, é dependente do ambiente, que pode ou não ser favorável aos participantes da pesquisa. A pessoa é avaliada dentro do seu contexto de vida, mas, o contexto não é analisado. Isso faz sentido quando consideramos que a aplicação da MIF é parte de um processo de reabilitação, que garante um contexto adequado e favorável às pessoas em tratamento.

Outro aspecto importante da escala da MIF, é que nenhum item pode ser deixado em branco. O valor mínimo da escala é 1, mesmo quando não for possível avaliar. Igualmente, não é possível atribuir pontuação decimal, entre dois escores da escala; nesse caso, deve-se marcar a pontuação mais baixa.

O tempo de avaliação pode variar de acordo com as características dos participantes da pesquisa e com as habilidades do(a) examinador(a), mas, deve ser registrado para fazer parte do relatório de estudo e, caso ultrapasse 60 minutos, recomenda-se completar os itens restantes em uma segunda sessão de avaliação.

Delineamentos de estudo

A MIF, em seu formato original, prevê a aplicação em três momentos: na admissão para a reabilitação, que corresponde ao *baseline* ou medida inicial[7]; no final da reabilitação, que corresponde à alta hospitalar medida final[8]; e, no

---

7   A medida inicial deve ser realizada ao longo da primeira semana de atendimento.
8   A medida final deve ser realizada ao longo da última semana de atendimento.

acompanhamento, que corresponde ao *follow-up* ou medida de retenção, para verificar se os resultados são duradouros.

O formulário de registro da FIM + FAM, por sua vez, sugere que sejam realizadas três avaliações, porém, ao invés da medida de retenção, após o final da reabilitação, sugere uma medida intermediária, entre as medidas inicial e final, para verificar se a meta principal do tratamento está sendo alcançada.

As vantagens do uso de um delineamento de medidas repetidas, que permite verificar as modificações nas variáveis dependentes ao longo do tempo, recomendam que sejam realizadas pelo menos 4 avaliações: inicial, intermediária(s), final e retenção. Quando o período de atendimento na equoterapia for longo, é possível ter mais do que uma medida intermediária, conforme sejam as metas previstas no planejamento da intervenção.

Independente da quantidade de medidas a serem realizadas, a análise deve ser realizada com testes estatísticos pareados, que comparam as medidas de cada participante entre si (*within*).

A escala da MIF recorre a números para dimensionar o significado das mudanças que ocorrem no desempenho funcional. Porém, como ocorre em todas as escalas psicométricas, devemos ter clareza que os escores não tem um sentido meramente matemático, e sim, que funcionam como indicadores do nível de intensidade de uma variável que, neste caso, pretendem descrever aspectos motores e cognitivos.

Logo, se a pessoa avaliada precisa de ajuda de outra pessoa em um dos 18 itens da escala da MIF, o escore total não comporta mais o significado de Independência, pois, existe um sentido de dependência que não está registrado no número, mas, na definição intrínseca da escala. Portanto, no Quadro 3, a faixa que corresponde à Independência modificada, inicia quando a pessoa avaliada recebe escore cinco em todos os 18 itens (limite inferior), como também, a Independência completa, somente é alcançada quando se recebe escore sete em todos os 18 itens; é suficiente o escore seis em apenas um item para que o escore total passe e a ter o significado de Independência modificada.

Em outras palavras, a "distância", por assim dizer, entre Independência Funcional e Dependência Funcional na escala da MIF, não deve ser compreendida em termos quantitativos, pois, os números da escala, nesse caso, expressam uma mudança de significado. Na matemática isso pode ser descrito pelo conceito de origem, ou seja, do "zero". Logo, a escala pode ser reescrita[9] da seguinte maneira:

---

9   As dificuldades para lidar com uma escala que tenha valores negativos e positivos, seja para a compreensão do significado do escore, seja para os cálculos a serem realizados, justifica a escolha por uma escala crescente, no caso da MIF, inclusive sem o valor "zero".

Quadro 4 – Descrição da escala da MIF em função dos dois fatores: dependência e independência funcional

Pontuação original						
1	2	3	4	5	6	7
Ajuda completa	Ajuda máxima	Ajuda moderada	Ajuda mínima	Supervisão	Modificada	Completa
Completa Dependência (com ajudante)			Modificada		Independência (sem ajudante)	
-5	-4	-3	-2	-1	0	+1	+2
Dependência						Independência	
Pontuação que retrata os dois fatores da escala funcional							
Significado das faixas: pontuação original vezes a quantidade de itens (n=18)						
18 até 36	37 até 71	72 até 89	90 até 107	108 até 125	126	
Dependência completa	Dependência modificada com ajuda moderada	Dependência modificada com ajuda mínima	Dependência modificada com supervisão	Independência modificada	Independência completa	

Fonte: Autora.

Portanto, o significado de deixar de ser um número negativo e passar a ser positivo muda a classificação do escore e, portanto, a sua posição gráfica. Essa deve ser a interpretação quando se avalia se o escore total mudou a situação de Dependência para Independência, como também, da variação do escore total entre os subníveis: modificada e completa.

De acordo com essa interpretação, destacamos que as hipóteses de pesquisa que pretendem verificar se ocorreram mudanças funcionais decorrentes da equoterapia, quando adotarem como indicador a modificação da classificação funcional inicial do praticante, podem ser consideradas como mais exigentes se não se limitarem a identificar "diferenças" estatísticas entre os escores, e passarem a considerar se ocorreram mudanças na classificação funcional dos(as) praticantes.

Abordagem qualitativa

A MIF, como alertado anteriormente, é um instrumento destinado a mensurar o desempenho funcional da pessoa, o que faz com que seja considerada dependente do contexto de vida, porém, a MIF não avalia o contexto, pois, está dirigida para o paciente em ambiente hospitalar, que é conhecido e controlado pelos médicos responsáveis pelo programa de reabilitação. No caso da equoterapia, no entanto, a avaliação do contexto de vida do praticante é uma parte importante do processo de reabilitação, logo, torna-se crucial encontrar uma maneira de complementar os dados fornecidos pela MIF com uma estratégia adicional de estudo, que capte informações qualitativas sobre o contexto de vida.

Sendo assim, além da aplicação da MIF, o delineamento de pesquisa deve incluir a avaliação qualitativa da Capacidade funcional da pessoa. Para isso, vamos recorrer aos qualificadores, Desempenho e Capacidade, propostos pela Classificação Internacional de Funcionalidade, Incapacidade e Saúde (CIF, 2008), elaborada pela Organização Mundial de Saúde (OMS).

Segundo a CIF (2008), o qualificador Desempenho descreve o que a pessoa costuma fazer nas atividades habituais de vida, o que é equivalente ao uso da MIF. O qualificador Capacidade, por sua vez, descreve o "nível máximo provável de funcionamento que a pessoa pode atingir em um domínio específico, em um dado momento" (p. 101). O cruzamento entre a capacidade funcional e o contexto no qual a pessoa está inserida aponta para duas possibilidades: primeiro, quando a pessoa recebe assistência maior do que necessita, logo, o seu desempenho habitual não reflete a sua capacidade, que está subutilizada em um contexto caracterizado pelo excesso de proteção que retira a sua autonomia; segundo, quando a pessoa não tem acesso a assistência adequada, o que caracteriza um contexto desfavorável, marcado pela falta de facilitadores que ampliem o uso de suas capacidades funcionais; nesse caso, novamente o desempenho habitual não reflete a sua capacidade, que permanece subutilizada, agora em um contexto caracterizado pela falta de adaptações que promovam a sua autonomia.

De acordo com as orientações da CIF (2008), a capacidade deve ser mensurada em um ambiente uniforme ou padrão, o que permite uma análise comparativa entre as pessoas. No caso da pesquisa em equoterapia, no entanto, a intenção é obter dados qualitativos que amplifiquem a nossa compreensão sobre os benefícios para nossa amostra específica, sem a preocupação com comparação ou generalização dos dados.

É preciso considerar que a estratégia de mensuração da capacidade funcional do praticante de equoterapia depende da situação problema a ser estudada. Se a questão a ser respondida dirige-se para a análise do desempenho em comparação com seus pares, o instrumento a ser utilizado deve ser referenciado à norma, como é o caso da MIF. Porém, se o interesse de estudo passa a ser identificar o nível de capacidade do praticante de acordo com uma hierarquia de habilidades, o instrumento deve estar referenciado ao desenvolvimento. Sendo assim, para avaliar os impactos gerados pela equoterapia sobre o desenvolvimento do praticante, o instrumento de avaliação deve ser dinâmico de modo a incluir a diversificação das condições ambientais e a variação do nível de assistência, a fim de testar suas capacidades em diferentes situações.

Essa proposta é semelhante ao conceito de "avaliação assistida" utilizado inicialmente na avaliação da inteligência e, posteriormente, estendido para outras competências importantes para o acompanhamento do desenvolvimento infantil no caso de crianças com necessidades educativas especiais (Linhares; Escolano; Enumo; 2006). Na avaliação assistida, o examinador realiza todos os ajustes que estiverem ao seu alcance para, de maneira processual, interagir com a pessoa avaliada, de modo a lhe proporcionar várias possibilidades de demonstrar a sua capacidade, o que pode abranger: dar orientações adicionais, fazer demonstrações, fornecer recursos auxiliares, adaptar o nível de dificuldade da tarefa, modificar o ambiente, utilizar materiais alternativos, realizar parte da tarefa em conjunto, ou quaisquer outras estratégias que, articuladas com as capacidades potenciais do praticante, permitam que ele realize a atividade de maneira assistida.

De acordo com a CIF (2008), a escala sugerida para mensurar de maneira qualitativa a capacidade funcional do praticante é:
- 1 Nenhuma dificuldade 0-4%
- 2 Dificuldade leve 5-24%
- 3 Dificuldade moderada 25-49%
- 4 Dificuldade grave 50-95%
- 5 Dificuldade completa 96-100%

A distância entre desempenho e capacidade reflete a diferença entre o ambiente habitual da pessoa e um ambiente propício, que se ajusta ao nível seu desenvolvimento e exige sempre o máximo de autonomia ajustada às habilidades que a pessoa dispõe para enfrentar os desafios da vida. Uma análise crítica das barreiras e dos facilitadores que caracterizam o ambiente da pessoa indica como o ambiente pode ser adaptado para fornecer estímulos chaves para a promoção e a manutenção do seu nível de proficiência funcional. Sendo assim, o qualificador de capacidade pretende descrever a habilidade real do indivíduo.

O segundo passo em direção à abordagem qualitativa, complementar à aplicação da MIF, dirige-se para o registro e a interpretação teórica "do ponto de vista" dos atores envolvidos na equoterapia, de forma a descrever os significados atribuídos pelos praticantes, por sua família e pela equipe multidisciplinar para as experiências vividas ao longo do atendimento equoterápico.

Essa diretriz qualitativa sugere a realização de três estratégias de pesquisa: (1) observação participante, que permite o registro sistemático, ao longo de todo o período de atendimento na equoterapia, de: (a) sentimentos, (b) pensamentos e (c) comportamentos, de todos os atores envolvidos na equoterapia sobre os ganhos funcionais do praticante; (2) entrevistas sobre a interpretação de cada um acerca dos benefícios funcionais obtidos; e, (3) narrativa sobre como o praticante era, antes de iniciar a equoterapia, e como se vê no final do programa de reabilitação.

Os dados produzidos a partir dessas estratégias de pesquisa deverão ser submetidos a procedimentos de codificação e análise de conteúdo, o que demanda, por parte dos responsáveis pela pesquisa, a apropriação criativa e o cumprimento das medidas que asseguram a validade dos estudos qualitativos.

A área de saúde, como um todo, e a equoterapia como parte dela, busca constantemente evidências científicas de caráter geral, que expressem fenômenos biológicos comuns que deem sustentação às suas práticas. Devemos investir e aperfeiçoar nossos conhecimentos sobre o funcionamento do organismo e as diversas possibilidades de intervenção nessa realidade para promover e restaurar a qualidade de vida das pessoas. Porém, de igual modo, é importante reconhecer existem aspectos psicológicos e subjetivos que interferem na diretamente na saúde das pessoas, e esse é o desafio: entender a funcionalidade a partir da perspectiva dos atores sociais envolvidos na equoterapia.

A abordagem qualitativa da equoterapia, como em qualquer outra temática de estudo, não vai estar preocupada com os aspectos que possam ser generalizados para outras amostras, e sim, entender de forma mais detalhada, porque determinadas experiências ganham significados diferentes para as pessoas e como essas representações contribuem para aumentar os diminuir os benefícios gerados pela equoterapia. É possível que, para aqueles que se dedicam ao aprofundamento de conhecimentos, que a reunião das inferências de diversos estudos comece a fazer sentido e demonstrar os processos psicoemocionais que estão presentes na equoterapia e como podemos lidar com eles.

Considerações finais

A independência funcional, constructo formado por dois fatores, o desempenho nas dimensões motora e cognitiva, caracteriza-se como um indicador indireto da efetividade, ou seja, do impacto social, que os benefícios do processo de reabilitação podem promover na qualidade de vida das pessoas em tratamento.

Medidas científicas que se dirigem para análise de efeitos com esse nível repercussão geral sobre as pessoas, transcendem as análises que se detêm a variáveis específicas que, a despeito de demonstrarem ter ocorrido uma mudança significativa, tais mudanças não são suficientes para proporcionar uma melhoria efetiva da qualidade de vida.

Outro aspecto relevante, é que tais variáveis podem, e devem, ser utilizadas em todas as pesquisas sobre equoterapia para caracterizar o perfil dos praticantes, ou seja, não precisam ser a variável dependente principal do delineamento de estudo, mas, contribuem para precisão da análise ao oferecer um critério importante para composição e pareamento dos grupos que compõem a amostra do estudo.

Além disso, a MIF foi criada para auxiliar no planejamento e na revisão do programa de reabilitação, logo, subsidia a equipe multidisciplinar de equoterapia na definição dos objetivos iniciais, pautados nas necessidades e características dos praticantes, assim como, orienta na realização de ajustes nas atividades a fim de ampliar a quantidade e a adequação dos estímulos presentes no programa de equoterapia (individualização).

A equoterapia, em função dos estímulos relacionados com o movimento tridimensional do passo do cavalo, como também, do contato direto dos praticantes com os cavalos, favorece a formação de novas habilidades e capacidades motoras e cognitivas. Dentre as motoras, é possível destacar melhorias na regulação dos tônus muscular, equilíbrio, flexibilidade, coordenação motora, força, propriocepção e postura corporal; dentre as cognitivas, melhorias na linguagem, interação social, autoconceito, orientação espacial, dentre outras. Sendo assim, os objetivos a serem alcançados pela equoterapia estão relacionados com o constructo de independência funcional mensurado pela MIF.

Por fim, queremos ressaltar o desafio da realização de estudos que se assemelham a um delineamento longitudinal, com medidas repetidas, que sejam capazes de uma análise multivariada, própria das abordagens mistas, que articulam variáveis quantitativas com qualitativas, como um percurso teórico-metodológico que pode contribuir para o aprofundamento das pesquisas em equoterapia no Brasil.

REFERÊNCIAS

1. BENDER DD, GUARANY NR. Efeito da equoterapia no desempenho funcional de crianças e adolescentes com autismo. Revista de Terapia Ocupacional da Universidade de São Paulo. v. 27(3), p. 271-7, 2016.

2. FUCILE J. Functional rehabilitation in cancer care. Sem. Onc. Nurs., v. 8, n. 3, p. 186- 9, Aug., 1992.

3. GRIMBY G, ANDRÉN E, HOLMGREN E, WRIGHT B, LINACRE JM, SUNDH V. Structure of combination of functional independence mesure and instrumental. Arch. Phys. Med. Rehabil., v. 77, n. 11, p. 1109-14, 1996.

4. KÜÇÜKDEVECI AA, YAVUZER G, ELHAN AH, SONEL B, TENNANT A. Adaptation of the functional Independence Measure for use in Turkey. Clin. Rehabil., v. 15, n. 3, p. 311-9, Jun, 2001.

5. LIEBERMAN D. Reabilitation following Hip frature surgey: a comoarative study of females and males. Dissabil. Rehabil. 2004; jan. 21; 26 (2): 85-90.

6. NAGANO K. Appropriate outcome measures for evaluating change in activities of living of Elderly residents. Nippon Koshu Eisei Zasshi., v. 42, n. 2, p. 76-87, 2002.

7. NEVES MAO, MELLO MP, ANTONIOLI RS, FREITAS MRG. Escalas clínicas e funcionais no gerenciamento de indivíduos com Lesões Traumáticas da Medula Espinhal. Rev. Neurociências, p. 234, 2007.

8. O'DELL MW, CRAWFORD A, BOHI ES, BONNER FJJr. Disability in persons Hospitalized with AIDS. Am. J. Phys. Med. Rehábil., v. 70, n. 2, p. 91-5, 1991.

9. OTTENBACHER KJ, HSU Y, GRANGER CV, FIEDLER RC. The reliability of the Functional Independence Measure: a quantitative review. Arch Phys Med Rehabil. 1996; 77: 1226-32.

10. POLLAK N, RHEAULT W, STOECKER JL. Rehability and validity of the FIM for persons aged 80 years and above from a multilevel continuing care retirement community. Arch. Phys. Med. Rehabil., v. 77, n. 10, p. 1056-61, Out, 1996.

11. RIBERTO M, MIYAZAKI MH, FILHO DJ, SAKAMOTO H, BATTISTELLA LR. Reprodutibilidade da versão brasileira da Medida de Independência Funcional. Acta. Fisiátrica. 2001; 8(1): 45-52.

12. RIGOLIN VO. S. Avaliação Clínico-funcional de idosos hospitalizados. São Paulo, 2001. Tese (mestrado). Escola Paulista de Medicina, USP.

13. SANSONE GR, ALBA A, FRENGLEY JD. Analysis of FIM instrument scores for patients admitted to an inpatient cardiac rehabilitation program. Arch. Phys. Med. Rehabil., v. 83, n. 4, p. 506-12, 2002.

14. SEVERINO A, BENEVOLO E, OTTONELLO M, ZSIRAI E, SESSAREGO P. Fall a rehabilitation setting: funcional dependence and fall risk. Eura Medicophys. 2006, sept; 42(3): 179-84.

15. SILVEIRA L, MACAGNAN JBA, FUCK JAB, LAGANA MTC. Medida de Independência Funcional: Um desafio para a enfermagem. Rev. Saúde Públ. Santa Cat., Florianópolis, v. 4, n. 1, jul/dez. 2011.

16. VIANA FP, LORENZO APC, OLIVEIRA EF, RESENDE SM. Medida de independência funcional nas atividades de vida diária em idosos com sequelas de acidente vascular encefálico no Complexo Gerontológico Sagrada Família de Goiânia. Rev. Bras. Geriatr. Gerontol., Rio de Janeiro, v. 11, n. 1, 2008.

17. CHRISTIANSEN, CH. Functional Evaluation and Management of Self-care and Other Activities of Daily Living (Chapter 43), Principles of Evaluation and Management (Part I), Rehabilitation Medicine (Volume 2) in GANS, B. M., & WALSH, N. E. (eds.). (2004). Physical medicine and rehabilitation: Principles and practice. ProQuest Ebook.

18. LINHARES MBM, ESCOLANO AACM, ENUMO SRF (Org.). Avaliação cognitiva assistiva: fundamentos, procedimentos e aplicabilidade. São Paulo: Casa do Psicólogo, 2006.

19. STERBA JA; ROGERS BT; FRANCE AP; VOKES DA. Horseback riding in children with cerebral palsy: effect on gross motor function. Developmental Medicine & Child Neurology, May 2002; 44(5): 301-308. (8p)

20. LEE J; YUN CK. Effects of hippotherapy on the thickness of deep abdominal muscles and activity of daily living in children with intellectual disabilities. Journal of physical therapy Science. 2017 Apr; Vol. 29 (4), p. 779-782.

21. SOUZA-SANTOS C, DOS SANTOS JF, AZEVEDO-SANTOS I, TEIXEIRA-MACHADO L. (2018). Dance and equine-assisted therapy in autism spectrum disorder: Crossover randomized clinical trial. Clinical Neuropsychiatry: Journal of Treatment Evaluation, 15(5), 284-290.

22. FIM References

23. Ditunno JF, Cohen ME, Formal CS, Whiteneck GG. Functional outcomes in spinal cord injury. In Stover SL, Whiteneck GG and DeLisa J (eds). Spinal Cord Injury: Clinical Outcomes from the Model Systems. Gaithersburg, MD: Aspen Publications, 1995.

24. Dodds TA, Matrin DP, Stolov WC, Deyo, RA. A validation of the Functional Independence Measurement and its performance among rehabilitation inpatients. Arch Phys Med Rehabil 1993;74(5):531-6. More information is available from PubMed at this link, PMID: 8489365

25. Granger CV. The emerging science of functional assessment: our tool for outcomes analysis. Arch Phys Med Rehabil 1998;79(3):235-240. More information is available from PubMed at this link, PMID: 9523772

26. Granger CV, Cotter AS, Hamilton BB, Fiedler RC, Hens MM. Functional assessment scales: A study of persons with multiple sclerosis. Arch Phys Rehabil 1990;71:870-875. More information is available from PubMed at this link, PMID: 2222154

27. Granger CV, Hamilton BB, Linacre JM, Heinemann AW, Wright BD. Performance profiles of the Functional Independence Measure. Arch Phys Rehabil 1993;72:84-89.

28. Granger CV, Hamilton BB, Keith RA, Zielesny M, Sherwin, FS. Advances in functional assessment for medical rehabilitation. Top Geriatr Rehabil 1986;1:59-74.

29. Grey N, Kennedy P. The Functional Independence Measure: a comparative study of clinician and self rating. Paraplegia 1993;31:457-461.

30. Guide for the Uniform Data Set for Medical Rehabilitation (including the FIM(TM) instrument), Version 5.1. Buffalo, NY 14214-3007: State University of New York at Buffalo; 1997.

31. Hall KM, Hamilton B, Gordon WA, Zasler ND: Characteristics and comparisons of functional assessment indices: Disability Rating Scale, Functional Independence Measure and Functional Assessment Measure. J Head Trauma Rehabil 1993;8(2):60-74.

32. Hall KM, Mann N, High W, Wright J, Kreutzer J, Wood, D. Functional measures after traumatic brain injury: ceiling effects of FIM, FIM+FAM, DRS and CIQ. J Head Trauma Rehabil 1996;11(5):27-39.

33. Hamilton BB, Granger CV, Sherwin FS, Zielezny M, Tashman JS. A uniform national data system for medical rehabilitation. In: Fuhrer M, ed. Rehabilitation outcomes: analysis and measurement. Baltimore: Brookes, 1987:137-147.

34. Hamilton BB, Laughlin JA, Granger CV, Kayton RM. Interrater agreement of the seven-level Functional Independence Measure (FIM). Arch Phys Med Rehabil 1991;72:790 (abstract).

35. Heinemann AW, Linacre JM, Hamilton BB: Prediction of rehabilitation outcomes with disability measures. Arch Phys Med Rehabil 1994;75:133-143. More information is available from PubMed at this link, PMID: 8311668

36. Heinemann AW, Linacre JM, Wright BD, Granger CV. Relationships between impairment and physical disability as measured by the Functional Independence Measure. Arch Phys Rehabil 1993; 74:566-573. More information is available from PubMed at this link, PMID: 8503745

37. Heinemann AW, Kirk P, Hastie BA, Semik P, Hamilton BB, Linacre JM, Wright BD, Granger CV. Relationships between disability measures and nursing effort during medical rehabilitation for patients with traumatic

brain injury and spinal cord injury. Arch Phys Rehabil 1997;78(2):143-149. More information is available from PubMed at this link, PMID: 9041894

38. Karamehmetoglu SS, Karacan I, Elbasi N, Demirel G, Koyuncu H, Dosoglu M. The Functional Independence Measure in spinal cord injured patients: comparison of questioning with observational rating. Spinal Cord 1997;35(1):22-25. More information is available from PubMed at this link, PMID: 9025215

39. Linacre JM, Heinemann AW, Wright BD, Granger CV, Hamilton BB. The structure and staility of the Functional Independence Measure. Arch Phys Rehabil 1994;75:127-132. More information is available from PubMed at this link, PMID: 8311667

40. Long WB, LSacco WJ, Coombes SS et al. Determining normative standards for Functional Independence Measure transitions in rehabilitation. Arch Phys Med Rehabil 1994;75:144-148. More information is available from PubMed at this link, PMID: 8311669

41. Segal ME, Ditunno JF, Staas WE. Institutional agreement of individual Functional Independence Measure (FIM) items measured at two sites on one sample of SCI patients. Paraplegia 1993;31:622-631. More information is available from PubMed at this link, PMID: 8259324

42. Whiteneck GG. A Functional Independence Measure trail in the SCI Models Systems. Abtract Digest, ASIA 14th Annual Scientific Meeting, 1998;48.

ANEXO

FORMULÁRIO MEDIDA DE INDEPENDÊNCIA FUNCIONAL

Nome	Avaliador 1									
Nascimento	Avaliador 2									
Diagnóstico	Avaliador 3									
ITENS MIF + MAF	PONTUAÇÃO									
CUIDADOS PESSOAIS	Início			Interm.			Final			Ret.
1- Alimentar-se										
2- Fazer higiene matinal										
3- Banhar-se										
4- Vestir tronco superior										
5- Vestir tronco inferior										
6- Usar sanitário										
CONTROLE ESFINCTERIANO	Início			Interm.			Final			Ret.
7- Controlar urina	NA Nível de assistência	NA			NA			NA		
	Freq Frequência	Freq			Freq			Freq		
8- Controlar fezes	NA Nível de assistência	NA			NA			NA		
	Freq Frequência	Freq			Freq			Freq		
MOBILIDADE / TRANSFERÊNCIA	Início			Interm.			Final			Ret.
9- Cama / Cadeira / Cadeira de rodas	Cad	Cad			Cad			Cad		
	CR	CR			CR			CR		
10- Entrar/Sair do banheiro										
11- Entrar/Sair do chuveiro										
LOCOMOÇÃO	Início			Interm.			Final			Ret.
12- Andar / Cadeira de rodas										
13- Subir/Descer escadas										
Desempenho funcional motor										

continua...

continuação

COMUNICAÇÃO	Início			Interm.			Final			Ret.
14- Compreender	Visual			Visual			Visual			
	Auditivo			Auditivo			Auditivo			
	Ambos			Ambos			Ambos			
15- Expressar-se	Vocal			Vocal			Vocal			
	Gestual			Gestual			Gestual			
	Ambos			Ambos			Ambos			
COGNITIVO SOCIAL	Início			Interm.			Final			Ret.
16- Interagir socialmente										
17- Resolver problemas										
18- Memória										
Desempenho funcional cognitivo										
PONTUAÇÃO TOTAL										

Escala

1	2	3	4	5	6	7
Ajuda completa	Ajuda máxima	Ajuda moderada	Ajuda mínima	Supervisão	Modificada	Completa
Completa		Modificada			Independência (sem ajudante)	
		Dependência (com ajudante)				

Fonte: Adaptado pela autora, 2021.

Formulário Medida de Independência Funcional + Medida de Avaliação Funcional

Nome	Avaliador 1						
Nascimento	Diagnóstico						
ITENS MIF + MAF	PONTUAÇÃO						
CUIDADOS PESSOAIS	Início		Interm.		Final		Ret.
1- Alimentar-se							
2- Engolir							
3- Fazer higiene matinal							
4- Banhar-se							
5- Vestir tronco superior							
6- Vestir tronco inferior							
7- Usar sanitário							
CONTROLE ESFINCTERIANO	Início		Interm.		Final		Ret.
7- Controlar urina	NA Nível de assistência	NA		NA		NA	
	Freq Frequência	Freq		Freq		Freq	
8- Controlar fezes	NA Nível de assistência	NA		NA		NA	
	Freq Frequência	Freq		Freq		Freq	
MOBILIDADE / TRANSFERÊNCIA	Início		Interm.		Final		Ret.
10- Cama / Cadeira / Cadeira de rodas	Cad	Cad		Cad		Cad	
	CR	CR		CR		CR	
11- Entrar/Sair do banheiro							
12- Entrar/Sair do chuveiro							
13- Entrar/Sair do carro							
LOCOMOÇÃO	Início		Interm.		Final		Ret.
14- Andar / Cadeira de rodas							
15- Subir/Descer escadas							
16- Mobilidade urbana							
Desempenho funcional motor							

continua....

continuação

COMUNICAÇÃO	Início				Interm.				Final				Ret.
	Visual	Auditivo	Ambos		Visual	Auditivo	Ambos		Visual	Auditivo	Ambos		
17- Compreender													
	Vocal	Gestual	Ambos		Vocal	Gestual	Ambos		Vocal	Gestual	Ambos		
18- Expressar-se													
19- Ler													
20- Escrever													
21- Falar inteligivelmente													
COGNITIVO SOCIAL	Início				Interm.				Final				Ret.
22- Interagir socialmente													
23- Condição emocional													
24- Adaptação as limitações													
25- Atividades de lazer													
26- Resolver problemas													
27- Memória													
28- Orientação													
29- Concentração													
30- Segurança pessoal													
Desempenho funcional cognitivo													
PONTUAÇÃO TOTAL													

Fonte: Adaptado pela autora, 2021.

Tabela Valores de referência da MIF aplicada em crianças de 3 a 8 anos de idade

Apply to ages (months)	36> 39	39> 42	42> 45	45> 48	48> 51	51> 54	54> 57	57> 60	60> 63	63> 66	66> 69	69> 72	72> 75	75> 78	78> 81	81> 84	84> 87	87> 90	90> 93	93> 96
Norm for age (months)	36	39	42	45	48	51	54	57	60	63	66	69	72	75	78	81	84	87	90	93
1 Eating	5	5	6	6	6	6	6	6	6	6	6	7	7	7	7	7	7	7	7	7
2 Grooming	3	4	4	4	5	5	5	5	5	5	6	6	6	6	6	7	7	7	7	7
3 Bathing	3	3	4	4	4	4	5	5	5	5	6	6	6	6	6	7	7	7	7	7
4 Dressing Upper	4	4	4	5	5	5	5	5	6	6	6	6	6	6	6	7	7	7	7	7
5 Dressing Lower	4	4	4	4	5	5	5	5	6	6	6	6	6	6	7	7	7	7	7	7
6 Toileting	4	5	5	5	5	5	5	6	6	6	6	6	6	7	7	7	7	7	7	7
7 Bladder	5	5	5	5	6	6	6	6	7	7	7	7	7	7	7	7	7	7	7	7
8 Bowel	6	6	6	6	6	6	6	7	7	7	7	7	7	7	7	7	7	7	7	7
Self Care Total	34	36	38	39	41	42	43	45	46	47	49	50	51	52	54	55	56	56	56	56
9 Bed, Chair, Wheelchair	7	7	7	7	7	7	7	7	7	7	7	7	7	7	7	7	7	7	7	7
10 Toilet	6	6	6	6	6	6	7	7	7	7	7	7	7	7	7	7	7	7	7	7
11 Tub, Shower	5	5	5	6	6	6	6	6	6	6	6	7	7	7	7	7	7	7	7	7
12 Walk/Wheelchair	6	6	6	6	6	7	6	6	7	7	7	7	7	7	7	7	7	7	7	7
13 Stairs	5	6	6	6	6	6	6	6	6	6	6	7	7	7	7	7	7	7	7	7
Mobility Total	29	30	30	31	31	32	33	33	34	34	34	35	35	35	35	35	35	35	35	35
14 Comprehension	5	5	5	5	5	6	6	6	6	7	7	7	7	7	7	7	7	7	7	7
15 Expression	6	7	7	7	7	7	7	7	7	7	7	7	7	7	7	7	7	7	7	7
16 Social Interaction	3	3	4	4	4	4	4	5	5	5	5	5	5	6	6	6	7	7	7	7
17 Problem Solving	5	5	5	5	6	6	6	6	6	6	6	7	7	7	7	7	7	7	7	7
18 Memory	5	5	6	6	6	6	6	6	6	6	6	7	7	7	7	7	7	7	7	7
Cognition Total	24	25	26	26	27	28	29	30	30	31	32	32	33	33	34	34	35	35	35	35
Motor Total	63	66	68	70	72	74	76	78	80	81	83	85	86	87	89	90	91	91	91	91
Cognitive Total	24	25	26	26	27	28	29	30	30	31	32	32	33	33	34	34	35	35	35	35
Total	87	91	94	96	99	102	105	108	110	112	115	117	119	120	123	124	126	126	126	126

Fonte: Uniform Data System for Medical Rehabilitation. 1998, 2000. The WeeFIM® Clinical System Guide, Version 5.01. Buffalo: UDSMR. Retirado do site da Icare htttps://www.icare.nsw.gov.au/practitioners-and-providers/forms-and-resources/lifetime-care.

ESCALA DE EQUILÍBRIO DE BERG – EEB

Thais Borges de Araújo[1]

Breve histórico

Origem

A construção da Escala de Equilíbrio de Berg (EEB) é um trabalho coletivo, de iniciativa da Katherine Berg, da Universidade de Toronto, Canadá, com apoio dos colaboradores: S. Wood-Dauphinée, J. I. Williams, D. Gayton; divulgado por meio de um artigo publicado na revista *Physiotherapy Canada*, em 1989. O objetivo inicial da EEB foi criar um instrumento de mensuração do equilíbrio corporal que fosse apropriado para avaliação clínica de pessoas idosas, de forma válida e fidedigna.

O processo de elaboração do teste envolveu a participação de pacientes idosos, com diversas patologias que comprometem o equilíbrio corporal, principalmente, acidente vascular cerebral e Parkinson, como também, de profissionais que se dedicam ao tratamento e à reabilitação geriátrica, a saber: enfermeiras, fisiatras, fisioterapeutas e terapeutas ocupacionais.

A amostra do estudo foi selecionada de maneira a representar os diferentes contextos terapêuticos que se dedicam à atenção da saúde de idosos: cuidados domiciliares, instituições de moradia, emergências hospitalares e setores de geriatria em grandes hospitais.

Para elaboração da EEB foram realizadas três fases consecutivas.

Na primeira, foram realizadas entrevistas com pacientes idosos sobre suas atividades da vida diária e as dificuldades provocadas pela perda do equilíbrio, e, com profissionais de saúde, a fim de selecionar as estratégias que se mostravam mais eficientes, na prática clínica, para medir as três dimensões chaves do equilíbrio: (1) a manutenção da postura, (2) o ajuste voluntário dos movimentos e (3) a reação a influências externas.

Na segunda fase, os 38 itens iniciais, divididos em quatro grupos de atividades (sentado, em pé, em pé sobre uma superfície de espuma e transição de posições) foram avaliados em relação à clareza, discriminação, viabilidade de execução, com o intuito de reduzir o número de itens para compor uma escala

---

1 Doutora em Educação Física (UnB), Mestre em Educação Física (UnB), Especialista em Fisioterapia Pneumofuncional (UnB) e em Órteses, Próteses e Materiais Especiais (Unyleya), Graduada em Fisioterapia (UCB), Professora na Secretaria de Estado de Educação DF e Fisioterapeuta na Secretaria de Saúde do DF.

objetiva e abrangente, que pudesse ser utilizada no dia a dia clínico para avaliação do equilíbrio, o que resultou em um protótipo, a ser testado, com 22 itens.

Na terceira fase, o teste foi aplicado em uma amostra de pessoas idosas. Foram utilizados diferentes examinadores, a fim de verificar a fidedignidade das medidas intra-examinador, comparando as medidas do mesmo examinador, em diferentes momentos, da mesma pessoa, e, inter-examinadores, comparando as medidas de examinadores diferentes da mesma pessoa. As sessões de avaliação foram filmadas e exibidas para diversos profissionais para que julgassem a clareza das instruções, o uso correto da escala de mensuração e a importância de cada item.

Após a aplicação piloto do teste e a análise estatística dos resultados, o estudo resultou em uma escala para avaliação do desempenho na manutenção do equilíbrio corporal por meio da execução de 14 tarefas-teste, de caráter funcional, com critérios de observação organizados em uma escala de cinco pontos (numerados de zero até quatro), que resulta em um escore final mínimo de zero ponto e máximo de 56 pontos.

Nome do teste em idioma original e a sua tradução para o português

Nome original: *Berg Balance Scale*
Nome traduzido: Escala de Equilíbrio de Berg

Finalidade

Berg et al. (1989), ao construírem a EEB para avaliar o equilíbrio corporal, preocuparam-se em criar um teste fácil de ser aplicado, que: (a) exigisse equipamento mínimo, (b) os examinadores fossem facilmente treinados, (c) a aplicação fosse realizada em pouco tempo, (d) por meio da observação do desempenho na execução de tarefas-teste, cujos dados fossem válidos para monitorar a evolução do quadro clínico das pessoas, de maneira a fornecer evidências úteis para mensurar mudanças na sua condição de saúde e na autonomia funcional, de forma a subsidiar a tomada de decisão sobre o tratamento mais adequado e os cuidados a serem recomendados.

De maneira complementar, a EEB possibilita a realização de estudos científicos, por ser um instrumento que foi validado, pela análise de juízes e pela análise estatística, o que confirma a obtenção de medidas fidedignas, que permitem avaliar e comparar os efeitos sobre o equilíbrio do uso de diversas estratégias terapêuticas, dentre elas, a equoterapia.

População original

O artigo original que descreve a construção do instrumento (Berg et al., 1989) utilizou uma amostra de pessoas idosas, de 60 a 93 anos de idade, que, adicionalmente, fosse acometida por patologias que comprometem o equilíbrio corporal, tais como: acidente vascular cerebral, Parkinson, esclerose múltipla, dentre outras. Porém, nas conclusões, o artigo recomendou o uso extensivo da EEB para avaliação do equilíbrio em todas as idades, desde que sejam pessoas acometidas por algum problema de saúde que provoque prejuízos às funções relacionadas com o equilíbrio corporal, independente de qual seja a patologia.

Versões e atualizações

A EEB não sofreu alterações ou atualizações desde a sua proposição inicial, o que demonstra que o rigor metodológico utilizado em sua elaboração contribuiu para elaboração de um instrumento válido e fidedigno capaz de monitorar a deterioração do equilíbrio em função de problemas de saúde. O fato de a versão inicial permanecer inalterada favorece a realização de uma análise longitudinal do seu uso clínico e a comparação dos resultados obtidos com o seu uso na pesquisa científica.

No Brasil, temos a versão em português brasileiro resultante do estudo realizado em parceria pela Escola Paulista de Medicina, a Universidade de São Paulo e a McGill University (Canada), sob a autoria de: Miyamoto, S.T.; Lombardi Junior, I.; Berg, K.O.; Ramos, L.R. e Natour, J. O artigo foi publicado, em inglês, pelo periódico brasileiro *Brazilian Journal of Medical and Biological Research*, em 2004, com o título *Brazilian version of the Berg Balance Scale*, disponível em: https://doi.org/10.1590/S0100-879X2004000900017.

Países que utilizam o teste ou escala

A EEB é utilizada em todo o mundo e foi traduzida para diversos idiomas.

Validação

Desde o artigo original (Berg et al., 1989), foram realizadas análises para conferir se os dados eram válidos e fidedignos, com excelentes resultados, mas, com a ressalva de que a amostra era pequena e que novos estudos deveriam ser realizados, não apenas para testar as propriedades psicométricas da EEB, mas também, para obter dados longitudinais que auxiliassem na análise crítica da sensibilidade da escala para avaliar as condições reais das pessoas de executarem atividades cotidianas, o que auxilia na identificação da quantidade e do tipo de cuidados com a saúde que as pessoas devem receber e no acompanhamento das mudanças que ocorrem na evolução do quadro clínico.

Em 2013, o periódico australiano *Journal of Physiotherapy*, publicou uma revisão sistemática, com metanálise, de estudos sobre a confiabilidade da EEB. Foram identificados onze artigos dedicados à avaliação das propriedades psicométricas da EEB, que envolveram 668 participantes. A confiabilidade intra-examinador relativa da EEB, com IC 95%, foi de 0,98±0,02 e a confiabilidade relativa inter-examinadores, com IC 95%, de 0,97±0,01. Um efeito teto da Escala de Equilíbrio de Berg foi evidente para alguns participantes.

Os autores concluem que a EEB tem alta confiabilidade, embora possa não detectar alterações modestas e clinicamente importantes no equilíbrio de alguns casos específicos.

Utilizado ou não no contexto da equoterapia

A EEB tem sido utilizada nos estudos sobre a equoterapia que avaliam as suas contribuições para a melhoria do equilíbrio e da postura corporal.

Aplicabilidade

O equilíbrio é uma das habilidades básicas do ser humano, como também, é um elemento-chave para diversas outras capacidades funcionais relevantes do nosso cotidiano, tais como a locomoção, a postura corporal e a manipulação de objetos. Logo, é imprescindível garantir que as crianças tenham oportunidades para viver experiências de aprendizagem significativas que contribuam para aperfeiçoar o equilíbrio corporal, e, ao mesmo tempo, que os idosos sejam orientados a praticar atividades físicas que sejam estratégicas para preservar o equilíbrio corporal.

O equilíbrio requer a conjunção de uma série de componentes perceptivo-motores aprimorados: o sistema vestibular, a visão, a cinestesia e o tato, além da sinergia de alguns aspectos físicos essenciais, tais como a força, a flexibilidade e a coordenação motora. A articulação entre esses componentes cria as condições para as duas funções básicas mensuradas pela EEB: (1) a manutenção da postura e (2) o ajuste voluntário dos movimentos.

A complexidade da interação entre essas diversas variáveis sugere que a realização de uma avaliação funcional é o mais indicado. O uso de tarefas-teste, pautadas situações típicas que exigem o emprego conjunto e articulado de todos os aspectos exigidos pelo equilíbrio, permitem ao examinador realizar uma observação direta do desempenho da pessoa avaliada e, dessa maneira, quantificar a sua capacidade real para manter o equilíbrio corporal.

Existem diversas outras maneiras para se avaliar o equilíbrio, por meio de recursos tecnológicos mais sofisticados, normalmente utilizados em pesquisas laboratoriais, porém, esses estudos, mesmo sendo capazes de medir essas variáveis com grande precisão, terminam por apresentar os dados de variáveis específicas, o que prejudica a possibilidade de esclarecer como os resultados encontrados em dados isolados podem repercutir na capacidade real e prática das pessoas para manterem o equilíbrio corporal.

Equoterapia

A equoterapia é um método terapêutico dedicado à reabilitação de pessoas com deficiência ou com patologias que provocam transtornos perceptivo-motores ou psicoemocionais, por meio do contato da pessoa com o cavalo e da prática da equitação. A andadura do cavalo transfere para o corpo do praticante cavaleiro movimentos tridimensionais que oferecem uma série de estímulos somatossensoriais, proprioceptivos e vestibulares. Dentre os principais benefícios, costumam ser descritos: a melhoria no controle postural e a ampliação das habilidades de equilíbrio, assim como as suas repercussões funcionais para favorecer a independência nas atividades de vida diária (ANDE-BRASIL, 2022).

Sendo assim, existe uma relação direta entre o equilíbrio corporal medido pela EEB e os estímulos presentes nas sessões de equoterapia, de forma que os dados resultantes da aplicação da EEB podem ser utilizados para avaliar os benefícios motores da equoterapia enquanto uma proposta terapêutica.

Expectativas de mudanças no equilíbrio em função da equoterapia

Downs, Marquez e Chiarelli (2015) publicaram um estudo de meta-regressão que reuniu dados de uma ampla amostra, composta de 1.363 participantes; os resultados sugerem que pessoas saudáveis com 70 anos de idade devem obter o escore máximo de 56 pontos ao serem submetidos a EEB; a partir dessa idade, o equilíbrio tende a deteriorar-se com o tempo, a uma taxa de 0,75 pontos da EEB/ano, o que deve ser levado em consideração em estudos com amostras longevas.

A fim de fornecer parâmetros que orientem a classificação dos escores da EEB, Berg et al. (1989), utilizando como referência três grupos de pacientes (cadeirantes, pessoas que caminham com assistência e pessoas com marcha independente), sugerem os seguintes intervalos para avaliar o grau de comprometimento do equilíbrio: grave, de 0 até 20; moderado de 21 até 40; leve, de 41 até 55; sem comprometimento, 56. O uso clínico da EEB indica que uma pontuação menor ou igual a 36 pontos significa um alto risco de queda, o que evidencia uma condição vulnerável que requer cuidados especiais.

Sendo assim, em um estudo exigente, a expectativa em relação aos resultados na melhoria das habilidades de equilíbrio, deve apontar para hipótese de que a classificação da EEB mude para o nível imediatamente acima, ou seja, de grave para moderado, ou de moderado para leve. Outra opção, quando os praticantes têm escores baixos, é que, ao final da equoterapia, todos praticantes tenham um escore mínimo acima de 36 pontos, a fim de que deixem de estar em uma condição vulnerável: risco de queda.

Estudos nos quais pequenas melhorias podem representar ganhos funcionais relevantes, podem, de acordo com Downs (2015), apresentar como hipótese, que mudanças na pontuação de até 3 pontos da EEB são significativas para indicar uma mudança real na capacidade da pessoa equilibrar-se, desde que, no início do estudo, a amostra tenha escores baixos, inferiores a 20 ou altos, superiores a 41; porém, no caso da amostra ter valores intermediários, entre 21 e 40, são necessários pelo menos 7 pontos para que as mudanças sejam consideradas significativas.

Downs, Marquez e Chiarelli (2013) fazem um alerta em relação aos casos em que os resultados com a aplicação da EEB resultam em escores muito baixos (efeito piso) ou muito altos (efeito teto), de forma que, quando a pontuação média está próxima de 0 (valor mínimo), ou seja, menor do que 20, ou próxima de 56 (valor máximo), ou seja, maior do que 41, é improvável que a escala seja útil na discriminação entre grupos, e, consequentemente, para detectar se ocorreu uma mudança real na capacidade de equilíbrio.

Limitações

Não foram inseridas na EEB tarefas-teste para: (1) avaliar o equilíbrio durante a marcha, devido à complexidade; (2) verificar as reações quando a pessoa é colocada sobre uma superfície de espuma que gere instabilidade, por ser considerada uma situação artificial; (3) analisar as reações corporais de retificação da postura em função de influências externas ou de uma superfície de apoio irregular, em função das dificuldades para padronização e uso da escala. A ausência desses itens limita o uso da EEB para avaliação de pessoas ativas com quase nenhum déficit corporal.

Downs, Marquez e Chiarelli (2013) alertam que a EEB pode ter a confiabilidade diminuída quando é aplicada em pessoas com comprometimento cognitivo substancial, o que recomenda o emprego, para essa população, de estratégias de avaliação assistiva[2].

---

2   Caso tenha interesse em aprofundar o conceito de "avaliação assistiva", consulte: Enumo (2005).

Os itens que se mostraram mais difíceis de serem realizados foram: (8) alcance a frente com os braços estendidos permanecendo em pé; (13) permanecer em pé sem apoio com outro pé a frente; (14) permanecer em pé apoiado em uma perna.

Estudos regulares ou longitudinais devem ser realizados a fim de auxiliar na compreensão da sensibilidade do uso da escala para avaliar as condições reais das pessoas de executarem as atividades cotidianas, como também, na identificação da quantidade e do tipo de cuidados com a saúde que as pessoas devem receber e no acompanhamento das mudanças que ocorrem na evolução do seu quadro clínico.

População

A EEB, mesmo tendo sido inicialmente formulada para avaliar pessoas idosas, pode ser aplicada a pessoas de todas as idades (Berg et al., 1989), de ambos os sexos, desde que tenham uma condição clínica caracterizada pela debilitação do equilíbrio corporal, sejam capazes de ficar em ortostatismo e tenham entendimento cognitivo para executar tarefas simples.

A EEB não deve ser utilizada por pessoas saudáveis, pois, certamente, vai gerar resultados com efeito teto, ou seja, próximos do escore máximo = 56 pontos. O efeito piso, quando as pessoas apresentam escores baixos, menores do que 20 pontos, o que indica uma condição clínica muito debilitada, como as funções de equilíbrio muito comprometidas, também sinalizam uma diminuição da confiabilidade e dificuldades para encontrar diferenças ao final da pesquisa.

Escala

A pontuação da EEB é aferida a partir de cinco níveis gerais, que variam de zero até quatro. Veja o Quadro 1 a seguir com a descrição do significado de cada escore.

Quadro 1 – Descrição do valor e do significado de cada intervalo de pontos da Escala de Equilíbrio de Berg

Escore	Equilíbrio	Capacidade
4	Normal	Realiza a tarefa-teste completamente
3	Ligeiramente abaixo do normal	Realiza a tarefa-teste com valores próximos do completo
2	Médio	Realiza a tarefa-teste com valores intermediários
1	Pouco	Realiza a tarefa-teste com valores mínimos
0	Nenhum	Incapacidade para realizar a tarefa-teste

Fonte: Autora.

Para entender o significado prático dos escores na avaliação dos efeitos clínicos e diferenciação do tipo de atendimento a ser prestado em cada caso, consulte a classificação proposta por Berg et al. (1989) no Quadro 2, a seguir.

Quadro 2 – Classificação dos escores da Escala de Equilíbrio de Berg

Escore total		Equilíbrio
Mínimo	Máximo	
0	20	Comprometimento grave do equilíbrio
21	40	Comprometimento moderado do equilíbrio
41	55	Comprometimento leve do equilíbrio
---	56	Sem comprometimento do equilíbrio
37	56	Risco baixo de queda

Fonte: Autora.

Quantidade e intervalo de tempo entre medidas

As alterações orgânicas do equilíbrio corporal podem estar associadas com aspectos que não estão associados com a Equoterapia, como por exemplo: estado emocional da pessoa, uso de determinadas substâncias farmacológicas, modificações nas capacidades visuais, alterações das capacidades cognitivas e mudanças nas funções auditivas. Estes aspectos devem ser utilizados como critérios de exclusão da amostra, a fim de evitar vieses de confundimento.

Porém, existem uma série de outros fatores relacionados com o equilíbrio que podem ser modificados pela Equoterapia, tais como: alterações no sistema vestibular, modificações nas reações neuromotoras, mudanças na força muscular, ajustes nas funções táteis, refinamentos da propriocepção e melhorias na coordenação motora, por exemplo. Essas mudanças de caráter funcional exigem um tempo mínimo de treino para sofrerem uma mudança significativa, logo, os protocolos de intervenção na equoterapia que pretendem utilizar a EEB para monitorar os efeitos, devem ter um mínimo de 4 meses de duração, ou períodos maiores.

Recomenda-se, se possível, que as avaliações sejam realizadas em um design "cego", ou seja, com avaliadores(as) diferentes dos pesquisadores(as) responsáveis pela realização da intervenção equoterápica, que não tenham conhecimento dos grupos nos quais as pessoas estão inseridas (caso a amostra tenha mais do que um grupo).

Outro ponto importante para a construção do delineamento de pesquisa é a vantagem substancial da realização de medidas repetidas; sendo assim, sugere-se a realização de pelo menos uma medida intermediária, ao invés de recorrer ao design com apenas duas medidas, pré e pós-intervenção.

Caso seja possível, convém acrescentar uma medida de *follow-up*, a fim de verificar a retenção dos efeitos, com um intervalo mínimo de um mês após o término da intervenção.

Duração

A aplicação da EEB requer, aproximadamente, de 15 a 20 minutos por pessoa para ser completamente realizada. Essa estimativa de tempo considera que os(as) avaliadores(as) são experientes, que o ambiente é adequado, de forma a evitar interrupções e que as pessoas não têm dificuldades de compreensão e comunicação.

Equipamentos

A realização das tarefas-teste da EEB não requer equipamentos especiais; é suficiente os seguintes materiais de baixo custo:
1. duas cadeiras com encosto;
2. um cronômetro;
3. uma fita métrica; e
4. um degrau.

Treinamento

A EEB é um teste referenciado a critérios, que possui um formulário específico (em anexo) que descreve as atividades a serem realizadas e os critérios de pontuação da escala de medida. Como em toda avaliação, o(a) avaliador(a) dever ser alguém com experiência na observação do desempenho motor em atividades funcionais, seja em contextos clínicos ou educacionais. A obtenção de dados válidos para medir de forma fidedigna as capacidades relacionadas com o equilíbrio corporal depende da disposição e do empenho da pessoa avaliada para realizar as atividades da melhor maneira possível.

Como a EEB não possui um manual que descreva um protocolo de procedimentos, cada pesquisador(a) deve apresentar, de forma clara, as estratégias padronizadas que serão utilizadas na avaliação. Dentre outros aspectos, o(a) avaliador(a) deve estar apto(a) para:
1. orientar sobre os procedimentos de preparação para a realização do teste, com informações sobre: atividades que não devem ser realizadas na véspera; a quantidade mínima de sono na noite anterior; a vestimenta e a alimentação adequadas no dia do teste; a possibilidade de tirar dúvidas ao longo da avaliação, dentre outras;

2. organizar, antecipadamente, o ambiente de avaliação, os materiais a serem utilizados e os recursos para o registro dos dados;
3. utilizar comandos, imagens e demonstrações que expliquem, sem deixar dúvidas, qual é a atividade a ser realizada em cada item (considerar os ajustes necessários em função das características da pessoa avaliada);
4. promover a familiarização da pessoa avaliada com a atividade a ser realizada (realizar treino prévio de cada item, por meio da realização de uma tentativa antes do início da testagem);
5. fornecer incentivos verbais e gestuais que mobilizem a pessoa avaliada a usar 100% das suas habilidades;
6. adequar o ritmo de realização do teste a cada pessoa de maneira a não provocar fadiga.

Dentre as estratégias possíveis para o treinamento dos(as) avaliadores(as), destacam-se: (a) a realização, individual e em grupos, de avaliações-piloto para a familiarização com o teste, as reações das pessoas e os critérios de pontuação dos itens; e (b) o acompanhamento, ao lado de avaliadores(as) experientes, da realização de avaliações, o que pode ser realizado por meio de vídeos. Não há uma definição precisa sobre a quantidade de treinamento formal necessária para que o(a) avaliador(a) seja considerado(a) apto(a), porém, recomendamos que sejam realizadas pelo menos dez avaliações-piloto, como também, que a aplicação do teste não inicie antes que se tenha obtido um Índice de Concordância mínimo de 0,70 inter e intra-avaliadores(as) – sugestão da autora.

Adicionalmente, é importante que o(a) avaliador(a), todas as vezes que estiver em dúvida sobre a pontuação a ser utilizada, opte pelo valor menor entre duas pontuações possíveis, como também, que faça um registro minucioso das condições de testagem, de maneira a garantir a consistência ao longo de todas as avaliações a serem realizadas na mesma pesquisa, ou seja, sempre que possível, a avaliação deve ser realizada pelo(a) mesmo(a) avaliador(a), no mesmo local e no mesmo horário.

Protocolo de aplicação

A EEB é um teste simples de ser aplicado; não exige treinamento especial para o(a) avaliador(a); é seguro para ser realizado com pessoas idosas; oferece uma escala quantitativa, com um escore reprodutível que permite a análise comparativa. Costuma apresentar alto nível de concordância inter e intra examinadores e facilidade para a interpretação dos dados, o que a habilita para o uso clínico e acadêmico. Fornece evidências seguras para o acompanhamento de programas de tratamento e reabilitação ou para subsidiar pesquisas e estudos em que o equilíbrio seja a variável dependente.

Na EEB, a pessoa avaliada é solicitada a realizar as tarefas-teste apenas com uma das pernas; as instruções permitem que a pessoa escolha a perna preferencial para realizar as tarefas-teste.

Os seguintes cuidados metodológicos devem ser considerados na aplicação da EEB:
1. as instruções podem ser interpretadas e transmitidas de maneiras ligeiramente diferentes por avaliadores(as) diferentes, o que deve ser evitado;
2. o uso de componentes não verbais, como a demonstração, podem gerar diferenças entre os(as) avaliadores(as), logo é crucial a padronização das diretrizes de aplicação da escala;
3. preocupações com a segurança das pessoas avaliadas podem levar avaliadores(as) a, desnecessariamente, omitir ou a alterar tarefas-teste, o que deve ser evitado, pois as condições de testagem devem ser as mesmas para todas as avaliações;
4. durante a realização do teste, o(a) avaliador(a) pode ficar muito perto de quem está sendo avaliado, de modo a interferir na realização das tarefas-teste, logo, convém demarcar linhas de referência para orientar um posicionamento padrão.

Tabulação dos dados

Os dados da EEB podem ser tabulados de maneira intervalar, quando se utiliza a pontuação final obtida pela pessoa avaliada, que varia de 0 até 56 pontos, ou de maneira ordinal, quando se consideram as quatro categorias que qualificam o nível de comprometimento da pessoa avaliada em: grave, moderado, leve e sem comprometimento.

A seleção dos 14 itens que compõem a EEB, articulada com a forma de pontuação pautada em cinco níveis não equidistantes, implicam em uma sensibilidade diferente da escala para identificar mudanças quando os escores estão nos extremos, pontuações altas ou baixas, em comparação com os escores medianos. Consulte o Item sobre as Expectativas de mudanças no equilíbrio em função da equoterapia, para tomar uma decisão sobre a quantidade de pontos que deve ser utilizada na construção da hipótese de estudo que se propõe a atestar a relevância prática de uma intervenção.

Lembramos que, de acordo com a literatura científica, o escore menor do que 36 pontos na EEB tem um significado especial, pois indica as pessoas que, em função da perda das capacidades relacionadas com o equilíbrio, devem ser consideradas como "em risco de queda", logo, esse escore também pode ser utilizado para atestar a relevância prática de uma intervenção, pois indica uma mudança significativa na condição clínica da pessoa avaliada.

É importante ter em mente que a EEB, assim como outras escalas, foi construída e validada como um todo, logo não é possível relatar, como resultado positivo ou negativo, alterações nas pontuações de itens individuais. A análise do desempenho em itens específicos pode ser feita para obter subsídios que forneçam dicas para ajustes a serem realizados na proposta de intervenção, a fim de ampliar a sua eficiência, como também, para identificar diferenças no nível de dificuldade dos itens; porém, não é possível afirmar que ocorreram melhorias na capacidade de equilíbrio da pessoa a partir desses escores parciais. O equilíbrio somente é mensurado pelo escore total da EEB.

Estudos em Equoterapia com a Escala de Equilíbrio de Berg (EEB)

Nos estudos de equoterapia que avaliam efeitos cinesioterapêuticos dessa prática, as sessões variam de 8 a 24, com frequência de 1 a 2 vezes por semana. Ao pesquisar nas bases de dados científicas e indexadas, com os descritores: *Balance* (para a equilíbrio) e *Hippotherapy, Equine Assisted Therapy, Horseback Riding Therapy* (para a equoterapia) – são encontrados 244 estudos, sendo o mais antigo um estudo publicado em 1978. Dentre esses estudos, sete utilizaram a EEB como instrumento de avaliação do equilíbrio postural. O Quadro 3, a seguir, apresenta um resumo sistematizado da literatura que recorreu a EEB.

Quadro 3 – Resumo dos artigos sobre Equoterapia que utilizam a Escala de Equilíbrio de Berg

Autores/ano	Acometimento	Amostra	Intervenção	Resultados
Sunwoo et al., 2012	5 AVE 2 TCE 1 PC	8 participantes	2x/semana, durante oito semanas consecutivas, duração de 30min cada sessão	Houve melhoras significativas no equilíbrio e velocidade da marcha em comparação com a avaliação inicial (p <0,05), e esses efeitos foram mantidos por dois meses após a equoterapia.
Araujo et al,. 2013	Idosos	28 participantes (divididos em 2 grupos, 12 experimental e 16 controle)	2x/semana, durante oito semanas consecutivas, duração de 30min cada sessão	Houve melhora significativa na pontuação da EEB, no grupo que recebeu treinamento de equoterapia (p <0,05).
Lee et al., 2014	AVC	30 participantes (divididos em 2 grupos, um de equoterapia e outro de treino na esteira)	3x/semana, durante 8 semanas, duração de 30min cada sessão	Houve melhora significativa na pontuação da EEB, no grupo que recebeu treinamento de equoterapia (p <0,05).

continua...

continuação

Autores/ano	Acometimento	Amostra	Intervenção	Resultados
Han et al., 2012	AVC	37 participantes (divididos em 2 grupos, um de simulador de equoterapia e outro de fisioterapia)	2x/semana, durante 12 semanas, 20min cada sessão	Houve melhora significativa na pontuação da EEB no grupo de intervenção (39,9 ± 5,7 → 45,7 ± 4,8, p = 0,001)
Wollenweber et al., 2016	Esclerose Múltipla	70 participantes (divididos em 2 grupos, experimental e controle)	1x/semana, durante oito semanas consecutivas, duração de 30min cada sessão	Houve melhora significativa na pontuação da EEB, no grupo que recebeu treinamento de equoterapia (p <0,05).
Moraes, 2014	Paralisia Cerebral	15 crianças de 5 a 10 anos	2x/semana, durante 12 semanas, 30min cada sessão	Os escores da EEB mostraram diferenças significativas (z = −3,418, p <0,001) entre os valores médios, comparando a medida inicial A1 (m = 27,93) com a medida final A3(m = 32,53), com melhor equilíbrio dinâmico observado ao final do tratamento.
Kim, Lee, 2015	AVC	10 participantes (divididos em 2 grupos) experimental e controle	30 minutos por dia, 5 dias/semana, durante 6 semanas	Houve melhora significativa na pontuação da EEB, no grupo que recebeu treinamento de equoterapia (p <0,05).

Considerações finais

A EEB é um instrumento de fácil e rápida aplicação, sem custo financeiro, que é utilizado internacionalmente, e fornece medidas válidas para monitorar o equilíbrio corporal, de pessoas acometidas por complicações de saúde que afetam sua mobilidade funcional. A fidedignidade e a interpretação apropriada das medidas exigem uma atenção especial para o protocolo de realização do teste e o significado da escala de pontuação, aspectos abordados no capítulo. O uso da EEB na avaliação dos benefícios da equoterapia para melhoria do equilíbrio corporal cria a possibilidade de uma análise longitudinal do seu uso clínico, assim como, a comparação dos resultados obtidos em diferentes estudos.

REFERÊNCIAS

1. ARAUJO, T. B. D. (2011). Efeito da equoterapia na capacidade funcional de idosos. Dissertação Mestrado em Educação Física. UnB/Faculdade de Educação Física.

2. ENUMO, S. R. F. 2005. Avaliação Assistida para Crianças com Necessidades Educacionais Especiais: um recurso auxiliar na inclusão escolar. **Rev. Bras. Ed. Esp.**, Marília, Set./Dez., v. 11, n. 3, p. 335-354.

3. HAN J.Y.; et al. Therapeutic effects of mechanical horseback riding on gait and balance ability in stroke patients. ARM, v. 36, p. 762-769, Ago. 2012

4. KIM, Y. N., LEE, D. K. (2015). Effects of horse-riding exercise on balance, gait, and activities of daily living in stroke patients. Journal of physical therapy science, 27(3), 607-609.

5. LEE CW, KIM SG, YONG MS. Effects of hippotherapy on recovery of gait and balance ability in patients with stroke. J Phys Ther Sci. Feb. 2014, 26(2):309-11. Doi: 10.1589/jpts. 26.309 https://www.ncbi.nlm.nih.gov/pmc/articles/PMC3944312/

6. LEE, C. W.; KIM, S. G.; NA, S. S. The effects of hippotherapy and horse-riding simulator on the balance of children with cerebral palsy. J. Phys. Ther. Sci., v. 26, p. 423-425, Out. 2014.

7. MORAES, A. G. (2014). Efeitos da prática de equoterapia no equilíbrio postural, funcionalidade e distribuição de pressão plantar em crianças com paralisia cerebral. Dissertação Mestrado em Educação Física. UnB/Faculdade de Educação Física.

8. SUNWOO H; et al. Hippotherapy in adult patients with chronic brain disorders: a pilot study. ARM, v. 36, p. 756–761, 2012.

9. WOLLENWEBER, V., DRACHE, M., SCHICKENDANTZ, S., GERBER-GROTE, A., SCHILLER, P., PÖHLAU, D. (2016). Study of the effectiveness of hippotherapy on the symptoms of multiple sclerosis – Outline of a randomised controlled multicentre study (MS-HIPPO). Contemporary clinical trials communications, 3, 6-11.

ANEXO

ESCALA DE EQUILÍBRIO DE BERG – EEB

Objetivo: o teste avalia a condição funcional da pessoa referente ao equilíbrio corporal.

Orientações gerais:
a. São 14 tarefas relacionadas com AVD e AIVD;
b. Pergunte à pessoa se tem dúvida ou se entendeu a tarefa;
c. Equipamentos: 1 cronômetro; 1 fita métrica; 2 cadeiras com encosto e altura razoável; 1 degrau.

1. SENTADO PARA EM PÉ
Instruções: Por favor, fique de pé. Tente não usar suas mãos como suporte. **Pontos**

4 capaz de permanecer em pé sem o auxílio das mãos e estabilizar de maneira independente
3 capaz de permanecer em pé de maneira independente, usando as mãos
2 capaz de permanecer em pé usando as mãos após várias tentativas
1 necessidade de ajuda mínima para ficar em pé ou para estabilizar
0 necessidade moderada ou de máxima assistência para permanecer em pé

2. EM PÉ SEM APOIO
Instruções: Por favor, fique de pé por dois minutos sem se segurar em nada **Pontos**

4 capaz de permanecer em pé, com segurança, por 2 minutos
3 capaz de permanecer em pé durante 2 minutos com supervisão
2 capaz de permanecer em pé durante 30 segundos sem suporte
1 necessidade de várias tentativas para permanecer em pé 30 segundos sem suporte
0 incapaz de permanecer em pé por 30 segundos sem assistência

Obs: Se a pessoa é capaz de permanecer em pé por 2 minutos sem apoio, marque a pontuação máxima no Item 3 Sentado sem suporte, e siga para avaliação do Item 4 Em pé para sentado.

3. SENTADO SEM SUPORTE PARA AS COSTAS, COM OS PÉS APOIADOS NO CHÃO
Instruções: Por favor, sente-se com os braços cruzados durante 2 minutos **Pontos**

4 capaz de sentar, com segurança, por 2 minutos
3 capaz de sentar por 2 minutos sob supervisão
2 capaz de sentar durante 30 segundos
1 capaz de sentar durante 10 segundos
0 incapaz de sentar sem suporte durante 10 segundos

4. EM PÉ PARA SENTADO
Instruções: Por favor, sente-se. **Pontos**

4 senta com segurança com o mínimo uso das mãos
3 controla descida do corpo com uso das mãos
2 apoia a parte posterior das pernas na cadeira para controlar a descida
1 senta de maneira independente, mas apresenta descida descontrolada
0 necessita de ajuda para sentar

5. TRANSFERÊNCIAS

Instruções: Pedir ao sujeito para passar de uma cadeira com descanso de braços para outra sem descanso de braços   **Pontos**

4 capaz de passar com segurança e com mínimo uso das mãos
3 capaz de passar com segurança e com uso evidente das mãos
2 capaz de passar com pistas verbais e/ou supervisão
1 necessidade de assistência de uma pessoa para passar de uma cadeira para outra
0 necessidade de assistência de duas pessoas ou supervisão para segurança

6. EM PÉ SEM SUPORTE COM OLHOS FECHADOS

Instruções: Por favor, feche os olhos e permaneça parado por 10 segundos   **Pontos**

4 capaz de permanecer em pé, com segurança, por 10 segundos
3 capaz de permanecer em pé, com segurança por 10 segundos, com supervisão
2 capaz de permanecer em pé durante 3 segundos
1 incapaz de manter os olhos fechados por 3 segundos, mas permanece em pé
0 necessidade de ajuda para evitar queda

7. EM PÉ SEM SUPORTE COM OS PÉS JUNTOS

Instruções: Por favor, mantenha os pés juntos e permaneça em pé sem se segurar   **Pontos**

4 capaz de permanecer em pé, com os pés juntos, de maneira independente, com segurança, por 1 minuto
3 capaz de permanecer em pé, com os pés juntos, de maneira independente, por 1 minuto, com supervisão
2 capaz de permanecer em pé, com os pés juntos, de maneira independente, por 30 segundos
1 necessita ajuda para permanecer em pé, e consegue manter a posição por 15 segundos, com os pés juntos
0 necessidade de ajuda para manter a posição, mas incapaz de se manter por 15 segundos, com os pés juntos

8. ALCANCE A FRENTE COM OS BRAÇOS EXTENDIDOS PERMANECENDO EM PÉ

Instruções: Mantenha os braços estendidos a 90 graus. Estenda os dedos e tente alcançar a maior distância possível. O examinador coloca uma régua no final dos dedos quando os braços estão a 90 graus. Os dedos não devem tocar a régua enquanto executam a tarefa. A medida registrada é a distância que os dedos conseguem alcançar enquanto o sujeito está na máxima inclinação para frente possível. Se possível, pedir ao sujeito que execute a tarefa com os dois braços para evitar rotação do tronco.   **Pontos**

4 capaz de alcançar, com confiabilidade, acima de 25cm
3 capaz de alcançar acima de 12,5cm
2 capaz de alcançar acima de 5cm
1 capaz de alcançar acima de 5cm, mas com necessidade de supervisão
0 perda de equilíbrio durante as tentativas / necessidade de suporte externo

9. APANHAR UM OBJETO DO CHÃO A PARTIR DA POSIÇÃO EM PÉ

Instruções: Pegar um sapato/chinelo localizado a frente de seus pés   **Pontos**

4 capaz de apanhar o chinelo facilmente e com segurança
3 capaz de apanhar o chinelo, mas necessita supervisão
2 incapaz de apanhar o chinelo, mas alcança 2-5 cm do chinelo e mantem o equilíbrio de maneira independente
1 incapaz de apanhar o chinelo e necessita supervisão enquanto tenta
0 incapaz de tentar / necessita assistência para evitar perda de equilíbrio ou queda

10. EM PÉ, VIRAR E OLHAR PARA TRÁS SOBRE O OMBRO DIREITO E ESQUERDO

Instruções: Virar e olhar para trás sobre o ombro esquerdo. Repetir para o direito. O examinador pode pegar um objeto para olhar e colocá-lo atrás do sujeito para encorajá-lo a realizar o giro   **Pontos**

4 olha para trás por ambos os lados com mudança de peso adequada
3 olha para trás por apenas um dos lados, o outro lado mostra menor mudança de peso
2 apenas gira para os dois lados, mas mantém o equilíbrio
1 necessita de supervisão ao girar
0 necessita assistência para evitar perda de equilíbrio ou queda

11. VIRAR EM 360 GRAUS

Instruções: Virar completamente fazendo um círculo completo. Pausa. Fazer o mesmo na outra direção   **Pontos**

4 capaz de virar 360 graus com segurança em 4 segundos ou menos
3 capaz de virar 360 graus com segurança para apenas um lado em 4 segundos ou menos
2 capaz de virar 360 graus com segurança, mas lentamente
1 necessita de supervisão ou de orientação verbal
0 necessita de assistência enquanto vira

12. COLOCAR PÉS ALTERNADOS SOBRE DEGRAU PERMANECENDO EM PÉ SEM APOIO

Instruções: Colocar cada pé alternadamente sobre o degrau/banco. Continuar até cada pé ter tocado o degrau/banco quatro vezes   **Pontos**

4 capaz de ficar em pé, de maneira independente, com segurança e dar 8 passos em 20 segundos
3 capaz de ficar em pé, de maneira independente, e dar 8 passos em mais de 20 segundos
2 capaz de completar 4 passos sem ajuda mas com supervisão
1 capaz de completar mais de 2 passos necessitando de mínima assistência
0 necessita de assistência para prevenir queda / incapaz de tentar

13. PERMANECER EM PÉ SEM APOIO COM OUTRO PÉ A FRENTE

Instruções: Demonstrar para a pessoa. Colocar um pé diretamente em frente do outro. Se você perceber que não pode colocar o pé diretamente na frente, tente dar um passo largo o suficiente para que o calcanhar de seu pé permaneça a frente do dedo de seu outro pé. (Para obter 3 pontos, o comprimento do passo poderá exceder o comprimento do outro pé e a largura da base de apoio pode se aproximar da posição normal de passo do sujeito).   **Pontos**

4 capaz de posicionar o pé, de maneira independente, e manter por 30 segundos
3 capaz de posicionar o pé, de maneira independente, e manter por menos de 30 segundos
2 capaz de dar um pequeno passo, de maneira independente, e manter por 30 segundos
1 necessidade de ajuda para dar o passo, mas pode manter por 15 segundos
0 perda de equilíbrio enquanto dá o passo ou enquanto fica de pé

14. PERMANECER EM PÉ APOIADO EM UMA PERNA

Instruções: Permaneça apoiado em uma perna o quanto você puder sem se apoiar   **Pontos**

4 capaz de levantar a perna, de maneira independente, e manter por mais de 10 segundos
3 capaz de levantar a perna, de maneira independente, e manter entre 5 e 10 segundos
2 capaz de levantar a perna, de maneira independente, e manter por 3 segundos ou mais
1 tenta levantar a perna e é incapaz de manter 3 segundos, mas permanece em pé, de maneira independente
0 incapaz de tentar ou precisa de assistência para evitar queda

PONTUAÇÃO TOTAL (máximo = 56)

Título: Measuring balance in the elderly: preliminary development of an instrument.

Autores: Berg K; Wood-Dauphinee S; Williams JI; Gayton D

Fonte: Physiotherapy Canada (PHYSIOTHER CAN), 1989 Nov-Dec; 41(6): 304-311. (8p)

VELOCIDADE HABITUAL DE MARCHA NA AVALIAÇÃO DA MOBILIDADE FUNCIONAL NA EQUOTERAPIA

Larissa Barros Freire[1]
Virgília Breder de Oliveira Pinto[2]
Andressa de Araujo Gonçalves dos Santos[3]
Marianne Lucena da Silva[4]
Leonardo Petrus da Silva Paz[5]

Breve histórico

Origem

A marcha é uma capacidade funcional básica que envolve controle postural, equilíbrio, coordenação motora, força muscular, faculdades cognitivas e funções executivas. Os testes de caminhada costumam ser considerados como medidas confiáveis para se determinar o nível de proficiência de uma pessoa em relação à autonomia funcional e a preservação das funções vestibulares. A maioria dos estudos que utilizam testes de caminhada medem parâmetros semelhantes aos métodos tradicionais, como velocidade, duração e distância. Distúrbios da marcha estão associados a um alto risco de quedas, logo, são um dos principais indicadores para perda, ou não, da mobilidade funcional, em diversos ambientes, com impactos sobre as atividades de vida diária, o que afeta a participação em situações sociais relevantes para pessoas de diversas condições clínicas.

O teste de Velocidade Habitual de Marcha é uma ferramenta utilizada há muitos anos e em vários países, mas é difícil precisar sua origem. Sua validade está apoiada nos estudos de biomecânica e está relacionada com o acompanhamento do grau de deficiência decorrente de diversas condições de saúde (1). Este instrumento avalia a velocidade de marcha de uma pessoa em

---

1 Graduada em Fisioterapia (UnB) e Mestre em Ciências e Tecnologias em Saúde (UnB).
2 Pós-Graduada em Fisioterapia Hospitalar (UCB), Graduada em Fisioterapia (UCB) e Fisioterapeuta no Hospital Universitário de Brasília (HUB/UnB).
3 Mestranda em Ciências e Tecnologia em Saúde na Universidade de Brasília (UnB), Pós-graduada em Terapia Intensiva: adulto, pediátrica e neonatal (Faculdade Inspirar), Graduada em Fisioterapia pela Universidade de Brasília (UnB).
4 Doutora em Ciências e Tecnologias em Saúde (UnB), Mestre em Educação Física (UnB), Especialista em Fisioterapia Neurofuncional (CETREX) e em Fisioterapia Intensiva (CETREX), Graduada em Fisioterapia (UNIP), Professora da Universidade Federal de Jataí.
5 Doutor em Ciências e Tecnologias em Saúde (UnB), Mestre em Ciências Médicas (UNICAMP), Especialista em Fisioterapia e Neurologia Infantil (UNICAMP), Graduado em Fisioterapia (UNICERP), Professor da Universidade de Brasília no curso de Fisioterapia e no Programa de Pós-Graduação em Ciências e Tecnologias em Saúde. Dados de contato para esclarecimentos adicionais: leonardopaz@unb.br

terreno plano, realizada de forma independente; a velocidade habitual é caracterizada pela diretriz que orienta a realização da marcha em uma velocidade que a pessoa considera como confortável. É um teste comum em estudos na área de reabilitação e pode ser aplicado às mais variadas populações, com diferentes idades, gêneros, estados funcionais e condições de saúde (2).

A Velocidade de Caminhada, em inglês *Walk Speed* (WS), fornece uma medida funcional importante para avaliação do estado vital e da autonomia da pessoa; é possível, portanto, com análise de dados de referência, determinar escores considerados mínimos para uma deambulação segura, como também, escores adequados para se otimizar o gasto energético em uma caminhada. A velocidade de marcha também é reportada em estudos sobre o declínio funcional em idosos ou sobre crianças com doenças neuromusculares.

Uma das principais vantagens do teste de Velocidade Habitual de Marcha é a praticidade, pois é um instrumento de medida flexível e simples de ser utilizado; não exige equipamentos especiais e pode ser realizado em todos os cenários clínicos, de forma a gerar um relatório contínuo, inclusive diário, no acompanhamento progressivo das modificações no desempenho da marcha da pessoa. Convém destacar que a velocidade habitual de marcha é uma maneira útil de comunicar para a família, e uma forma simples de indicar para a própria pessoa, os resultados decorrentes da realização do programa de reabilitação.

Sendo assim, o teste de Velocidade Habitual de Marcha permite verificar se existem modificações significativas na mobilidade funcional das pessoas, em função da realização de programas de reabilitação, como é o caso da equoterapia. Manter ou recuperar a capacidade de caminhar de forma independente e funcional, ou seja, segura e eficaz, é um indicador de grande importância para monitorar os resultados alcançados, além de gerar repercussões positivas sobre a sua qualidade de vida. O teste de Velocidade Habitual de Marcha é uma ferramenta de mensuração válida, confiável, responsiva, clinicamente útil e internacionalmente aceita.

Nome do teste em idioma original e a sua tradução para o português

Existem diferentes tipos de testes de velocidade de caminhada, a expressão geral que os identifica é *Walk Speed Test* (WST). O estudo de revisão realizado por Muñoz-Mendoza et al. (2010) analisou um total de 102 artigos e identificou 18 diferentes tipos de Testes de Caminhada. As duas principais diferenças entre os testes são: (a) a diretriz principal de avaliação, que se divide em duas possibilidades: medir a velocidade habitual, que em inglês é denominada de *Comfortable Walk Test* (CWT), e medir a velocidade rápida, que em inglês é denominada de *Fast Walk Test* (FWT); e (b) a distância a ser percorrida no teste; dentre as distâncias mais utilizadas nas pesquisas com idosos, Muñoz-Mendoza et al. (2010) destacam: 2,44 metros, 4 metros e 6 metros. Outro estudo de revisão sistemática, realizado por Graham et al. (2008), analisou 108 artigos relacionados com o uso de testes da velocidade de caminhada em pesquisas sobre diversos quadros clínicos. Essa revisão identificou 21 diferentes tipos de testes de velocidade de caminhada. Dentre as distâncias mais utilizadas destacam-se: 4 metros, 6 metros e 10 metros.

Nas duas revisões supracitadas, os testes que utilizam a Velocidade Habitual de Marcha foram mais frequentes do que os que adotavam o protocolo de velocidade rápida de marcha. Sendo assim, sugerimos a adoção do Teste de Caminhada de 10 Metros (*Ten Meters Walk Test* ou 10MWT) e do protocolo de Velocidade Habitual de Marcha (*Comfortable Walk Test* – CWT).

Finalidade

O Teste de Velocidade de Marcha é uma medida simples, rápida, segura (3), que não requer equipamento especial, não gera custo para a avaliação, de fácil execução por praticantes de equoterapia capazes de deambular, de fácil cálculo (distância dividida pelo tempo), que permite uma interpretação comparativa com valores normativos, que constam de diversos estudos publicados (7), ou para comparação das mudanças no desempenho da marcha de uma pessoa ao longo do tempo (8), a fim de monitorar alterações em sua capacidade funcional, como um dos indicadores de resposta à intervenção equoterápica.

Não é o propósito deste capítulo, porém, recomenda-se a realização de medidas complementares ao teste de velocidade habitual de marcha, considerando que ampliar o protocolo de avaliação pode contribuir para aumentar o conhecimento sobre o desempenho dos praticantes de equoterapia; dentre outras, sugerimos: avaliar o tempo de reação ao comando iniciar; mensurar o tempo gasto no teste na fase de aceleração, assim como, o tempo gasto na desaceleração após a pessoa ter percorrido a distância prevista. Esses dados auxiliam uma avaliação mais abrangente do domínio que a pessoa tem das propriedades adaptativas da marcha (10-11).

População original

A diversidade de testes de velocidade de marcha não permite a caracterização de uma população original. Os testes de velocidade são utilizados para avaliar pessoas saudáveis, como também, diferentes condições clínicas, o que abrange, além de idosos, complicações patológicas relacionadas com problemas cardiológicos, ortopédicos e neurológicos, que podem se manifestar de forma isolada ou associada.

Geralmente o foco da avaliação está dirigido para a perda/manutenção da autonomia na mobilidade funcional, o que afeta de maneira significativa a participação e a integração da pessoa na comunidade, provocando uma diminuição na qualidade de vida. Sendo assim, para os programas de reabilitação e, até mesmo, para a elaboração de políticas públicas de saúde, recuperar a capacidade de caminhar das pessoas para que alcancem níveis funcionais seguros, é um resultado que indica sua eficiência e relevância social. Esses argumentos reforçam o interesse por instrumentos direcionados para avaliar as mudanças na capacidade de andar em pessoas.

Versões e atualizações

O Teste de Caminhada de 10 Metros (10MWT), que utiliza o protocolo de mensuração da Velocidade Habitual de Marcha, mede o tempo, em segundos, gasto pela pessoa para se deslocar em linha reta, sobre superfície plana, em sua velocidade normal e confortável, por uma distância de 10,0 metros (6). A Velocidade Habitual de Marcha é calculada de forma simples, em função da distância/tempo, representada em m/s (metro por segundo). Os testes de velocidade de marcha não são indicados para os casos em que o praticante é incapaz de andar ou quando precisa do apoio de outra pessoa para caminhar. Este instrumento representa o domínio atividade na CIF – Classificação Internacional de Funcionalidade, Incapacidade e Saúde (2003).

O Teste de Caminhada de 10 Metros costuma ser utilizado para determinar a mobilidade funcional, marcha e função vestibular, o que o habilita como uma medida de acompanhamento dos programas de reabilitação fisioterápica; de acordo com a experiência advinda da prática clínica, o tempo normalmente gasto pelas pessoas saudáveis para percorrer 10 metros não costuma ultrapassar 10,0s (33,34), o que indica uma velocidade de 1,0m/s. De acordo com a literatura, a capacidade de deambular com uma velocidade mínima de 0,8m/s é considerada como segura para a realização das principais atividades diárias, como por exemplo, atravessar uma rua com segurança (23, 24). Essa mesma velocidade é também indicada como o mínimo necessário para otimizar o gasto energético durante a caminhada (10), ou seja, para que promova mudanças na condição física e seja caracterizada como um exercício.

Países que utilizam o teste ou escala

Os testes de velocidade de caminhada e o Teste de Caminhada de 10-metros, para monitorar a Velocidade Habitual de Marcha, são utilizados na prática clínica e na pesquisa científica em diversos países do mundo.

Validação

Há uma variedade de distâncias usadas nos testes de caminhada, veja algumas das mais comuns no quadro a seguir, como também, existem variações na forma de aplicação, mas o teste de Velocidade Habitual de Marcha, que às vezes é denominada como "velocidade de cruzeiro", caracterizado pela velocidade preferida pela pessoa, é a diretriz mais utilizada nos estudos interessados em monitorar o estado dos sistemas neuromuscular e esquelético, de maneira a atestar a sua proficiência (3). A velocidade habitual de marcha, por exemplo, é capaz de discriminar entre os hemiparéticos, após Acidente Vascular Cerebral (AVE), que apresentarão restrições para a mobilidade funcional independente, daqueles que terão autonomia para deambular e frequentar os diversos cenários comunitários: comércio, igreja, praça, espaços de lazer etc. (7).

Quadro 1 – Estudos de validação das distâncias mais comuns do Teste de Velocidade de Marcha

	Testes de Velocidade da Marcha			
	Autores (Validação)			
Distância	Velocidade habitual		Velocidade rápida	
	Teste-Reteste	Confiabilidade	Teste-Reteste	Confiabilidade
2,44 metros	Ostchega et al. (2000) Jette et al. (1999) Hoeymans et al. (1997)	Ostchega et al. (2000)	Não reportado	Não reportado
3 metros	Simpson et al. (2002) Thapa et al. (1994)	Sharpe et al. (1997) Fox et al. (1996)	Seeman et al. (1994) Tager et al. (1998)	Sharpe et al. (1997) Fox et al. (1996)
4 metros	Studenski et al. (2003) Ostir et al. (2002) Guralnik et al. (1999) Ferrucci et al. (1996)	Não reportado	Não reportado	Não reportado
5 metros	Não reportado	Não reportado	Nagasaki et al. (1996)	Não reportado
6 metros	Steffen et al. (2002) Rehm-Gelin et al. (1997) Curcio et al. (2000) Thomas, Hageman (2002) Brusse et al. (2005) Sherrington, Lord (2005)	Rehm-Gelin et al. (1997)	Steffen et al. (2002) Rehm-Gelin et al. (1997) Thomas, Hageman (2002) Brusse et al. (2005c) Sherrington, Lord (2005)	Rehm-Gelin et al. (1997)
10 metros	Flansjber (2005) Faria (2012) Isho (2016) Cheng (2020)	Flansjber (2005) Faria (2012) Isho (2016) Cheng (2020)	Flansjber (2005) Faria (2012) Hoyer (2014)	Flansjber (2005) Faria (2012) Hoyer (2014)

Para a população em geral o teste apresenta excelente confiabilidade (45) (ICC= 0,903 para velocidade confortável e 0,910 para velocidade máxima), confiabilidade intra e interavaliador e confiabilidade teste-reteste (Steffen, 2002) (ICC = 0,90 a 0,96 e r = 0,89 a 1,0). Conforme mencionado anteriormente neste capítulo, o teste de velocidade de marcha foi amplamente investigado em diferentes populações sendo associado a desfechos clínicos variados e variadas aplicações. O 10-MWT demonstrou alta confiabilidade teste-reteste (36) e alta intercorrelação com função motora grossa para crianças com paralisia cerebral (37).

De acordo com Bryant et al. (39), o teste de caminha multidirecional é validado para avaliação da marcha de indivíduos cerebelopatas (19) ou com Parkinson (40) ou com diagnóstico de AVE (6,12,13). Peters et al. (41), recomenda o Teste de caminhada de 10 minutos para avaliação da velocidade clínica válida em idosos saudáveis (42).

Utilizado ou não no contexto da equoterapia

A melhora na velocidade de marcha é reportada após programas de treinamento orientados à tarefa, incluindo, dentre outros, a equoterapia. Quando o cavalo se desloca, o movimento tridimensional do seu centro de gravidade transmite uma série de estímulos cinestésicos e sensoriais para o praticante, que exigem adaptações corporais e uma série de ajustes osteoarticulares e proprioceptivos (11). A equoterapia tem uma influência direta sobre o tônus muscular e a acuidade na realização de diversas funções motoras, contribuindo para aperfeiçoar a coordenação motora, corrigir a postura do tronco, fortalecer a musculatura das pernas e, consequentemente, melhorar o equilíbrio (14).

Reconhecemos, porém, que o uso dos testes de velocidade de caminhada para mensurar os efeitos provocados pela equoterapia nas capacidades funcionais dos praticantes deve ser alvo de uma análise caso a caso, a fim de identificar o teste mais adequado para: (a) fornecer evidências clínicas que auxiliem a responder o problema de pesquisa que norteia a realização da investigação; (b) assegurar que o(a) pesquisador(a) tenha plenas condições de cumprir as orientações do protocolo de aplicação do teste selecionado (de preferência, que a viabilidade prática seja estendida para a realidade clínica, passando a fazer parte do programa de avaliação e monitoramento da intervenção equoterápica); (c) possibilitar o diálogo teórico com a literatura científica existente sobre as variáveis consideradas no estudo.

População

A velocidade de marcha é uma medida que indica estado funcional de variadas populações (10), idosos, crianças com comprometimento central da marcha (12,13), crianças com paralisia cerebral (6,14); também tem sido utilizada para analisar o equilíbrio e mobilidade física de indivíduos com sequelas de AVE (15). A velocidade de marcha é um dos critérios usados para classificar idosos frágeis, conforme pontos de corte para altura e sexo.

Uma revisão sistemática apresentou protocolos variados de mensuração da velocidade de marcha em pacientes com esclerose múltipla e mostrou redução da velocidade de marcha associada a maior risco de quedas (17). Guedes e colaboradores (18) avaliaram os dados populacionais de idosos brasileiros comunitários participantes do projeto FIBRA, e identificaram que uma velocidade de 0,8 m/s está associada a desfechos negativos em idosos.

Estão disponíveis dados normativos para pacientes adultos atáxicos (19), pacientes com Doença de Parkinson (20), crianças com desenvolvimento típico (21), idosos (22). Deste modo pode ser possível classificar o desempenho do praticante pela comparação do valor observado e o esperado.

Escala

Os valores de referência para a população brasileira (baseado no teste de velocidade de 10m) são obtidos a partir da seguinte fórmula: velocidade de marcha (m/s) = 1,662-(0,008*idade anos) + (0,115*gênero M=1 e F=0) (r2=0,25) (16). Schwartz e colaboradores (23) reportaram dados normativos para crianças com desenvolvimento típico. Mais recentemente foram reportados dados de parâmetros espaço temporais em crianças e adultos jovens com desenvolvimento típico, mas esse estudo utilizou sensores inerciais (21). O estudo mais citado é o de Bohannon e colaboradores (24). Em crianças, Baptista et al. (25) recomendam o uso do teste de 10 metros para aumentar a confiabilidade do teste e reporta que há correlação entre as medidas do Teste de Caminhada de 6-minutos e do Teste de Caminhada de 10 metros na Velocidade Habitual de Marcha.

Com base em idade e gênero, o intervalo de velocidade para o 10-MWT pode ser considerado normal entre 1,2 a 1,4 m/s (26). Quando a velocidade de marcha habitual se encontra abaixo de 1,0 m/s ela é considerada um indicativo para uma avaliação criteriosa da existência de limitações clínicas; se houver redução de 0,1 m/s pode ocorrer um decréscimo em 10% na capacidade do indivíduo em realizar atividades instrumentais na atividade de vida diária (27). Alterações na velocidade de marcha podem demonstrar alterações cognitivas, neurais como redução da velocidade de condução nervosa e redução da sensibilidade cutânea (28).

Em idosos saudáveis, considera-se uma velocidade de marcha preservada aquela maior ou igual a 0,8 m/s; abaixo desse valor os indivíduos são classificados como "lentos" (29). Além disso, a velocidade de marcha associada a outros critérios pode indicar fragilidade no idoso. Um resultado menor que 0,8 apresenta sensibilidade de 99% para identificar fragilidade (30) e é ponto de corte para o diagnóstico de sarcopenia (31).

Como o Teste de Caminhada de 10 Metros pode ser utilizado para verificar mudanças no desempenho da marcha de um indivíduo ao longo do tempo (32), é necessário identificar se a mudança é real e significativa, por isso é importante ter um indicador de mudança significativa (33). As medidas de mudança significativas do teste de velocidade de marcha em idosos da comunidade são de 0,05m/s para uma mudança pequena e de 0,10m/s para uma mudança substancial (34).

Em pacientes com Doença Pulmonar Obstrutiva Crônica (DPOC), a mínima diferença clinicamente importante (MDC) para o teste 4-MWT é 0,11m/s, isto é, para que uma mudança de velocidade da marcha seja considerada clinicamente importante, essa deve ser um aumento de, no mínimo 0,11m/s (35).

Intervalo de medida

O teste 10MWT pode ser realizado uma única vez para indicar o estado funcional do indivíduo em um determinado momento ou pode ser aplicado comparativamente em um intervalo de tempo para monitorar mudanças na capacidade funcional ou indicar resposta à intervenção. O período de tempo necessário para registrar mudanças positivas na velocidade de marcha foi relatado entre três e 18 meses. Sendo assim, sugere-se a adoção de um protocolo mínimo de 4 meses de duração, com uma avaliação intermediária no segundo mês, a fim de viabilizar a realização de ajustes nas atividades a serem realizadas. Em relação ao *follow-up*, o período de um mês é suficiente para que se verifique se os benefícios gerados pela equoterapia são persistentes ou se existe uma tendência para que a pessoa retorne para níveis basais correspondentes aos que apresentava antes da realização do estudo. É razoável, no entanto, que se repita a medida de tempos em tempos, para que se avalie a necessidade de iniciar outras propostas de reabilitação.

Duração do teste

Para aplicação do Teste de Caminhada de 10 metros, de acordo com o protocolo de Velocidade Habitual de Marcha, são necessários cerca de 5 minutos para cada pessoa a ser avaliada.

Equipamentos ou materiais

O material necessário é de baixo custo, sendo apenas um cronômetro (para registrar o tempo de execução do teste), uma fita métrica (para medir a distância do percurso) (43), fita adesiva ou cones (para demarcar o percurso a ser cronometrado e as faixas de aceleração e desaceleração) e um espaço com comprimento conforme a escolha de distância do teste. O piso deve ter uma superfície firme, regular e plana, e não deve ser escorregadio. O ambiente deve ter boa iluminação e circulação de ar. Não devem existir distrações, como também, se possível, deve-se evitar a presença de pessoas observando a realização do teste. Recomenda-se fazer marcações no chão de 2 metros antes e após a distância na qual a velocidade de marcha habitual será calculada. Ou seja, se o avaliador optar por avaliar o paciente usando a distância de 10 metros, o paciente irá caminhar um total de 14 metros, sendo que o cronômetro será disparado após os dois primeiros metros caminhados. É fundamental que existam marcações permanentes no chão para favorecer a realização padronizada do teste por parte de toda a equipe de reabilitação (1).

Treinamento

Não há necessidade de treinamento específico dos aplicadores do teste, mas é fundamental que o avaliador tenha conhecimento do protocolo de aplicação, que deve ser bem definido e padronizado. Um dos aspectos chaves da aplicação é a capacidade de comunicação com o público-alvo.

Protocolo de aplicação

Em 2020, Stuck et al. (32) publicaram uma revisão sistemática que dedicou atenção especial para a importância das diretrizes para a realização do Teste de Velocidade Habitual da Marcha, concluindo que a padronização dos procedimentos é um cuidado chave para a obtenção de resultados válidos, que possam ser comparados com os valores normais ou utilizados para medir a mudança no desempenho da marcha de um indivíduo ao longo do tempo. Dentre as principais recomendações, destacamos:
1. Informar ao participante qual o objetivo e a duração do teste. Explicar ao participante que caso ele se sinta mal, deve informar imediatamente quem está conduzindo o teste. Fornecer as orientações sobre a execução do teste de forma padronizada, para que todos recebam as mesmas instruções. Orientar a pessoa a caminhar da primeira até a última demarcação no chão. Cuidar para que a pessoa utilize um calçado seguro e confortável; de preferência, a pessoas deve utilizar o mesmo calçado para os testes de reavaliação.
2. Antes da execução do teste de caminhada, é necessário fazer quatro marcações em terreno plano: a primeira para o sinalizar o ponto inicial para aceleração; a segunda para demarcar o início da distância a ser percorrida; a terceira para indicar o final da distância de avaliação; e a quarta para delimitar a faixa de desaceleração

até a parada final. A distância das faixas destinadas à aceleração e desaceleração pode variar de 1,5 a 2,0 metros cada, e a distância pretendida para a avaliação deve ser de 10,0 metros.

3. Definir os procedimentos metodológicos do protocolo de aplicação e executá-los de forma padronizada, como por exemplo:
   a) Velocidade habitual: solicitar à pessoa que caminhe em sua velocidade rotineira e confortável (26,44). Orientar que caminhe em passo normal, sem assistência de outra pessoa, do ponto inicial ao ponto final do percurso marcado no chão (24,44). O avaliador orienta previamente a pessoa, mas não a incentiva no momento de execução do teste, pois pode influenciar os resultados da velocidade da marcha. A pessoa deve executar 3 vezes o teste, para que seja calculada uma média temporal das três tentativas. Dispositivos auxiliares de marcha e oxigênio suplementar podem ser utilizados quando for necessário e esses dados devem ser registrados no diário de campo (tipo de dispositivo e quantidade de suplementação de O_2).
   b) Iniciação dinâmica (com faixa de aceleração de 1,5 a 2,0m): é cronometrado assim que o primeiro pé passa pela linha do final da faixa de aceleração e é interrompido assim que o primeiro pé entra na faixa de desaceleração. Isto para que a velocidade usual de marcha não seja subestimada, considerando que as pessoas precisam de uma aceleração para atingir a velocidade de marcha usual (32), logo, recomenda-se que seja concedido à pessoa uma distância de preparação para a fase de aceleração e para a fase de desaceleração (9).
   c) Distância percorrida: A distância de 10 metros é recomendada em muitos estudos, principalmente em populações neurológicas. Cheng et al. afirmam que o 10-MWT é a uma medida que demonstra excelente confiabilidade e validade de construção em todo o *continuum* de cuidados pós-AVC e sensibilidade à mudança em pessoas com AVC agudo e subagudo, por outro lado, o 5-MWT demonstra excelente confiabilidade, validade de construto e sensibilidade à mudança nas fases aguda e subaguda da recuperação do AVC. (1). Para a avaliação da velocidade de marcha em idosos, são utilizados protocolos com 4 metros, 6 metros ou 10 metros. Peters el al (2013) compararam os testes de 4 metros e 10 metros e relatam que, embora a confiabilidade de ambos os testes de caminhada seja excelente, o 4-MWT não exibe um grau suficiente de validade concorrente quando comparado com o 10-MWT, logo, não deve ser usado de forma equivalente para avaliações de velocidade de marcha em idosos saudáveis (41). Embora recomendemos a utilização do 10-MWT, distâncias mais curtas podem ser utilizadas, conforme capacidade de execução do indivíduo avaliado e viabilidade do

espaço a ser utilizado. Estudos mostraram uma diferença mínima de velocidade da marcha em diferentes distâncias, o que viabiliza a utilização de distâncias mais curtas, quando necessário (32).

d) Cronometragem: O tempo para calcular a velocidade de marcha é iniciado a partir do primeiro contato do pé após a linha que demarca a faixa de aceleração, e interrompido no primeiro contato do pé com a faixa de desaceleração (8). Registrar, em ficha de avaliação do indivíduo avaliado, o tempo gasto em segundos, após cada uma das 3 tentativas realizadas; após o cálculo do resultado, a informação deverá ser registrada em prontuário. Sobre a cronometragem automática ou manual, dos estudos que comparam os tipos de cronometragem, apenas um estudo, realizado por Kim et al. (45), encontrou um resultado de velocidade de marcha significativamente mais lento usando cronometragem manual em comparação com cronometragem automática; sendo assim, os autores sugerem que estabelecer critérios claros para interromper o teste pode reduzir a variação na medição manual do tempo (32).

e) Superfície firme. Esta é a escolha mais apropriada e confiável para medir a velocidade de marcha usual já que os procedimentos de teste de superfície áspera ou macia resultaram em uma velocidade de marcha significativamente mais lenta. Isto porque em que superfícies irregulares, naturalmente há uma desaceleração de ritmo para evitar perda de equilíbrio ou queda (32).

Os estudos de revisão alertam que a descrição dos procedimentos a serem adotados na realização dos testes foi imprecisa e variável, o que redundou na sugestão das seguintes recomendações para o desenvolvimento de um protocolo padronizado para mensurar a velocidade de caminhada: (1) Adotar o teste mais frequente, a saber, o Teste de Caminhada de 10 metros; (2) Usar como diretriz de início do teste a largada dinâmica, com a cronometragem começando quando a pessoa cruza a linha de demarcação da distância a ser percorrida; (3) Realizar o teste padrão com a velocidade habitual ou confortável; o teste com velocidade máxima pode ser utilizado quando for considerado apropriado para esclarecer questões específicas de pesquisa; (4) Relatar o protocolo de caminhada em detalhes, incluindo as tentativas de familiarização, as instruções verbais, as demonstrações, o encorajamento verbal ou quaisquer outros tipos de procedimentos.

Tabulação dos dados

O cálculo do resultado é bem simples, dividir a distância total (soma da distância percorrida nas 3 execuções em metros) pelo tempo total gasto (soma dos 3 tempos obtidos nas 3 execuções em segundos). A unidade obtida é metros por segundos (m/s) (24, 45,46). E a interpretação se dá por meio da comparação com valores normativos publicados.

Descrição das evidências

Foram realizadas buscas até julho de 2021, nas bases de dados Cochrane, Scielo, BVS, Pubmed, Cinahl, Web of Science, Scopus, PeDro. A estratégia de busca foi realizada nos idiomas português e inglês, com os descritores indexados, associando com o boleador OR os sinônimos da palavra-chave "equoterapia"; em seguida, utilizamos o boleador AND para os descritores relacionados com a "velocidade da marcha". Consideramos os artigos que avaliavam de forma simples, mediante um determinado tempo e distância, a velocidade habitual da marcha.

Foram encontrados 2 estudos utilizando o teste de caminhada na distância de 10 metros. Um estudo foi realizado em homens, idade média de 42 anos, com diagnóstico de AVE, traumatismo crânio encefálico e paralisia cerebral. A intervenção se deu por 16 sessões de equoterapia, duas vezes por semana, por 30 minutos. Nos resultados, os participantes reduziram o tempo gasto durante o percurso de 10 metros ao comparar a avaliação antes de início a equitação terapêutica e após as 8 semanas da intervenção (47).

Outro estudo realizado no Japão com 20 crianças e adolescentes na faixa etária entre 4-19 anos, avaliou a velocidade da marcha com um gravador de movimento portátil (MG-M1110-HW, LSI Medience, Tóquio, Japão). As análises de marcha em série foram realizadas antes (linha de base) e após 6, 12, 24, 36 e 48 semanas de equoterapia; os resultados demonstraram aumento da velocidade de caminhada (m/s), do comprimento da passada (cm) e na aceleração média (G) (48).

Considerações finais

Existem várias metodologias para avaliação da Velocidade Habitual da Marcha. A forma mais simples e barata é a avaliação do tempo por cronômetro, em uma determinada distância percorrida, que pode variar de 2,4 metros, 4 metros, 5 metros, 6 metros (49) ou, a mais comum e recomendada nesse livro, 10 metros (50). O espaço disponível para o teste deve ser considerado na escolha da distância a ser utilizada.

Apesar da relação direta existente entre os estímulos presentes na dinâmica do movimento do cavalo para a melhoria da marcha humana, como também, do uso dos testes de velocidade da marcha estarem difundidos na literatura científica para a avaliação dos resultados de outras intervenções voltadas para a reabilitação de diversos quadros clínicos e deficiências, ainda há poucos estudos na área de equoterapia que consideram o uso dos testes de velocidade da marcha como um indicador válido e adequado para mensurar os benefícios gerados.

Sendo assim recomendamos ao leitor que verifique qual a metodologia empregada no teste e qual a população (doença, estatura, sexo e faixa etária), assim como o nível de deficiência (grave, moderado, severo) e o estágio de recuperação (agudo, subagudo, crônico) investigado em cada estudo científico norteador para a equipe de reabilitação (3).

É fácil padronizar a realização da medida e comando, o que possibilita a repetição do teste em diferentes condições para verificar a adaptabilidade dos pacientes tais como: a) velocidade habitual, velocidade mais rápida possível, ou mais lenta; b) direção anterior ou posterior; c) com dupla tarefa cognitiva ou motora (continuum de manipulação); com ou sem dispositivos auxiliares ou órteses; d) sob situações que existem respostas comportamentais adaptativas; e) diferentes demandas atencionais; e ainda, f) permite avaliar a influência de fatores ambientais tais como andar contornando ou ultrapassando obstáculos (1,3,6, 51,52).

Apesar de todas as vantagens e da grande variedade de estudos disponíveis com estudos com velocidade de marcha, é importante mencionar que há a possibilidade de efeito teto em sujeitos com níveis de funcionamento mais elevado, tal como observado por (13) em hemiparéticos após AVE. Neste caso, recomenda-se o uso de testes complementares mais adequados para avaliar sujeitos com maior nível de desempenho físico funcional.

Deste modo, consideramos de grande utilidade a inclusão do teste de velocidade de marcha habitual nos protocolos de avaliação das equipes de reabilitação por sua praticidade, relevância clínica e rapidez para aplicação, o que possibilitaria inclusive seu uso diário para acompanhamento dos resultados das intervenções (1).

No contexto da situação de emergência da pandemia por covid-19, é interessante mencionar, por último, que o teste pode ser mensurado à distância, baseando-se no sistema de localização global dos aparelhos smartphones, para assim melhor representar o nível de funcionamento diário em ambiente e situações de vida real, natural (53).

Da mesma forma é necessário avaliar a velocidade de marcha sob condições de demanda atencional e cognitiva que simulem as reais situações do dia a dia, tais como àquelas situações tipicamente encontradas quando utilizamos um aparelho smartphone ao caminhar (51).

Finalmente a combinação de testes quantitativos do desempenho como o teste de velocidade de marcha com o exame das estratégias compensatórias e exame das deficiências podem melhor orientar a tomada de decisões clínicas (54).

REFERÊNCIAS

1. Cheng DKY, Dagenais M, Alsbury-Nealy K, Legasto JM, Scodras S, Aravind G, Takhar P, Salbach, NM. **Distance-limited walk tests post-stroke**: a systematic review of measurement properties. NeuroRehabilitation 48 (2021) 413-439.

2. Fukuchi C, Fukuchi R, Duarte M. **Effects of walking speed on gait biomechanics in healthy participants**: a systematic review and meta-analysis. Systematic Reviews (2019) 8:153.

3. Graham J, et al. **Relationship Between Test Methodology and Mean Velocity in Timed Walk Tests**: a review. Arch Phys Med Rehabil. 2008 May; 89(5): 865-872.

4. Bisi M, Stagni R. **Development of gait motor control**: what happens after a sudden increase in height during adolescence? BioMed Eng OnLine (2016).

5. Lee L, et al. **Screening for frailty in primary care**. Accuracy of gait speed and hand-grip strength. Can Fam Physician 2017; 63:51-7

6. Ramstrand N, Phillip S. **Clinical outcome measures to evaluate the effects of orthotic management post-stroke**: a systematic review. Disability and Rehabilitation, 2021.

7. Fulk G, et al. **Predicting Home and Community Walking Activity Poststroke**. Stroke, 2017.

8. Dean C, et al. **Walking speed over 10 metres overestimates locomotor capacity after stroke**. Clinical Rehabilitation 2001; 15: 415-421.

9. Wang C, et al. **Gait speed measure**: the effect of different measuring distances and the inclusion and exclusion and exclusion of acceleration and deceleration. Perceptual and Motor Skills, 2012, 114, 2, 469-478.

10. Dasgupta P, et al. **Acceleration Gait Measures as Proxies for Motor Skill of Walking**: a narrative review. IEEE Trans Neural Syst Rehabil Eng. 2021; 29: 249-261.

11. Blumen H, et al. **Editorial: Adaptive Gait and Postural Control**: from Physiological to Pathological Mechanisms, Towards Prevention and Rehabilitation. Frontiers in Aging Neuroscience, 2020.

12. Balaban B, Tok F. **Gait Disturbances in Patients with Stroke**. PM&R, V 6, 2014.

13. Schmid A, et al. **Improvements in Speed-Based Gait Classifications Are Meaningful**. Stroke, 2007.

14. Kennedy R, et al. **Walking and weakness in children**: a narrative review of gait and functional ambulation in paediatric neuromuscular disease. Journal of Foot and Ankle Research, 2020.

15. Thompson P. et al. Test–retest reliability of the 10-metre fast walk test and 6-minute walk test in ambulatory school-aged children with cerebral palsy. **Developmental Medicine & Child Neurology**, 2008, 50: 370-376.

16. Middleton A, Fritz S, Lusardi M. **Walking Speed**: the functional vital sign. J Aging Phys Act. 2015 April; 23(2): 314-322.

17. Oliveira da Silva L, et al. Identificação de fatores de risco para quedas em indivíduos com esclerose múltipla: uma revisão sistemática de estudos prospectivos. **Fisioter Pesqui**, 2019;26(4):439-449.

18. Guedes R, et al. Declínio da velocidade da marcha e desfechos de saúde em idosos: dados da Rede Fibra. **Fisioter Pesqui**, 2019;26(3):304-310.

19. Buckley E, Mazza C., McNeill A. A systematic review of the gait characteristics associated with Cerebellar Ataxia. **Gait & Posture**, 60 (2018) 154–163.

20. Hass CJ, Malczak P, Nocera J, Stegemö̈ller EL, Shukala A, et al. (2012). Quantitative Normative Gait Data in a Large Cohort of Ambulatory Persons with Parkinson's Disease. **PLoS ONE**, 7(8): e42337. Doi:10.1371/journal.pone. 0042337

21. Voss S. et al. Normative database of spatiotemporal gait parameters using inertial sensors in typically developing children and young adults. **Gait Posture**, 2020 July; 80: 206-213.

22. Kasović M, Štefan L, Štefan A. Normative Data for Gait Speed and Height Norm Speed in ≥ 60-Year-Old Men and Women. **Clin Interv Aging**, 2021 Feb 4;16:225-230. doi: 10.2147/CIA.S290071. PMID: 33568903; PMCID: PMC7869711.

23. Schwartz M, Rozumalski A, Trost J. The effect of walking speed on the gait of typically developing children. **Journal of Biomechanics**, 41 (2008) 1639–1650.

24. Bohannon RW, Andrews AW, Thomas MW. Waking speed: reference values and correlates for older adults. **J Ortop Sports Phy Ther**, 1996, Aug; 24 (2):86-90.

25. Baptista C, et al. **Methods of 10-Meter Walk Test and Repercussions for Reliability Obtained in Typically Developing Children**. Rehabilitation Research and Practice, 2020.

26. Fritz S, Lusardi M. White paper. "Walking speed: the sixty vital sign". **J Geriatr Phys Ther**, 2009; 32(2):46-9.

27. Hortobágyi T, Lesinski M, Gäbler M, Van Swearingen JM, Malatesta D, Granacher U. Effects of Three Types of Exercise Interventions on Healthy Old Adults' Gait Speed: A Systematic Review and Meta-Analysis. **Sport Med**, 2015;45(12):1627–43.

28. Ruggero CR, Bilton TL, Teixeira LF, Ramos JDLA, Alouche SR, Dias RC, et al. Gait speed correlates in a multiracial population of community-dwelling older adults

living in Brazil: A cross-sectional population-based study. **BMC Public Health** [Internet]. 2013;13(1):1.

29. Abellan van KG, Rolland Y, Adrieu S, Bauer J, Beauchet O, Bonnefoy M, et al. Gait speed at usual peace as a predictor of adverse outcomes in Community-dwelling older people in International Academy on Nutrition and Aging (IANA). Task Force. **J Nutr Healthy Aging**, 2009 Dec; 13(10):881-9.

30. Clegg A, Rogers R, Young J. Diagnostic Test Acuracy os simple instruments for identifying frailty in communit-dwelling older people: a sistematic review. **Age Aging** 2015 Jan; 4(1):148-52.

31. Cruz-Jentoft A, et al. Sarcopenia in older people. **Age Aging**, 2010 Jul; 39(4):412-23.

32. Stuck AK, Bachmann M, Fu¨llemann P, Josephson KR, Stuck AE. Effect of testing procedures on gait speed measurement: A systematic review. **PLoS ONE**, (2020) 15(6): e0234200.

33. Brach J, Hornyak V, VanSwearingen J. Measurement of gait speed. **Top Geariatr Rehabil**, 2012;28(1):27-32.

34. Pereira S, et al. Meaningful change and responsiveness in common physical performance measures in older adults. **J Am Geriatri Soc**, 2006 May; 54(5):743-9.

35. Kon S, et al. The 4-metre gait speed in COPD: responsiveness and minimal clinically important difference. **Eur Respir J**, 2014 May;43(5):1298-305.

36. Wade D. **Measurement in neurological rehabilitation**. Oxford: Oxford Univ. Pr; 1992.

37. Drouin LM, Malouin F, Richards CL, Marcoux S. **Correlation between the gross motor function measure scores and gait spatiotemporal measures in children with neurological impairments**. Dev Med Child Neurol 1996; 38:1007-19.

38. Hoffman R et al. Changes in lower extremity strength may be related to the walking speed improvements in children with cerebral palsy after gait training. **Res Dev Disabil**, 2018 Feb; 73:14-20

39. Bryant MS, Workman CD, Jackson GR. Multidirectional walk test in individuals with Parkinson's disease: A validity study. **Int J Rehabil Res.**, 2015;38(1):88–91.

40. Hass CJ, Malczak P, Nocera J, Stegemo¨ller EL, Shukala A, et al. (2012). Quantitative Normative Gait Data in a Large Cohort of Ambulatory Persons with Parkinson's Disease. **PLoS ONE** 7(8): e42337. Doi:10.1371/journal.pone. 0042337.

41. Peters DM, Fritz SL, Krotish DE. Assessing the reliability and validity of a shorter walk test compared with the 10-Meter Walk Test for measurements of gait speed in healthy, older adults. **J Geriatr Phys Ther.**, 2013;36(1):24-30.

42. Kirkwood R, Gomes HÁ, Sampaio RF, Furtado SR, Moreira BS. Spatiotemporal and variability gait data in community-dwelling elderly women from Brazil. **Braz J Phys.**, 2016 Mar 22; 20(3):258-66.

43. Karpman C, et al. Measuring speed in outpatient clinic: methodology and feasibility. **Resp Care**, 2014, Apr 59(4):531-7.

44. Kim M, Won C. Combinations of gait speed testing protocols (automatic vs manual timer, dynamic vs static start) can significantly influence the prevalence of slowness: Results from the Koren frailty and aging cohort study. **Arch Gerontol Geriatr.**, 2019; 81:215-21.

45. Bohannon RW. Comfortable and maximum walking speed od adults aged 20-79 years: reference values and determinants. **Age aging.**, 1997, Jan. 26 (1): 15-9.

46. Carr J, O WJ, Shepherd R. Some biomechanical characteristics of standing up at three different speeds: implications for functional training. **Physiotherapy Theory and Practice**, (2002) 18, 47:53.

47. Sunwoo H, et al. Hippotherapy in adult patients with chronic brain disorders: a pilot study. **Ann Rehabil Med.**, 2012 Dec;36(6):756-61.

48. Mutoh T, et al. Impact of serial gait analyses on long-term outcome of hippotherapy in children and adolescents with cerebral palsy. **Complement Ther Clin Pract.**, 2018 Feb; 30:19-23.

49. Munoz-Mendoza C, et al. Reliability of 4-m and 6-m walking speed tests in elderly people with cognitive impairment. **Arch Gerontol Geriatr.** Mar./Apr. 2011;52(2): e67-70.

50. Hanson L, Taylor N, McBurney H. Interpreting Meaningful Change in the Distance Walked in the10-Metre ISWT in Cardiac Rehabilitation. **Heart, Lung and Circulation** (2019)28,1804-1811.

51. Prupetkaew P, et al. Cognitive and visual demands, but not gross motor demand, of concurrent smartphone use affect laboratory and free-living gait among young and older adults. **Gait & Posture**, 68 (2019) 30-36.

52. Timmermans C, et al. Walking adaptability therapy after stroke: study protocol for a randomized controlled trial. **Trials** (2016) 17:425.

53. Obushi S, Tsuchiya S, Kawai H. Test-retest reliability of daily life gait speed as measured by smartphone global positioning system. **Gait & Posture**, 61 (2018) 282-286.

54. Nadeau S, Betschat M, Bethoux F. Gait Analysis for Poststroke Rehabilitation. The Relevance of Biomechanical Analysis and the Impact of Gait Speed. **Phys Med Rehabil Clin N Am** 24 (2013) 265-276.

DYNAMIC GAIT INDEX NA AVALIAÇÃO DA MOBILIDADE FUNCIONAL NA PRÁTICA DA EQUOTERAPIA

Marianne Lucena da Silva[1]
Virgília Breder de Oliveira Pinto[2]
Andressa de Araujo Gonçalves dos Santos[3]
Larissa Barros Freire[4]
Leonardo Petrus da Silva Paz[5]

Breve histórico do teste

Medidas de equilíbrio confiáveis e precisas são fundamentais para o planejamento do tratamento e mensuração dos resultados das intervenções no processo de reabilitação. Além disso, um teste deve conter condições similares àquelas que o usuário de saúde poderá encontrar no ambiente real; ou ao menos simular demandas aumentadas de controle de movimento, tais como aumentar ou reduzir a velocidade, contornar obstáculos ou exigir movimentação da cabeça enquanto anda (1).

Neste contexto, o Índice Dinâmico de Marcha (*Dynamic Gait Index* – DGI) é um instrumento de avaliação funcional da mobilidade e equilíbrio dinâmico ao caminhar e subir escadas. Inicialmente foi desenvolvida por Shumway-Cook e Woollacott (2) com o objetivo avaliar e registrar a capacidade do paciente em alterar a marcha em respostas as modificações nas ações em determinadas tarefas, em pacientes idosos com alto risco de queda (2-4).

---

1. Doutora em Ciências e Tecnologias em Saúde (UnB), Mestre em Educação Física (UnB), Especialista em Fisioterapia Neurofuncional (CETREX) e em Fisioterapia Intensiva (CETREX), Graduada em Fisioterapia (UNIP), Professora da Universidade Federal de Jataí.
2. Pós-Graduada em Fisioterapia Hospitalar (UCB), Graduada em Fisioterapia (UCB) e Fisioterapeuta no Hospital Universitário de Brasília (HUB/UnB).
3. Mestranda em Ciências e Tecnologia em Saúde na Universidade de Brasília (UnB), Pós-graduada em Terapia Intensiva: adulto, pediátrica e neonatal (Faculdade Inspirar), Graduada em Fisioterapia pela Universidade de Brasília (UnB).
4. Graduada em Fisioterapia (UnB) e Mestranda em Ciências e Tecnologias em Saúde (UnB).
5. Doutor em Ciências e Tecnologias em Saúde (UnB), Mestre em Ciências Médicas (UNICAMP), Especialista em Fisioterapia e Neurologia Infantil (UNICAMP), Graduado em Fisioterapia (UNICERP), Professor da Universidade de Brasília no curso de Fisioterapia e no Programa de Pós-Graduação em Ciências e Tecnologias em Saúde. Dados de contato para esclarecimentos adicionais: leonardopaz@unb.br.

O DGI foi originalmente desenvolvido e validado nos Estados Unidos em 1995 por Anne Shumway-Cook et al. que determinaram a confiabilidade do DGI usando uma amostra de 5 idosos residentes na comunidade com habilidades de equilíbrio variadas (2). Cinco fisioterapeutas, treinados na administração do DGI, realizaram a avaliação da amostra. O desenvolvedor do teste treinou os avaliadores durante uma sessão de treinamento de 1 hora de duração, na qual eles foram instruídos sobre os critérios de avaliação e o protocolo de administração do teste.

Excelente confiabilidade entre avaliadores (0,96) foi encontrada usando a razão da variabilidade do sujeito para a variabilidade total (3). A versão brasileira do DGI foi validada em 2006 (após tradução e revisão por um comitê de especialistas) e testada em 71 pacientes idosos provenientes de um ambulatório de um hospital terceirizado. A confiabilidade teste-reteste foi avaliada por meio do coeficiente de correlação intraclasse (CCI) em 35 pacientes, a consistência interna foi avaliada pelo alfa de Cronbach (α). O nível de significância adotado para todos os testes foi de 5% (5).

As propriedades psicométricas do DGI do estudo original foram confirmadas em diversas outras pesquisas com amostra de pacientes de vários quadros clínicos diferentes, incluindo acidente vascular cerebral (6,7), distúrbios vestibulares (8), esclerose múltipla (9,10), crianças com paralisia cerebral (11) e Doença de Parkinson (12,13).

Apesar das boas propriedades psicométricas, o DGI original possui algumas limitações, incluindo um sistema de pontuação que combina 3 aspectos do desempenho (padrão de marcha, nível de assistência e tempo) em uma única pontuação ordinal, bem como um efeito de teto em alta proporção nas populações estudadas.

Em 2013, uma versão modificada do DGI (mDGI) foi desenvolvido por Shumway-Cook e colaboradores que avaliaram em uma amostra de 855 adultos com limitações de mobilidade associadas a uma variedade de diagnósticos neurológicos e 140 participantes de controle sem comprometimento neurológico. O mDGI demonstrou bons parâmetros psicométricos nestes 2 grupos, incluindo confiabilidade (14), o que corrige boa parte das limitações do DGI original, mas, até o momento, não há adaptação transcultural na língua portuguesa do mDGI.

Aplicabilidade

O DGI é uma ferramenta gratuita, simples e prática cuja finalidade é documentar a alteração da marcha em resposta às modificações de oito tarefas em diferentes contextos sensoriais, tais como, superfície plana, mudanças na velocidade da marcha, movimentos horizontais e verticais da cabeça, passar por cima e contornar obstáculos, giro sobre seu próprio eixo corporal, subir e descer escadas (5) o que permite avaliar se existe menor e maior risco de queda (4).

Espera-se que independente da população estudada, que o comprometimento de equilíbrio e risco de quedas mensurado pela escala DGI seja atenuado em função da prática da equoterapia.

População

O DGI é tem sido utilizado para acompanhar o tratamento de pessoas com os seguintes quadros clínicos: idosos acima de 65 anos ou mais, de ambos os sexos; pacientes em condições clínicas de acidente vascular cerebral com idade média de 61 anos, de ambos os sexos (6); pacientes com distúrbios vestibulares, com idade entre 27 a 88 anos, de ambos os sexos (7); pacientes com doença de Parkinson (12,13); pacientes com esclerose múltipla (9,10); pessoas com paralisia cerebral com idade entre 5 a 20 anos, ambos os sexos (14); pessoas com paralisia cerebral diplégica espástica (15). O estudo Evkaya e colaboradores validou o DGI para crianças de 6 a 14 anos, ambos os sexos, com paralisia cerebral hemiplégica (10).

Escala

O DGI é formado por oito tarefas que envolvem a marcha em diferentes contextos sensoriais e cada tarefa é pontuada por uma escala de quatro pontos, como, (3) normal; (2) comprometimento leve; (1) comprometimento moderado; (0) comprometimento grave, com pontuação máxima de 24 e um escore de 19 pontos ou menos prediz risco para quedas (14).

Validação

O DGI foi traduzido individualmente por três professores da língua inglesa, a partir da versão original em inglês foram geradas três traduções iniciais para a língua portuguesa. O comitê revisor foi constituído por especialistas brasileiros e fluentes em inglês que produziram uma primeira versão do instrumento no português brasileiro (5).

Após uma avaliação de equivalência cultural do instrumento, confiabilidade inter e intra-observadores e consistência interna foi formulado uma versão final brasileira do DGI que tem um formato simples, útil e com acurácia bem definida contribuindo na realização das pesquisas relacionadas ao estudo do equilíbrio corporal e mobilidade (5).

Intervalo de medida

O DGI tem demonstrado frequentemente ter alta confiabilidade como medida de resultado entre avaliadores e intraexaminadores em pessoas com esclerose múltipla (EM). Dois estudos apresentaram pontuações de corte que identificam pessoas com EM usando o DGI, no entanto esses resultados foram inconsistentes (15). Cattaneo et al. (16) apresentaram uma pontuação de corte de <12/24 pontos com uma sensibilidade de 45% e uma especificidade de 80%, ao passo que Forsberg et al. (9) demonstrou uma pontuação de corte de 19/24 pontos com uma sensibilidade de 80% e uma especificidade de 51% (17).

Duração do teste

O tempo médio para a realização do teste é de aproximadamente 10 minutos (11).

Equipamentos ou materiais

Para aplicação do DGI são necessários: dois cones de borracha de 0,50 cm de altura; uma caixa de sapatos com 40 cm de comprimento, 20 cm de largura e 15 cm de altura (5); escada com corrimão; fita para demarcação da distância que será percorrida e um espaço com o comprimento de 8 metros e largura de 1 metro.

Treinamento

É necessário que a equipe de reabilitação seja devidamente treinada para aplicação do teste. Isto inclui o conhecimento do nível atual de capacidade de mobilidade do usuário de saúde a ser avaliado, assim como conhecimento sobre o teste, quais os comandos verbais e os critérios de pontuação certos para cada item do DGI.

É fundamental estabelecer previamente as devidas marcações com fitas adequadas no chão com as distâncias corretas. Tais procedimentos visam reduzir o viés na aplicação e interpretação do teste que de outra forma poderiam comprometer a avaliação objetiva de intervenções, especialmente daquelas que demanda alterações de longa duração tipicamente observada no treinamento de tarefas motoras.

É importante destacar que esta uniformização de procedimentos de avaliação é fundamental no contexto da equoterapia onde há uma diversidade de formação/papéis dos diferentes profissionais que compõe as equipes.

Protocolo de aplicação

1. Informar aos participantes qual o objetivo do teste, a duração do teste e que em alguns movimentos do teste pode causar tontura. Explicar ao participante que caso ele se sinta mal informar imediatamente quem está conduzindo o teste (5);
2. Os materiais devem estar à disposição durante o teste e com as devidas marcações no chão (5);
3. Antes de iniciar o teste todas as demarcações já devem ter sido feitas, os materiais devem estar disponíveis no momento do teste, o ambiente deve ter o mínimo de interferência possível e o participante sempre tem que estar acompanhado de um profissional treinado para aplicar o teste (5);
4. Os resultados devem ser anotados e registrados no prontuário ou ficha de avaliação do usuário de saúde;

Abaixo descrevemos os itens do DGI.

No 1º item *marcha em superfície plana* é importante fazer a demarcação da distância de 6 metros e demonstrar andando em sua velocidade normal até onde está demarcado.

No 2º item *mudança de velocidade de marcha* fazer a demarcação da distância de 1,5 metros 3 vezes ao longo do percurso. Demonstre o teste na sua velocidade normal, quando chegar a distância de 1,5 metros quando eu falar "rápido", ande o mais rápido que você puder (1,5 metros) e quando eu falar "devagar", ande o mais devagar que você puder (1,5 metros).

No 3º item *marcha com movimentos horizontais (rotação) da cabeça*, demonstre andando no seu passo normal. Quando eu disser "olhe para a direita", vire a cabeça para o lado direito e continue andando para frente até que eu diga "olhe para a esquerda", então vire a cabeça para o lado esquerdo e continue andando. Quando eu disser "olhe para frente", continue andando e volte a olhar para frente.

No 4º item *marcha com movimentos verticais (rotação) da cabeça*, demonstre andando no seu passo normal. Quando eu disser "olhe para cima", levante a cabeça e olhe para cima. Continue andando para frente até que eu diga "olhe para baixo" então incline a cabeça para baixo e continue andando. Quando eu disser "olhe para frente", continue andando e volte a olhar para frente (5).

No 5º item *marcha e giro sobre o próprio eixo corporal (pivô)* demonstre andando no seu passo normal. Quando eu disser "vire-se e pare", vire-se o mais rápido que puder para a direção oposta e permaneça parado de frente para (este ponto) seu ponto de partida".

No 6º item *passar por cima de obstáculo*, demonstre andando em sua velocidade normal. Quando chegar à caixa de sapatos, passe por cima dela, não a contorne, e continue andando.

No 7º item *contornar obstáculos* fazer a demarcação da distância de 1,8 metros duas vezes. Demonstre andando na sua velocidade normal e contorne os cones. Quando chegar no primeiro cone (cerca de 1,8 metros), contorne-o pela direita, continue andando e passe pelo meio deles, ao chegar no segundo cone (cerca de 1.8 m depois do primeiro), contorne-o pela esquerda.

No 8º item *subir e descer degraus* demonstre subindo as escadas como você faria em sua casa (ou seja, usando o corrimão, se necessário). Quando chegar ao topo, vire-se e desça (5).

Depois de demonstrar o teste, quem está aplicando acompanha o participante até o final do teste. Assim será em todo o teste. Quem está aplicando primeiro demonstra e depois fica ao lado do participante em todo o teste.

Tabulação dos dados

Os dados devem ser coletados e registrados e ao final fazer a somatórias desses resultados. A pontuação máxima do DGI é de 24 pontos e um escore de 19 pontos ou menos prediz risco para quedas (15).

Descrição das evidências científicas

Foram realizadas buscas até nove de julho de 2021, nas bases de dados Cochrane, Scielo, BVS, Pubmed, Cinahl, Web of Science, Scopus, PeDro. A estratégia de busca foi realizada nos idiomas português e inglês, com os descritores indexados, associando com o boleador OR os sinônimos da palavra-chave equoterapia e em seguida usou-se o boleador AND com os descritores da escala DGI. Foi encontrado apenas um estudo de caso (18), em que se verificou, por meio da aplicação do DGI, melhora do equilíbrio, da dinâmica da marcha e, consequentemente, redução de risco de queda no caso de um paciente com comprometimento de mobilidade na coluna vertebral.

O estudo foi realizado em uma mulher de 59 anos com espondilolistese grau I em L4/L5 e estenose espinhal lombar multinível em canais centrais e foraminais, associada com uma fusão cervical anterior de C3-C7. A intervenção se deu por sessões de equitação terapêutica 3 vezes por semana durante 20 minutos durante 4 semanas. Cada sessão de equitação foi imediatamente seguida por um programa de caminhada independente de 10 minutos com metrônomo para estimulação auditiva rítmica. Nos resultados foram observadas melhorias na força de membros inferiores e na amplitude de movimento e equilíbrio. A participante melhorou nas pontuações de equilíbrio, colocando-o fora da categoria de risco de quedas (18).

Apesar do pequeno número de estudos com uso do DGI para avaliação de resultados obtidos em estudos sobre a equoterapia, este instrumento é comumente utilizado em estudos de diferentes protocolos de treinamento de tarefas de marcha e equilíbrio corporal (7, 8, 9, 19, 20).

Considerações finais

O DGI é uma escala de fácil aplicabilidade que avalia a marcha, equilíbrio corporal e risco de queda em diferentes condições clínicas e contextos sensoriais. Apesar de ser uma escala com boa confiabilidade interna e externa e validada no Brasil, são escassos os estudos na área de equoterapia que utilizaram este instrumento como medida de resultado.

Contato Marianne Lucena da Silva: marianne.lucena@ufj.edu.br.

REFERÊNCIAS

1. Winser S et al. Measures of balance and falls risk prediction in people with Parkinson's disease: a systematic review of psychometric properties. **Clinical Rehabilitation**, 2019, Vol. 33(12) 1949-1962.

2. Shumway-Cook A, Woollacott MH. **Motor Control**: Theory and Practical Applications. Baltimore, MD: Williams & Wilkins;1995.

3. Shumway-Cook A, Gruber W, Baldwin M, Liao S. The effect of multidi mensional exercises on balance, mobility and fall risk in community dwelling older adults. **Phys Ther**, 1997; 77:46-57.

4. Shumway-Cook A et al. Predicting the Probability for Falls in Community-Dwelling Older Adults. **Physical Therapy**. Volume 77. Number 8. August 1997.

5. Castro S, Perracini M, Ganança S. Versão brasileira do Dynamic Gait Index. **Rev Bras Otorrinolaringol**, 2006;72(6):817-25.

6. Jonsdottir J, Cattaneo D. **Reliability and Validity of the Dynamic Gait Index in Persons with Chronic Stroke**. Arch Phys Med Rehabil Vol 88, November 2007.

7. Alghardi A, et al. **Reliability, validity, and responsiveness of three scales for measuring balance in patients with chronic stroke**. BMC Neurology, 2018.

8. Wrisley D et al. Reliability of the Dynamic Gait Index in People with Vestibular Disorders. **Arch Phys Med Rehabil**, Vol 84, October 2003.

9. Forsberg A, Andreasson M, Nilsagard Y. Validity of the Dynamic Gait Index in People with Multiple Sclerosis. **Phys Ther.**, 2013; 93:1369-1376.

10. McConvey J, Bennett S. Reliability of the Dynamic Gait Index in Individuals with Multiple Sclerosis. **Arch Phys Med Rehabil**, Vol 86, January 2005.

11. Evkaya A et al. Validity and reliability of the Dynamic Gait Index in children with hemiplegic cerebral palsy. **Gait & Posture**, 75 (2020) 28-33.

12. Huang S-L, Hsieh C-L, Wu R-M, et al. Minimal detectable change of the Timed "Up & Go" Test and the Dynamic Gait Index in people with Parkinson disease. **Phys Ther.**, 2011;91:114-121.

13. Landers, M et al. Does attentional focus during balance training in people with Parkinson's disease affect outcome? A randomised controlled clinical trial. **Clinical Rehabilitation**, 2016, Vol. 30(1) 53-63.

14. Shumway-Cook, A et al. Expanding the Scoring System for the Dynamic Gait Index. **Phys Ther.**, 2013; 93:1493-1506.

15. Sharan D, Rajkumar J, Balakrishnan R. **Efficacy of an activity monitor as a biofeedback device in cerebral palsy**. Special Collection: Affordable Rehabilitation and Assistive Technologies, 2016.

16. Robinson B, et al. **Examination of the use of a dual-channel functional electrical stimulation system on gait, balance and balance confidence of an adult with spastic diplegic cerebral palsy**. Physiother Theory Pract, 2014.

17. Cattaneo D, Regola A, Meotti M. Validity of six balance disorders scales in persons with multiple sclerosis. **Disabil Rehabil.**, 2006; 28:789-795.

18. Manago M, Cameron M, Schenkman M. **Association of the Dynamic Gait Index to fall history and muscle function in people with multiple sclerosis**. Disability and Rehabilitation, 2019.

19. Ungermann C, Gras L. **Therapeutic Riding Followed by Rhythmic Auditory Stimulation to Improve Balance and Gait in a Subject with Orthopedic Pathologies**. The Journal of Alternative and Complementary Medicine, 2011.

20. Cabanas-Valdés R, Cuchi G, Bagur-Calafat C. Trunk training exercises approaches for improving trunk performance and functional sitting balance in patients with stroke: A systematic review. **NeuroRehabilitation**, 33 (2013) 575-592.

21. Barbuto S, Kuo S, Stein J. Investigating the Clinical Significance and Research Discrepancies of Balance Training in Degenerative Cerebellar Disease: A Systematic Review. **Am J Phys Med Rehabil.**, 2020 November; 99(11): 989-998.

ELETROMIOGRAFIA:
uma breve revisão e sua aplicabilidade na equoterapia

Janaine Brandão Lage[1]
Mariane Fernandes Ribeiro[2]
Domingos Emanuel Bevilacqua Junior[3]
Ana Paula Espindula[4]

A eletromiografia (EMG) é uma técnica de monitoramento da atividade bioelétrica das membranas excitáveis, gerada pelas fibras musculares esqueléticas em uma determinada tarefa ou postura, representando a medida da somatória dos potenciais de ação do sarcolema em voltagem em função do tempo (MERLETTI; FARINA, 2016; PRESTON; SHAPIRO, 2012; STAUDENMANN, 2010).

É descrita como sendo um método de registro, confiável e preciso (MERLETTI; FARINA, 2016; PRESTON; SHAPIRO, 2012). Inicialmente tinha como objetivo pesquisas envolvendo a fisiologia muscular, sendo realizada de forma invasiva, por meio da inserção de uma agulha, a fim de captar a atividade elétrica de um pequeno número de unidades motoras (FELDNER et al., 2019; CRAM, 2003).

A utilização da EMG de superfície tem crescido nas últimas décadas, com destaque para pesquisas nas seguintes áreas: treinamento esportivo, desempenho humano e análise da marcha; as variáveis de estudo se dirigem para questões relacionadas com neurofisiologia, neurorreabilitação e avaliação de intervenções terapêuticas (MERLETTI; MUCELI, 2019; PAPAGIANNIS et al., 2019; LI et al., 2017; HALLAL et al., 2015; MARTENS; FIGUEIREDO; DALY, 2015).

---

[1] Doutora em Ciências da Saúde (UFTM), Mestre em Educação Física (UFTM), Especialista em Acupuntura (UNISAUDE) e em Neuropediatria (UFSCar), Graduada em Fisioterapia (UNIUBE), Fisioterapeuta do Centro de Equoterapia da APAE/Uberaba/MG.

[2] Doutora em Ciências da Saúde (UFTM), Mestre em Patologia (UFTM), Graduada em Fisioterapia (UFTM), Fisioterapeuta do Centro de Equoterapia da APAE/Uberaba/MG.

[3] Doutor em Patologia (UFTM), Master of Science (U.East-London), Especiaista em Psicopedagogia Clínica e Institucional (SIMONSEN), Graduado em Fisioterapia (UNAERP), Fisioterapeuta do Centro de Equoterapia da APAE/Uberaba/MG.

[4] Pós-Doutora e Doutora em Ciências da Saúde (UFTM), Mestre em Ciências da Saúde (UFTM), Graduada em Fisioterapia pela (UNIUBE), em Licenciatura na Educação Superior (IFTM), em Ciências Biológicas (UNIFRAN), Pesquisadora (UFTM). Dados de contato para esclarecimentos adicionais: anapaulaespindula@yahoo.com.br e ana.espindula@uftm.edu.br

Como uma consequência desse acelerado crescimento, atualmente temos disponíveis na literatura científica um considerável acervo composto de diversos livros didáticos, mais de 90 periódicos acadêmicos, alguns tutoriais e guias, um abundante material on-line em plataformas de ensino, além de enciclopédias digitais (MERLETTI; MUCELI, 2019).

Histórico

A partir da década de 1940, a EMG de superfície surge com uma abordagem não invasiva, que utiliza eletrodos de superfície capazes de mensurar simultaneamente a atividade elétrica de várias unidades motoras para análises dos padrões neuromusculares em diferentes áreas do conhecimento (FELDNER et al., 2019; CRAM, 2003)

A EMG de superfície é capaz de identificar variações dos potenciais elétricos dos músculos, bem como a frequência da atividade muscular durante cada contração realizada, compondo assim, o registro eletromiográfico (Santos; Silva, 2016). Em decorrência da sua capacidade de registro, a atividade elétrica apresenta boa correlação entre o número de unidades motoras ativadas e a força muscular (VODUSEK, 2002; RESENDE et al., 2011).

No contexto científico, dentro da perspectiva que se dedica à reabilitação neurológica, a EMG de superfície tem sido indicada como ferramenta para ampliar o conhecimento e a compreensão de variadas condições neurológicas, independente da faixa etária (HIGASHIHARA et al., 2018; PRESTON; SHAPIRO, 2012). A EMG de superfície oferece uma avaliação objetiva e precisa das contrações musculares para a documentação científica e diagnóstica (ESPINDULA et al., 2014).

Dentre suas aplicabilidades, a EMG demonstrou utilidade como auxiliar: (a) no prognóstico de reabilitação a longo prazo; (b) na compreensão das características quanto a atividade muscular e a coordenação entre membros; (c) na quantificação dos parâmetros dinâmicos de controle motor durante a marcha; (d) no fornecimento de *biofeedback* e rastreamento de resposta à reabilitação, seja conservadora ou após intervenção cirúrgica (PAPAGIANNIS et al., 2019; BUTLER et al., 2016; WANG et al., 2016; STEELE; ROZUMALSKI; SCHWARTZ, 2015; BROWN et al., 2014; MILLER; DEWALD, 2012).

Entretanto, evidências sugerem que o uso da EMG de superfície na prática clínica e na comunidade de profissionais da reabilitação ainda é limitado, principalmente em função da existência de uma lacuna no conhecimento acerca da sua utilização e implementação como uma tecnologia viável no contexto da reabilitação, com benefícios tanto para os profissionais da saúde quanto para as populações envolvidas (FELDNER et al., 2019).

Apesar do reconhecimento quanto aos benefícios clínicos advindos do uso de EMG de superfície, profissionais da saúde apontam como principais barreiras para adesão: (a) a viabilidade do uso da tecnologia na prática; (b) o tempo exigido para instrumentação da medida; e (c) os recursos limitados, não sendo possível ser incorporada pelos sistemas atuais (FELDER et al., 2019). Contudo, a EMG é considerada um dos melhores métodos de investigação das funções musculares, dentre os atualmente disponíveis (NODA; MARCHETTI; VILELA JUNIOR, 2014).

Nesse sentido, a EMG de superfície demonstra ter importância nas pesquisas direcionadas à análise das funções musculares, com aplicabilidade clínica para profissionais da saúde, tais como fisioterapeutas e médicos, como também, demonstra ser uma ferramenta para avaliação clínica e acompanhamento das intervenções, dentre outras a equoterapia, para diferentes populações, com faixas etárias variadas.

Aplicabilidade

Para as análises biomecânicas, a EMG de superfície pode ser aplicada para fornecer evidências relacionadas com três finalidades distintas: (1) identificar o início e o comportamento da atividade muscular; (2) descrever mecanismos responsáveis pela produção de força muscular; e (3) identificar processos referentes à fadiga muscular (NODA; MARCHETTI; VILELA JUNIOR, 2014; DELUCA, 1997).

O sinal eletromiográfico, capturado pela EMG de superfície, representa a quantidade de potenciais de ação das membranas plasmáticas do sarcolema em função do tempo que ocorre a partir da estimulação de um músculo ou grupo muscular durante uma tarefa ou a manutenção postural. Portanto, corresponde à somatória de todos os sinais registrados em determinada área (MERLETTI; MUCELI, 2019; ENOKA, 2000).

Após a obtenção dos registros, a quantificação do sinal eletromiográfico pode ser realizada, a partir do valor da integral do sinal EMG (iEMG) e da Raiz quadrada da média/*Root MeanSquare* (RMS). A iEMG calcula, por meio de uma integral, toda a área, no espectro de frequência preenchida pelo sinal EMG. Devido esse espectro possuir um delineamento gaussiano tendo sua média igual a zero, a RMS realiza a raiz quadrada da média e propõe-se a solucionar esse problema e é bastante utilizada nas investigações envolvendo EMG (KONRAD, 2005).

Para as análises relacionadas à fadiga muscular, a medida da transformada rápida de Fourier (FFT) é utilizada por apresentar precisão e por gerar o valor da frequência média (FME) e frequência mediana (FMD) dentro do espectro das frequências. Ademais, a EMG de superfície é capaz de fornecer análise quanto a velocidade de propagação dos potenciais de ação das unidades motoras (PAUMs), que está diretamente relacionada ao diâmetro das fibras musculares e à distância entre elas (FINSTERER, 2001; DELUCA, 1997).

Porém, os sinais eletromiográficos podem apresentar alterações em decorrência de propriedades fisiológicas e anatômicas da musculatura avaliada, assim como pelos processos ocorridos durante a utilização do aparelho e o modo da sua operacionalização. Para isso, são necessários ajustes de determinados parâmetros, como frequência de amostragem, eletrodos, filtros, conversores analógico/digital e ajustes dos computadores utilizados para o armazenamento dos dados, de acordo com os objetivos específicos (MARCHETTI; DUARTE, 2011; MERLETTI, 1999).

Os filtros podem ser aplicados durante o tratamento dos sinais adquiridos para auxiliar na redução de ruídos provenientes do ambiente ou originários de fatores anatômicos, como o *crosstalk*, ou seja, a captação de sinais advindos de musculaturas adjacentes, que pode atingir em torno de 10% a 15% do resultado final do sinal (MARCHETTI; DUARTE, 2011; KONRAD, 2005; MERLETTI, 1999).

EMG na Equoterapia

No contexto da Equoterapia, a EMG de superfície tem sido utilizada há mais de uma década pela equipe de pesquisa do Laboratório de Avaliação, Reabilitação e Equoterapia nos Processos Patológicos Gerais – LARE/UFTM como ferramenta para análises da atividade elétrica muscular de crianças, adultos e idosos, saudáveis ou com diferentes processos patológicos. Ao longo desses anos, foram apresentados inúmeros trabalhos científicos no âmbito nacional e internacional, assim como a publicação de manuscritos em periódicos no meio científico, desenvolvidos a partir de projetos de pesquisas de iniciação científica, trabalhos de conclusão de curso, mestrado, doutorado e pós-doutorado.

De acordo com estudo publicado recentemente, a escolha do material de montaria utilizado na Equoterapia influencia diretamente no padrão de ativação muscular de tronco e dos membros inferiores de praticantes com Síndrome de Down (SD), Paralisia Cerebral (PC) e Deficiência Intelectual (DI), sendo considerada um aspecto importante para o planejamento terapêutico (LAGE et al., 2020).

A partir do estudo supracitado foi desenvolvida uma pesquisa de doutorado que observou como resultados que a atividade elétrica muscular de tronco e membros inferiores de crianças com SD, PC e DI é maior durante a marcha independente em relação a hipoterapia, independente dos momentos pré ou pós 15 atendimentos, com exceção dos músculos abdominais para o grupo com SD (LAGE, 2021).

Ao analisar cada condição de forma independente, verificou-se que durante a equoterapia, a atividade elétrica muscular de tronco e membros inferiores das crianças com DI aumentou após 15 atendimentos e reduziu nas crianças com PC e SD. Enquanto, durante a marcha independente, a atividade elétrica muscular de tronco e membros inferiores das crianças com DI reduziu após 15 atendimentos e apresentou variações nas crianças com PC e SD (LAGE, 2021).

Um outro estudo utilizando EMG de superfície foi realizado durante a execução de um projeto de pesquisa de doutorado analisando adolescentes com Síndrome de Down (SD) comparando duas modalidades de tratamentos, Equoterapia versus Fisioterapia; os participantes foram alocados em um dos seguintes grupos, Grupo Fisioterapia (GF) e Grupo Equoterapia (GE). O estudo em questão teve como objetivo avaliar a força e a atividade mioelétrica de membros inferiores de crianças e adolescentes com SD após intervenções com a Fisioterapia em comparação com a Equoterapia, tendo como hipótese que ambas as intervenções pudessem favorecer o aumento da força muscular e a modificação da atividade mioelétrica de crianças com SD.

Os resultados mostraram que a Fisioterapia e a Equoterapia promoveram aumento da força e diminuição da atividade mioelétrica dos membros inferiores de crianças com SD, inferindo melhor condicionamento físico e aprimoramento motor. Ao comparar os resultados entre os dois tipos de intervenções, a Equoterapia conferiu melhores resultados para as crianças estudadas (BEVILACQUA JÚNIOR, 2018).

Após trinta atendimentos de Equoterapia e Fisioterapia, houve menor atividade eletromiográfica para os músculos reto femoral, vasto medial, vastolateral e cabeça longa do bíceps femoral. Na comparação entre as terapias a atividade mioelétrica, dos músculos avaliados, foi menor na Equoterapia, após os atendimentos. Com relação à força muscular de membros inferiores obtidas pelo teste30s-CST, o grupo Equoterapia apresentou aumento significativo pós-intervenções. Ao comparar as duas intervenções, não houve diferença significativa entre os momentos pré e pós. Entretanto, o GE apresentou valores maiores pós-intervenções se comparado com o GF, com tendência a significância (BEVILACQUA JÚNIOR, 2018).

População alvo

De acordo com as recomendações, orientações e guias desenvolvidos para utilização da EMG de superfície, não foram determinados critérios para sua aplicabilidade quanto ao público-alvo, principalmente considerando ser um método seguro e não invasivo.

Sendo assim, podemos observar na literatura, o uso do método em diferentes populações, com faixas etárias que variam desde crianças até idosos, que atingem um amplo espectro dentro das áreas do conhecimento.

Intervalo de medida

O tempo mínimo ou ideal de intervalo, obtidos entre os registros eletromiográficos, deverá estar em concordância com os objetivos da pesquisa e/ou protocolos de intervenções clínicas, não havendo restrições ou até mesmo interferências quanto à sua utilização, sendo possível efetuar a captura de registros contínuos ou alternados, com pequenos e grandes intervalos.

A partir da utilização da EMG de superfície é possível analisar um grupo muscular ou um feixe muscular específico, através da captura dos sinais eletromiográficos das fibras musculares, bem como o tempo de duração e a intensidade da atividade elétrica muscular (MERLETTI; MUCELI, 2019; SENIAM, 2021, ENOKA, 2000).

O sinal eletromiográfico obtido por meio da EMG de superfície tem característica analógica, ou seja, corresponde a um sinal contínuo no tempo, o qual deve ser convertido para o modo digital para que seja definido em intervalos de tempo específicos (MARCHETTI; DUARTE, 2011).

Duração do teste

Assim como o intervalo de medida, o tempo de captação dos registros eletromiográficos deverá estar de acordo com os objetivos propostos pela pesquisa e/ou intervenções clínicas, podendo ser alterados no próprio software do equipamento, geralmente expressos em milissegundos ou segundos.

Equipamentos ou materiais

O sinal EMG é adquirido por meio de um equipamento chamado eletromiógrafo que é conectado a um computador.
- Eletromiógrafo de superfície: existem modelos variados que apresentam características específicas que variam quanto a sua configuração (portátil, bolso, plataforma ou compacto) com ou sem a presença fios conectados, número de canais (variam de dois a 64) e a demanda de utilização dos eletrodos com respectivas caixas de registros (*wireless*) (MEDICAL EXPO, 2021).
- Eletrodos autoadesivos e descartáveis: são considerados ponto de ligação entre o corpo e o sistema de aquisição dos sinais, aderidos

a pele. Funcionam como instrumento de captação da atividade elétrica muscular (corrente iônica) (MARCHETTI; DUARTE, 2011; HERMENS et al., 1999; DELUCA, 1997). O posicionamento e a colocação devem estar de acordo com as recomendações do projeto SENIAM – *Surface ElectroMyoGraphy for the Non-Invasive Assessment of Muscles* (2021). Para melhor captação do sinal o eletrodo deve ser posicionado próximo ao ponto motor do músculo, embora não seja recomendado ficar exatamente sobre o ponto motor (superfície de detecção), comportando como um filtro passa-baixa.

- Algodão e álcool 70%: desempenham papel importante na higiene da pele, anteriormente à colocação dos eletrodos, a fim de reduzir o atrito e melhorar a captação dos registros eletromiográficos (SENIAM, 2021; HERMENS et al., 1999).
- Lâmina de barbear descartável (individual): utilizada nos casos que se faz necessária a realização da tricotomia (retirada dos pelos) (SENIAM, 2021; HERMENS et al., 1999).

Treinamento

O treinamento para aplicação e utilização da EMG de superfície corresponde às orientações e recomendações europeias descritas em guias específicos, como projeto SENIAM, divulgado em 2008, que permanece atual e válido para o momento. Paralelamente, é importante seguir as diretrizes dos tutoriais definidos para padronização do uso dos equipamentos, que seguem um determinado protocolo de aplicação; as principais exigências serão descritas a seguir no protocolo de aplicação (SENIAM, 2021; MERLETTI; MUCELI, 2019; MARCHETTI; DUARTE, 2011; HERMENS et al., 1999).

Vale ressaltar, a necessidade e importância da compreensão das variáveis expressas e do aprimoramento do conhecimento científico na área para posterior análise dos resultados obtidos a partir dos registros eletromiográficos.

Protocolo de aplicação

O projeto SENIAM (2021) foi desenvolvido no âmbito do Programa de Investigação e Saúde Biomédica (BIOMED II) da União Europeia com objetivo de estabelecer diretrizes que buscam a padronização quanto à utilização da EMG de superfície para pesquisas em âmbito internacional. Para isso foram definidos aspectos quanto:
1. ao tipo de eletrodo, tamanho e local de colocação;
2. às configurações referentes aos registros dos sinais;

3. ao tipo de filtro, entre outros, a fim de reduzir ou até mesmo eliminar possíveis variáveis de interferência que podem ocorrer durante a captação da atividade eletromiográfica, tais como: impedância da pele, características biológicas das pessoas a serem avaliadas e o posicionamento dos eletrodos (SENIAM, 2021; HERMENS et al., 1999).

Sendo assim, são recomendações do SENIAM (2021) para utilização da EMG de superfície:
1. Eletrodos (bipolares):
- Forma: definida como a área condutora dos eletrodos, podem ser retangulares (quadrados) ou circulares (ovais). Na literatura, não há diferenças entre as formas com desempenho semelhantes entre os modelos, desde que a área de superfície total seja a mesma para ambos. Portanto, é recomendado que os sensores sejam bipolares, e que os usuários descrevam claramente o tipo, a fabricação e a forma dos eletrodos usados nas pesquisas e/ou protocolos de intervenções.
- Tamanho: definido como o tamanho da área (superfície) de condução de um eletrodo, podendo variar de $1mm^2$ a alguns cm^2. O tamanho pode influenciar no registro eletromiográfico. De forma geral, para sensores bipolares, o tamanho dos eletrodos deve ser grande o suficiente para registrar um conjunto razoável de unidades motoras, mas pequeno o suficiente para evitar a interferência de outros músculos. Portanto recomenda-se que o tamanho dos eletrodos na direção das fibras musculares seja no máximo 10mm e para o uso diário, como também, ter apenas um tipo de eletrodo do mesmo tamanho para todos os registros eletromiográficos.
- Distância entre eletrodos: definida com a distância centro a centro entre as áreas condutoras de dois eletrodos bipolares, sendo recomendada a distância de 20mm. No caso de músculos relativamente pequenos, a distância entre os eletrodos não deve exceder 1/4 do comprimento da fibra muscular, evitando registros instáveis devido aos efeitos do tendão e da placa motora.
- Material: corresponde ao material que forma a camada de contato com a pele. É necessário que seja um material que apresente bom contato do eletrodo com a pele, baixa impedância eletrodo-pele e comportamento estável no tempo, podendo ser usados: Ag/AgCl, AgCl, Ag, Au. Entretanto, os eletrodos Ag/AgCl são os mais comumente usados, por fornecerem transição estável, com ruído relativamente baixo, além de estarem disponíveis no mercado. Os eletrodos são geralmente combinados com gel, podendo ser pré-gelificados ou não gelificados, com desempenhos comparáveis. Eletrodos não gelificados, precisam ser gelificados antes de serem aplicados no músculo, sendo muito trabalhoso, demorado e, se aplicação não for

correta, há um alto risco de registros ruins do sinal eletromiográfico. Portanto, recomenda-se o uso de eletrodos Ag/AgCl pré-gelificados.
2. Colocação dos eletrodos
- Posicionamento da pessoa a ser avaliada: após a preparação da pele, a pessoa deve ser colocada na postura inicial adequada para determinar a localização específica dos eletrodos para cada músculo, conforme recomendações para localizações de sensores em músculos individuais.
- Localização do sensor: definida como a posição central de dois eletrodos bipolares no músculo para um registro eletromiográfico estável e bom. Ressalta-se que a presença de pontos motores e/ou tendões musculares, bem como a presença de outros músculos ativos próximos ao sensor (*crosstalk*) são fatores que influenciam o registro eletromiográfico. Como recomendações, foram determinadas a localização de sensores específicos para 30 músculos individuais, que corresponde como um ponto definido a partir de uma linha entre dois marcos anatômicos. Tais recomendações são baseadas em duas diretrizes gerais: para localização longitudinal do sensor no músculo, colocar o sensor na metade (mais) distal da zona da placa motora e do tendão distal; e, para localização transversal, colocar o sensor na superfície afastada da 'borda' com outros músculos ou subdivisões maximizando a distância entre eles.
- Colocação e fixação do sensor: após a marcação do local do sensor, os eletrodos devem ser fixados ao redor do local determinado, respeitando as recomendações prévias de distância entre os eletrodos, orientações quanto ao posicionamento, método de fixação e localização do eletrodo de referência. Quando adotado, o eletrodo de referência deve ser colocado em um local que apresente interferência mínima no registro do sinal eletromiográfico, em uma região com tecido elétrico inativo, como por exemplo, pulso, processo espinhoso de C7 ou tornozelo.
- Teste da conexão: definido como teste clínico da atividade muscular, realizado após a colocação e fixação dos eletrodos (incluindo o eletrodo de referência) para verificar e garantir o posicionamento correto do eletrodo no músculo e a conexão do equipamento para que seja obtido e registrado um sinal eletromiográfico confiável.
- Localizações de sensores em músculos individuais: foram definidas as localizações específicas para 30 músculos individuais, a partir das descrições da posição anatômica dos músculos (subdivisão, origem, inserção, função), das recomendações para sensores eletromiográficos, da localização e orientação dos eletrodos, descrição da postura inicial e teste clínico direcionado à atividade muscular

específica. Desta forma, foram organizadas de acordo com a localização dos músculos em relação às partes do corpo: ombro ou pescoço; tronco posterior (inferior); braço ou mão; quadril e região superior da perna; região inferior da perna e pé.

Tabulação dos dados

A normalização dos dados eletromiográficos é um pré-requisito para as comparações de medidas da mesma pessoa (*inter*), tendo em vista a grande variabilidade observada na análise do sinal eletromiográfico ao registrar os sinais para a mesma pessoa ou até mesmo para pessoas diferentes (AMORIM, 2013). Assim a normalização pode ser realizada por meio da contração isométrica voluntária máxima (CIVM) de cada músculo avaliado. Os dados podem ser tabulados utilizando um programa com planilhas para posterior análise estatística.

Descrição das evidências científicas

Segue, abaixo, quadros com resumo de artigos científicos que descrevem a utilização da EMG em pesquisas com Equoterapia.

Quadro 1 – Pesquisas na Equoterapia com uso de Eletromiografia: autor, país, objetivo, amostra e delineamento de pesquisa

Primeiro autor/ano	País	Objetivo	Amostra (n)	Intervenção Grupo Experimental	Intervenção Grupo Controle
Mello et al., 2020	Brasil	Avaliar os músculos masseteres e temporais em uma população idosa pré e pós-equoterapia.	17 idosos, com média de idade de 66,5 ± 7 anos.	Uma única intervenção de equoterapia.	Sem GC
Ribeiro et al., 2019	Brasil	Avaliar efeitos da equoterapia na atividade muscular dos membros inferiores em crianças com PC, comparadas com normotípicas	7 crianças com PC diparética espástica, idade média 9,3 ± 3,3 anos, GMFCS níveis I e II, e 8 crianças normotípicas, idade média de 10,9 ± 3,2 anos	25 atendimentos semanais de equoterapia, de 30 minutos.	Sem GC
Ribeiro et al., 2018	Brasil	Analisar a ativação muscular de membros inferiores de jovens saudáveis em sessões de equoterapia com diferentes materiais de montaria.	10 jovens saudáveis, cinco do sexo masculino e cinco do feminino, com idade média de 24,03. (± 4,06) anos.	4 atendimentos de equoterapia de 30 min. Com intervalo de uma semana; cada sessão realizada com diferentes materiais de montaria.	Sem GC

continua...

continuação

Primeiro autor/ano	País	Objetivo	Amostra (n)	Intervenção Grupo Experimental	Intervenção Grupo Controle
Ribeiro et al., 2017	Brasil	Avaliar o comportamento motor relacionado ao controle e melhora da ativação muscular em praticantes com SD submetidos à equoterapia	Dez praticantes divididos em dois grupos: grupo Down (GD) – praticantes com SD, e grupo Saudável (GS) – praticantes sem comprometimento físico.	10 sessões, uma vez por semana, com 30 minutos cada. Intervalo de dois meses. 10 sessões de 30 minutos, duas vezes por semana.	Sem GC
Espidula et al., 2015	Brasil	Verificar os efeitos da Equoterapia na ativação muscular da região vertebral e abdominal de praticantes com SD.	Grupo Down (GD), todos com trissomia simples, constituído de 5 crianças com idade de 12,6±3,2anos. Grupo Controle, com leve atraso intelectual, sem comprometimento físico, constituído de 6 crianças, com idade de 11±2,2 anos.	27 sessões de equoterapia, 30 minutos, uma vez por semana, em diferentes tipos de terrenos: terra batida, grama, pedra brita e cimentado, em uma sequência padronizada de percurso.	O Grupo Controle (GC) formado por crianças com leve atraso intelectual, sem comprometimento físico recebeu o mesmo tratamento do GE.
Angsupaisal et al., 2015	Holanda	Explorar a viabilidade de um extenso protocolo de avaliação para um ensaio clínico randomizado do efeito da equitação terapêutica em crianças com PC espástica e avaliar os mecanismos de funcionamento do controle postural sentado.	Seis crianças, faixa etária de 6-12 anos, idade mediana de 8 anos e 9 meses) com PC espástica bilateral, nível GMFCS III.	Intervenção durante 6 semanas, sendo realizada 2 vezes por semana durante 1 hora, totalizando 12 atendimentos. Prática em grupo que enfatizou a necessidade de auto prática e minimização de orientação prática.	Sem GC
Espindula et al., 2014	Brasil	Verificar o recrutamento da musculatura de tronco de crianças com síndrome de Down na equoterapia em função do material de montaria	Cinco meninos, com idade entre 7 e 16 anos (média=11,2, desvio padrão: 2,92), com diagnóstico de SD e fisioterapêutico de hipotonia muscular.	4 sessões de equoterapia de 30 minutos, uma vez por semana com um material de montaria diferente a cada atendimento	Sem GC
Sung et al., 2013	Coréia do Sul	Investigar se um simulador de equoterapia tem influência na sustentação simétrica do peso corporal durante a marcha em pacientes com acidente vascular cerebral.	---	10 pacientes com AVC que utilizaram um simulador de equoterapia por 15 min / dia, 5 vezes / semana por 4 semanas após a reabilitação convencional por 45 min / dia.	10 pacientes com AVC que receberam reabilitação convencional por 60 min / dia, 5 vezes / semana por 4 semanas.

continua...

continuação

Primeiro autor/ano	País	Objetivo	Amostra (n)	Intervenção Grupo Experimental	Intervenção Grupo Controle
Giagazoglou et al., 2013	Grécia	Avaliar os efeitos de um programa de exercícios de equoterapia sobre tempo de reação do movimento e ativação muscular em adolescentes com deficiência intelectual (DI).	19 adolescentes do sexo masculino com DI moderada, média de idade 15,3 ± 2,1 anos, foram atribuídos a um grupo experimental (n = 10) ou um grupo controle (n = 9).	28 sessões de Equoterapia, duas vezes por semana, com 30 minutos de duração.	No GC, os participantes aderiram ao seu horário escolar regular, que incluía a participação em atividade de educação física com frequência de duas vezes por semana, durante 40 min.
Espindula et al., 2012	Brasil	Verificar o efeito do tipo de montaria na atividade muscular em praticantes com PC.	Três praticantes do sexo masculino, com diagnóstico clínico de PC e fisioterapêutico de hemiparesia espástica leve, sendo um a esquerda, e dois, a direita; com presença de padrão flexor em membro superior e extensor em membro inferior.	Cada praticante participou de 4 sessões de equoterapia de 30 minutos, uma vez por semana com um material de montaria diferente a cada atendimento: sela e manta, e posicionamento dos pés fora dos estribos ou nos estribos.	Sem GC
Lee et al., 2011	Coréia do Sul	Estudo de caso de um paciente com quadro de escoliose neuromuscular progressiva antes e depois da terapia de equitação robótica.	Criança de 11 anos de idade com escoliose neuromuscular toracolombar direita secundária a paralisia cerebral.	Terapia de equitação robótica, com duração de 60 minutos por dia, cinco vezes por semana, durante 5 semanas.	Sem GC

Quadro 2 – Pesquisas na Equoterapia com uso de Eletromiografia: autor, país, objetivo, amostra e delineamento de pesquisa

Primeiro autor/ano	Materiais de montaria e instrumentos	Desfecho
Mello et al., 2020	EMG dos músculos asséter e temporais bilaterais durante a condição de repouso postural e atividades que envolveram a participação ativa desses músculos em diferentes condições antes e após a intervenção. Material de montaria: sela australiana com os pés nos estribos durante os primeiros 15 min, e com os pés fora dos estribos pelos 15 min restantes.	Pós-equoterapia houve menor atividade eletromiográfica para os músculos asséter e temporal em todas as tarefas mandibulares estáticas, e em todas as tarefas mandibulares dinâmicas para o temporal esquerdo músculo e o músculo asséter esquerdo. A hipoterapia promove uma redução da atividade mioelétrica dos músculos mastigatórios de idosos.

continua...

continuação

Primeiro autor/ano	Materiais de montaria e instrumentos	Desfecho
Ribeiro et al., 2019	EMG dos músculos reto femoral, vasto lateral e medial, tibial anterior, bilateralmente, realizada no 1°, 10°, 20° e 25° atendimento, durante a montaria em manta, com os pés apoiados nos estribos.	Houve maior atividade muscular na 10ª sessão, em comparação às demais sessões, com maior atividade dos músculos tibiais anteriores, para os dois grupos estudados.
Ribeiro et al., 2018	EMG realizadas em 1, 10, 20 e 30 minutos de cada atendimento, e os eletrodos foram colocados nos ventres musculares bilateralmente dos músculos reto femoral, vasto medial, vasto lateral e tibial anterior. Material de montaria: sela e manta de acordo com o protocolo de pesquisa.	Diferença significativa no recrutamento muscular de membros inferiores, sendo que com manta e pés nos estribos proporcionaram maior ativação dos músculos quadríceps e tibial anterior com o cavalo ao passo, o que contribui para manter o equilíbrio postural durante a cavalgada, especialmente usando a manta como material de montaria.
Ribeiro et al., 2017	EMG durante a montaria dos músculos glúteo médio, tensor da fáscia lata, reto femoral, vasto medial, vasto lateral, bíceps femoral, tibial anterior e gastrocnêmio, unilateral, na 1ª e 10ª sessões de equoterapia (frequência: 01 vez por semana); e após intervalo de dois meses sem tratamento, foi realizada na 1ª e 10ª sessões de equoterapia (frequência: 02 vezes por semana). Material de montaria: manta com os pés fora do estribo.	A ativação muscular dos músculos estudados aumentou com o passar das sessões, independente da frequência semanal de atendimento; mas o período sem tratamento resultou em redução deste efeito. Os praticantes com SD apresentaram mudanças satisfatórias no padrão de ativação muscular, na aprendizagem e no comportamento motor no decorrer das sessões de equoterapia.
Espidula et al., 2015	EMG durante a montaria na 1ª sessão (1ª avaliação), na 10ª sessão (2ª avaliação), 20ª sessão (3ª avaliação) e na 27ª sessão (4ª avaliação), dos músculos da região cervical: Trapézio/fibras superiores, região torácica: paravertebral, região lombar: Multífido e região abdominal: Reto abdominal. Montaria em manta com os pés dos praticantes fora do estribo.	Por volta da 10ª sessão a ativação muscular sofreu acomodação. Ao final do tratamento as crianças com SD apresentaram uma ativação menor quando comparada ao final do tempo das sessões do GC. A musculatura da região cervical foi a mais ativada entre os músculos avaliados em ambos os grupos com predomínio no GC.
Angsupaisal et al., 2015	Uso do programa PedEMG para análise integrada de vídeo e EMG, antes e após 12 sessões. Material de montaria: sela	75% dos alcances durante ambas as medições (valor médio, intervalo 27% – 100%) foram acompanhados por atividade específica de direção no pescoço e músculos do tronco. Cinco de seis crianças mostraram uma diminuição no recrutamento estereotipado de cima para baixo entre as avaliações antes e após a intervenção, reduzindo os ajustes posturais estereotipados em crianças com PC.
Espindula et al., 2014	EMG durante cada montaria sobre os seguintes músculos bilateralmente: trapézio/fibras superiores, eretor da espinha, multífido, reto abdominal. Material de montaria: sela e manta de acordo com o protocolo de pesquisa.	O material de montaria de manta associado com os pés fora do estribo proporcionou maior recrutamento dos músculos estudados, sendo o músculo da região cervical o mais ativado.
Sung et al., 2013	Marcha tempo espacial avaliada pelo OptoGait e EMG para avaliar a atividade dos músculos do tronco (reto abdominal e eretor da espinha no lado afetado) durante sentar para levantar e andar. Realizadas antes de iniciar o experimento (pré-teste), e no final da intervenção de 4 semanas (pós-teste).	A ativação do eretor da espinha no GE foi significativamente aumentada em comparação com o GC, enquanto a ativação do músculo reto abdominal diminuiu durante a postura sentada para de pé. Estudo sugere que o uso de um simulador de equoterapia para pacientes com AVC pode melhorar sustentação de peso influenciando os músculos do tronco.

continua...

continuação

Primeiro autor/ano	Materiais de montaria e instrumentos	Desfecho
Giagazoglou et al., 2013	Foram medidos o tempo de reação, o tempo de atividade muscular máxima e a atividade eletromiográfica por meio da EMG do músculo reto femoral e do bíceps femoral ao levantar de uma cadeira sob três condições: em resposta a estímulos sonoros, visuais e sonoros com olhos fechados.	A equoterapia resultou em melhorias significativas no tempo de reação e uma redução no tempo para a atividade muscular máxima do GE em comparação com o GC em todas as três condições examinadas. Indica que a função de reação muscular de crianças com DI pode melhorar por meio da equoterapia, com repercussões para o desempenho da tarefa funcional, aumentando o tempo de reação.
Espindula et al., 2012	EMG durante a cada montaria sobre os seguintes músculos bilateralmente: trapézio/fibras superiores, eretor da espinha, multifido, reto abdominal. Material de montaria: sela e manta de acordo com o protocolo de pesquisa.	Nas condições em que a manta foi utilizada, obteve-se uma maior ativação muscular na região cervical (trapézios fibras superiores). A sela e pé no estribo foi a melhor opção para tratamento equoterapêutico nos praticantes com PC espástica hemiparética avaliados, pois houve uma ativação muscular mais homogênea nos músculos do tronco, quando comparado à ausência do apoio.
Lee et al., 2011	EMG usada para examinar as mudanças induzidas pela terapia na amplitude da atividade muscular para os músculos paraespinhais torácico e lombares, e reto abdominais bilaterais. Foi realizada a contração isométrica voluntária máxima (CIVM).	A força do músculo proximal do tronco, que é crítica para a estabilidade postural e o alinhamento, foi melhorada. Essa melhora foi corroborada com o aumento do tamanho do músculo e simetria no alinhamento da coluna vertebral.

Considerações finais

A EMG é uma ferramenta importante para análises ergonômicas, esportivas, clínicas, científicas e diagnósticas em diferentes condições dinâmicas e estáticas. Porém, é necessário que haja cuidados na aquisição das informações, colocação dos eletrodos, frequência de amostragem, amplificadores, filtro, conversor analógico/digital, além do equipamento de armazenagem dos dados (computador), requisitos fundamentais para a fidedignidade dos dados adquiridos.

Nas pesquisas na área da Equoterapia, a utilização da EMG para o registro da atividade elétrica das membranas excitáveis durante, antes ou após os atendimentos está se revelando como um recurso valioso, preciso e confiável para análises dos estudos que envolvem a temática.

REFERÊNCIAS

1. AMORIM, C. F. *Eletromiografia de superfície* (EMG). In: SALGADO, A. S. I. Eletrofisioterapia manual clínico. São Paulo: Andreoli. p. 241-50, 2013.

2. ANGSUPAISAL, M.; VISSER, B.; ALKEMA, A.; TUIN, M.M.; MAATHUIS, C.G.B.; REINDERS-MESSELINK, H.; HADDERS-ALGRA M. Therapist-Designed Adaptive Riding in Children With Cerebral Palsy: Results of a Feasibility Study. *Physical Therapy*, v. 95, n. 8, p. 1151-1162, 2015.

3. BARBERO, M.; MERLETTI, R.; RAINOLDI, A. 2012. *Atlas of Muscle Innervation Zones*.Springer-VerlagItalia, Milan. Disponível em: https://doi.org/10.1007/978-88-470-2463-2. Acesso em: 5 de mar. 2021.

4. BEVILACQUA JÚNIOR, D. E. Avaliação cardiovascular, muscular e da mobilidade funcional de adolescentes com síndrome de Down atendidos na Equoterapia e Fisioterapia. Tese (Doutorado em Ciências da Saúde) – Universidade Federal do Triângulo Mineiro. Uberaba, p. 98, 2018.

5. BROWN, E. V. D.; MCCOY, S. W.; FECHKO, A. S.; PRICE, R.; GILBERTSON, T.; MORITZ, C. T. Preliminary investigation of an electromyography-controlled video game as a home program for persons in the chronic phase of stroke recovery. *Archives of physical medicine and rehabilitation*, v. 95, n. 8, p. 1461, 2014.

6. BUTLER, E. E.; STEELE, K. M.; TORBURN, L.; GAMBLE, J. G.; ROSE, J. Clinical motion analyses over eight consecutive years in a child with crouch gait: a case report. *Journal of medical case reports*, v. 10, n. 1, p. 157, 2016.

7. CRAM, J. R. The history of surface electromyography. *Applied psychophysiology and biofeedback*, v. 28, n. 2, p. 81-91, 2003.

8. DELUCA, C. J. The Use of Surface Electromyography in Biomechanics. *Journal of Applied Biomechanics*, v. 13, p. 135-163, 1997.

9. DE MELLO, E.C.; REGALO, S.C.H.; DINIZ, L.H.; LAGE, J.B.; RIBEIRO, M.F.; BEVILACQUA JUNIOR, D.E., et al. Electromyographic analysis of stomatognathic muscles in elderly after hippotherapy. *PLoS ONE*, v. 15, n. 8 e0238036, 2020.

10. ENOKA, R. M. *Bases Neuromecânicas da Cinesiologia*. 2ª ed. São Paulo: Manole, 450 p., 2000.

11. ESPINDULA, A.P.; RIBEIRO, M.F; SOUZA, L.A.P.S.; FERREIRA, A.A.; TEIXEIRA, V.P.A. Avaliação muscular eletromiográfica em pacientes com síndrome de Down submetidos à equoterapia. *Rev Neurocienc*, v. 23, n. 2, p. 218-226, 2015.

12. ESPINDULA, A.P.; ASSIS, I.S.A.; SIMÕES, M.; RIBEIRO, M.F.; FERREIRA, A.A; FERRAZ, P.F., et al. Material de montaria para equoterapia em indivíduos com síndrome de Down: estudo eletromiográfico, v. 13, n. 3, p. 349-356, 2014.

13. ESPINDULA, A.P.; SIMÕES, M.; ASSIS, I.S.A.; RIBEIRO, M.F.; FERREIRA, A.A; FERRAZ, P.F., et al. Análise eletromiográfica durante sessões de equoterapia em praticantes com paralisia cerebral. *ConScientiae Saúde*, v. 11, n. 4, p. 668-676, 2012.

14. FELDNER, H. A.; HOWELL, D.; VALERIE, E.; KELLY, V. E.; MCCOY, S. W.; STEELE, K. M. "Look, your muscles are firing!": A Qualitative Study of Clinician Perspectives on the Use of Surface Electromyography in Neurorehabilitation. *Archives of Physical Medicine and Rehabilitation*, v. 100, n. 4, p. 663-675, 2019.

15. FINSTERER, J. EMG-interference pattern analysis. *Journal of Electromyography and Kinesiology*, v. 11, n. 4, p. 231-46, 2001.

16. GIAGAZOGLOU, P.; ARABATZI, F.; KELLIS, E.; LIGA, M.; KARRA, C.; AMIRIDIS I. Musclere action function of individuals with intellectual disabilities maybe improved through therapeutic use of a horse. *Research in Developmental Disabilities*, v. 34, p. 2442-2448, 2013.

17. HALLAL, C. Z.; SPINOSO, D. H.; MORCELLI, M. H.; FONSECA, L. C.; GONÇALVES, M. G.; MARQUES, N. R. Identification of changes in kinematics and electromyographic parameters during dual-task gait: a comparative study between young and elderly female subjects. *Fisioterapia emmovimento*, v. 28, n. 4, p. 701-709, 2015.

18. HERMENS, H. J.; FRERIKS, B.; MERLETTI, R.; STEGEMAN, D.; BLOK, J.; RAU, G. et al. *European Recommendations for Surface Electro MyoGraphy – Results of the SENIAM project*. Roessingh Research and Development b.v., 1999.

19. HIGASHIHARA, M.; SONOO, M.; ISHIYAMA, A.; NAGASHIMA, Y.; MATSUMOTO, K.; UESUGI, H. et al. Quantitative Analysis of Surface Electromyography for Pediatric Neuromuscular Disorders. *Muscle Nerve*, v. 58, n. 6, p. 824-827, 2018.

20. KONRAD, P. E. T*he ABD of EMG – A Practical Introduction to Kinesiological Electromyography*. version 1.0. Noraxon INC. USA, 2005. Disponível em: https://www.researchgate.net/publication/270895853_The_abc_of_emg. Acesso em: 11 de mar. 2021.

21. LAGE, J. B. Análise eletromiográfica de tronco e membros inferiores de indivíduos com síndrome de Down, encefalopatia crônica não progressiva da infância, deficiência intelectual durante a hipoterapia em comparação com a marcha independente e suas contribuições para o equilíbrio funcional. 2021. 106 f. Tese (doutorado em Ciências da Saúde). Universidade Federal do Triângulo Mineiro, Uberaba, 2021.

22. LAGE, J. B.; RIBEIRO, M. F.; TEIXEIRA, V. P. A.; ROSA, R. C.; FERREIRA, A. A.; ESPINDULA, A. P. Effect of horse riding equipment in activity of trunk and lower limb muscles in equine-assisted therapy. *Acta Scientiarum. Health Sciences*, v. 42, n. e52739, p. 1-8, 2020.

23. LEE, D.R.; LEE, N.G.; CHA, H.J.; SUNG O, Y.; HYUN YOU, J.H.; OH, J.H.; BANG, H.S. The effect of robo-horse back riding therapy on spinalalign ment and associated muscle size in MRI for a child with neuromuscular scoliosis: An experimenter-blind study. *Neuro Rehabilitation*, v. 29, p. 23-27, 2011.

24. LI, P.; NIE, Y.; CHEN, J.; NING,N. Application Progress of Surface Electromyography and Surface Electromygraphic Biofeedback in Low Back Pain. *ZhongguoXiu Fu Chong Jian Wai Ke Za Zhi*, v. 31, n. 4, p. 504-507, 2017.

25. LISIN. *Laboratory for Engineeringofthe Neuromuscular System*. 2021. Disponível em: lisin.polito.it. Acesso em: 5 de mar. 2021.

26. MARCHETTI, P. H.; DUARTE,M. Eletromiografia:uma breve revisão sobre os procedimentos deaquisição de sinal. *Terapia Manual*, v. 9, n. 44, p. 548-553,2011.

27. MARTENS, J.; FIGUEIREDO, P.; DALY,D. Electromyography in the four competitive swimming strokes: A systematic review. *Journal of Electromyography and Kinesiology*,v. 25, n. 2, p. 273-291, 2015. DOI:10.1016/j.jelekin. 2014.12.003

28. MEDICAL EXPO. *Modelos eletromiógrafos*. 2021. Disponível em:https://www.medicalexpo.com/pt/fabricante-medico/eletromiografo-2730.html. Acesso em: 4 de mar. 2021.

29. MERLETTI, R. *Non Invasive Electromyography*. 2016. Disponível em: robertomerletti.it.Acessoem: 5 de mar. 2021.

30. MERLETTI, R. Standards for Reporting EMG Data. International Society Electrophysiology and Kinesiology. *Journal of Electromyography and Kinesiology*, v. 9, n. 1, p. III-IV, 1999.

31. MERLETTI, R.; FARINA, D.*Surface Electromyography*: Physiology, Engineering,and Applications. John Wiley & Sons, Hoboken, NJ,2016. DOI:https://doi.org/10.1002/9781119082934.

32. MERLETTI, R.; MUCELI, S.Tutorial. Surface EMG detection in space and time: Bestpractices. *Journal of Electromyography and Kinesiology*, v. 49, 102363, 2019.

33. MILLER, L. C.; DEWALD, J. P. Involuntary paretic wrist/finger flexion forces and EMG increase with shoulder abduction load in individuals with chronic stroke. *Clinical Neurophysiology*, v. 123, n. 6, p. 1216-1225, 2012.

34. NODA, D. K. G.; MARCHETTI, P. H.; VILELA JUNIOR, G. B. A eletromiografia de superfície em estudosrelativos à produção de força.*Revista CPAQV – Centro de Pesquisas Avançadas em Qualidade de Vida*, v. 6, n. 3, p. 1-25, 2014.

35. PAPAGIANNIS, G. I.; TRIANTAFYLLOU, A. I.; ROUMPELAKIS, I. M.; ZAMPELI, F.; ELENI, P. G.; KOULOUVARIS, P. et al. Methodology of surface electromyography in gait analysis: review of the literature. *Journal of Medical Engineering & Technology*,v. 43, n. 1, p. 59-65, 2019.

36. PRESTON, D. C.; SHAPIRO, B. E. *Electromyography and Neuromuscular Disorders E-Book*: Clinical-Electrophysiologic Correlations (Expert Consult-Online). Elsevier Health Sciences, 2012.

37. RESENDE, A. P. M.; NAKAMURA, M. U.; FERREIRA, E. A. G.; PETRICELLI, C. D.; ALEXANDRE, S. M.; ZANETTI, M. R. D.Eletromiografia de superfície para avaliaçãodos músculos do assoalho pélvico feminino:revisão de literatura.*Fisioterapia e Pesquisa*, v. 18, n. 3, p. 292-297, 2011.

38. RIBEIRO, M.F; ESPINDULA, A.P.; FERREIRA, A.A.; SOUZA, L.A.P.S.; TEIXEIRA, V.P.A. Electromyographic evaluation of the lower limbs of patients with Down syndrome in hippotherapy. Acta Scientiarum. Health Sciences, v. 39, n. 1, p. 17-26, Jan.-June, 2017.

39. RIBEIRO, M.F; ESPINDULA, A.P.; BEVILACQUA JÚNIOR, D.E.; TOLENTINO, J.A.; DA SILVA, C.R.F.; ARAÚJO, M.F., et al. Activation of lower limb muscles with different types of mount in hippotherapy. *Journal of Bodywork & Movement Therapies*, v. 22, p. 52-56, 2018.

40. RIBEIRO, M.F; ESPINDULA, A.P.; LAGE, J.B.; BEVILACQUA JÚNIOR, D.E.; DINIZ, L.H.; DE MELLO, E.C. et al. Analysis of the electromiographic activity of lower limb and motor function in hippotherapy practitioners with cerebral palsy. *Journal of Bodywork& Movement Therapies,* v. 23, p. 39-47, 2019.

41. SANTOS, A. C.; SILVA, C. A. B. Eletromiografia de superfície de músculos masséteres e temporais com percentual de uso durante a mastigação em candidatos à gastroplastia. *Arquivos Brasileiros de Cirurgia Digestiva*, v. 29, n. Supl. 1, p. 48-52, 2016.

42. SENIAM. Surface ElectroMyoGraphy for the Non-Invasive Assessment of Muscles. *SENIAM project*. 2021. Disponível em: seniam.org. Acesso em: 5mar. 2021.

43. STAUDENMANN, D.K.; ROELEVELD, D.F.; STEGEMAN, J.H.; VAN DIEEN. Methodological aspects of SEMG recordings for force estimation – a tutorial and review. Journal of electromyography and kinesiology. v. 20, p. 375-387, 2010.

44. STEELE, K. M.; ROZUMALSKI, A.; SCHWARTZ,M. H. Muscle synergies and complexity of neuromuscularcontrol during gait in cerebral palsy. *Developmental Medicine & Child Neurology*, v. 57, n. 12, p. 1176-1182, 2015.

45. SUNG, Y.; KIM, C.; YU, B.; KIM, K. A hippotherapy simulatoris effective to shift weight bearing to ward the affected side during gait in patients with stroke. *Neuro Rehabilitation*, v. 33, p. 407-412, 2013.

46. VODUSEK, D. B. The role of electrophysiology in the evaluation of incontinence and prolapse. *Current Opinion Obstetricsand Gynecology*,v. 14, n. 5, p. 509-514,2002.

47. WANG, Y.; LI, J.; ZHOU, H.; LIU, G.; ZHENG, Y.; WEI, B.et al.Surface electromyographyas a measure oftrunk muscle activity in patients with spinalcord injury: a meta-analytic review.*The Journal of Spinal Cord Medicine*, v. 39, n. 1, p. 15-23, 2016.

AUTISM TREATMENT EVALUATION CHECKLIST (ATEC) NO CONTEXTO DA EQUOTERAPIA

Alexandre Rezende[1]

Introdução

O Manual Diagnóstico e Estatístico de Transtornos Mentais (***Diagnostic and Statistical Manual of Mental Disorders***), conhecido pela sigla DSM, foi elaborado de forma colaborativa e coletiva, com a participação de centenas de pesquisadores e profissionais da área da saúde, a fim de satisfazer exigências clínicas e científicas, que demandam uma descrição clara e concisa do transtorno mental, pautada em critérios diagnósticos válidos, complementados por fatores de risco, características associadas e os avanços em pesquisa sobre as várias expressões de cada transtorno.

O DSM tem o propósito de estimular o uso de uma linguagem comum que facilite a comunicação entre clínicos, educadores e pesquisadores sobre o diagnóstico dos transtornos mentais; como também, de subsidiar profissionais competentes, das áreas de saúde e educação, na realização de uma avaliação diagnóstica que conduza a um programa de intervenção individualizado e adequado para o perfil de características de cada pessoa.

O Transtorno de Espectro Autista (TEA), na quinta edição do DSM, passou por uma revisão a fim de conferir ao diagnóstico uma abordagem dimensional, em contraposição às categorias diagnósticas restritas utilizadas na edição anterior. No caso do TEA, as alterações redundaram na fusão de vários quadros clínicos específicos que apresentavam sintomatologias e propriedades funcionais aproximadas, a saber: "autismo infantil precoce, autismo infantil, autismo de Kanner, autismo de alto funcionamento, autismo atípico, transtorno global do desenvolvimento sem outra especificação, transtorno desintegrativo da infância e transtorno de Asperger" (APA, 2013, p. 53).

O agrupamento de transtornos, a fim de maximizar a validade científica do diagnóstico e a sua utilidade clínica, foi realizado a partir de alguns indicadores chaves: funções neurais, traços familiares, fatores de risco genéticos

---

[1] Doutor em Ciências da Saúde (UnB), Mestre em Educação (UnB), Especialista em Educação Física Especial (UFPe), Licenciado em Educação Física (UnB), Professor da UnB/Faculdade de Educação Física.

e ambientais, biomarcadores, antecedentes temperamentais, anormalidades emocionais ou cognitivas, similaridade de sintomas, curso da doença, comorbidade elevada e resposta terapêutica. O mais importante, no entanto, é que esse agrupamento seja capaz de "estimular novas perspectivas clínicas e encorajar pesquisadores a identificar os fatores psicológicos e fisiológicos transversais" (APA, 2013, p. 11), que ampliem a compreensão das possibilidades terapêuticas e educativas no enfrentamento das complicações decorrentes dos transtornos.

Os pesquisadores envolvidos com a construção conjunta do DSM-5 argumentam que a ciência que respalda a compreensão dos transtornos mentais está em contínuo e progressivo aperfeiçoamento, logo, o próprio "DSM precisa evoluir [...], e um aspecto importante dessa transição deriva da constatação de que um sistema categórico demasiadamente rígido não captura a experiência clínica nem importantes observações científicas" (APA, 2013, p. 1).

Parte dos problemas gerados pela lógica restritiva da classificação anterior do DSM, pode ser atribuída ao fato de que "a ciência não estava madura o suficiente para produzir diagnósticos plenamente válidos" (APA, 2013, p. 1), como também, para corresponder às exigências que fazem parte tanto da prática clínica como do campo das pesquisas.

Essa análise crítica, de forma reflexiva, pode ser estendida para o delineamento das pesquisas sobre o TEA: será que a ciência é capaz de prescrever, de forma segura, a melhor maneira para educar e reabilitar as crianças com TEA, assim como, de determinar a estratégia, válida e fidedigna, para avaliar e acompanhar as intervenções?

Se a resposta é negativa, não é o caso de reconhecermos a importância de adotarmos uma perspectiva clínica, com relatos de estudos de caso, que direcionem a atenção para um fator singular, que seja relevante para aquela pessoa e, após a confirmação de outros estudos semelhante, incentivar a realização de estudos sobre o potencial de aplicação desse fator a grupos de pessoas? Estudos exploratórios com tais características não são necessários para que se possa, após uma compreensão aprofundada do TEA e da equoterapia, dar início a ensaios clínicos randomizados que tenham: (a) critérios apropriados para amostragem; (b) princípios teóricos específicos para definir a proposta de intervenção; (c) instrumentos de medida adequados para mensurar os efeitos. Se a metodologia científica e as exigências da área de saúde consideram, por um raciocínio correto, os ensaios clínicos randomizados como imprescindíveis, resta saber, no entanto, se as imposições do rigor científico correspondem ao estágio atual do conhecimento científico que dispomos sobre o TEA e sobre a equoterapia?

A equipe envolvida na elaboração do DSM percebeu o equívoco de seguir uma diretriz voltada para obter homogeneidade diagnóstica, mas que desprezava a realidade clínica e funcional. Isso, portanto, habilita, no campo da investigação científica, o uso de critérios para composição da amostra que levem em consideração o fato de que: (a) há heterogeneidade de sintomas quando se comparam as pessoas com um mesmo transtorno, o que significa dizer que o diagnóstico de TEA não torna duas pessoas equivalentes, para que recebam a mesma intervenção ou façam parte de um mesmo grupo da amostra; como também, (b) é possível que pessoas diagnosticadas com transtornos diferentes tenham sintomas compartilhados, que permitam a utilização de propostas de intervenção semelhantes ou que sejam alocadas em um mesmo grupo de estudo.

Logo, o caminho metodológico para melhor compreensão científica dos processos de aprendizagem e reabilitação das pessoas com TEA deve ser diversificado, de forma a abranger, de acordo com os problemas que marcam intervenção e com as questões teóricas a serem respondidas, a realização de estudos com vários tipos de delineamento de pesquisa, assim como, que analisem variáveis biopsicossociais a partir de diferentes instrumentos quantitativos e qualitativos de estudo.

Como parte dessa flexibilização metodológica, destacamos que, de acordo com as novas diretrizes diagnósticas do DSM-5 (APA, 2013), nos estudos sobre o TEA devemos ter uma atenção especial em relação à composição da amostra, de maneira a evitar a ênfase em aspectos gerais do diagnóstico, como idade, gênero e gravidade. É preciso complementar essa caracterização geral com a descrição de cada caso em particular, o que requer a inclusão de uma história clínica criteriosa e um resumo conciso dos fatores sociais, psicológicos e biológicos que influenciam no desenvolvimento e no desempenho biopsicossocial de cada pessoa com TEA. O objetivo final de uma formulação clínica de caso é usar as informações contextuais e diagnósticas disponíveis para desenvolver um plano terapêutico individualizado, que esteja em consonância com o contexto cultural e social no qual a pessoa está inserida.

Como o último comentário prévio, antes de iniciar a apresentação de um instrumento de avaliação do desenvolvimento biopsicossocial da criança com TEA, destacamos que tanto a equipe da Associação Psiquiátrica Americana (APA), responsável pela elaboração do DSM-5, como a da Organização Mundial da Saúde (OMS), destacam a necessidade de separar o conceito de transtorno mental, que faz parte da Classificação Internacional de Doenças (CID), logo, no campo das psicopatologias, do conceito de incapacidade, que se refere aos prejuízos no funcionamento social e nas áreas importantes da vida das pessoas com algum tipo de deficiência, o que faz parte da Classificação Internacional de Funcionalidade, Incapacidade e Saúde (CIF). Enquanto o *Autism Treatment Evaluation Checklist* (ATEC) é um instrumento voltado para a questão do desenvolvimento psicopatológico no âmbito do TEA, a Escala de Avaliação de Incapacidade da OMS, conhecida pela sigla

WHODAS, baseia-se na CIF e tem utilidade comprovada como uma medida padronizada de incapacidades geradas pelo TEA (recomenda-se a consulta ao excelente material disponível sobre o WHODAS pela OMS).

Breve histórico

Origem

Este capítulo tem por objetivo apresentar o *Autism Treatment Evaluation Checklist* (ATEC), que foi difundido pela sigla em inglês, logo, dispensa uma tradução. É um instrumento de avaliação desenvolvido por Stephen M. Edelson e Bernard Rimland, em meados da década de 1990, que contou com o apoio do *Autism Research Institute* (ARI). O formulário é composto de 77 itens, selecionados para avaliar a eficiência de tratamentos e para monitorar o desenvolvimento de uma pessoa com TEA ao longo do tempo, de forma a abranger quatro fatores: (1) Fala/Linguagem/Comunicação, (2) Sociabilidade, (3) Consciência Sensorial e Cognitiva e (4) Física/Saúde/Comportamento.

No histórico sobre o desenvolvimento do ATEC, os autores destacam uma questão que tem uma relação direta com as mudanças relatadas sobre o DSM-5, a inexistência, na época, de instrumentos de avaliação construídos para mensurar os efeitos decorrentes da realização de uma intervenção, de caráter terapêutico ou educativo, sobre os fatores biopsicossociais que caracterizam as crianças com TEA. Essa lacuna era preenchida com o uso, inapropriado, de instrumentos elaborados para fazer o diagnóstico, e não para monitorar possíveis mudanças funcionais no desempenho da criança com TEA.

A elaboração do ATEC iniciou com a compilação de itens sobre o desenvolvimento que fossem considerados como adequados para a descrição das especificidades que caracterizam uma criança com TEA. Em seguida, os cerca de 1.000 itens foram submetidos a apreciação crítica de pesquisadores e clínicos, para que, na condição de peritos, atestassem a validade aparente do ATEC, selecionando os itens que, de acordo com sua larga experiência no estudo e na intervenção do TEA, eram clinicamente relevantes e estavam redigidos de forma clara e precisa. O próximo passo foi a realização de um piloto, com a aplicação do ATEC durante seis meses na avaliação de 1.358 casos. Os dados foram analisados de acordo com critérios psicométricos que confirmaram a consistência interna do instrumento, com uma associação alta entre os itens de cada um dos fatores e uma associação baixa entre os quatro fatores.

O ATEC está disponível gratuitamente online, no site do ARI. É utilizado por profissionais, pesquisadores e pais, que acompanham as crianças com TEA em ambientes clínicos, nas escolas e em casa; está disponível em 25 idiomas diferentes e é um dos instrumentos mais difundidos na comunidade que se dedica às questões relacionadas com o TEA.

Nome do teste em idioma original

ATEC é a sigla do nome, em inglês, do questionário *Autism Treatment Evaluation Checklist*, criado para fornecer uma medida, que seja sensível o suficiente, para dimensionar mudanças efetivas, que possam ser apontadas como parte dos resultados provenientes da realização de uma intervenção, terapêutica ou educacional, sobre o desenvolvimento de uma criança com TEA.

Como se trata do nome do instrumento, não há necessidade de uma tradução para o português. A principal vantagem de não fazer a tradução é facilitar a identificação de estudos, em diversos idiomas, que utilizam o ATEC como instrumento de medida.

Finalidade

O ATEC é um questionário com quatro fatores, que se propõe a mensurar o desempenho biopsicossocial de uma criança com TEA, em situações cotidianas que envolvem habilidades comunicativas, interações sociais, participação ativa e autonomia funcional, avaliadas a partir da observação atenta de pessoas que convivem continuamente com a criança, em um contexto institucional ou familiar. Não se restringe a mensurar variáveis específicas de forma isolada, mas em verificar se estão ocorrendo mudanças significativas na maneira como a criança enfrenta os principais desafios que fazem parte da vida de uma pessoa com TEA.

Ao contrário dos instrumentos diagnósticos, que se dedicam a definir se a criança tem ou não TEA, o ATEC avalia o impacto que as limitações decorrentes do quadro clínico do TEA geram sobre o nível de desempenho biopsicossocial da pessoa. Sendo assim, de acordo com o escore obtido no ATEC, uma pessoa com diagnóstico de TEA que tenha uma pontuação equivalente à de uma pessoa neurotípica, pode ser considerada, do ponto de vista clínico e educativo, como sem limitações.

O principal uso do ATEC, no entanto, é mensurar, de forma válida e fidedigna, se ocorrem alterações no desempenho de uma criança com TEA, o que fornece aos pesquisadores e aos profissionais, de saúde e educação, evidências empíricas para que realizem um monitoramento preciso das mudanças decorrentes: (a) dos processos relacionados com o desenvolvimento humano, e (b) das intervenções realizadas para a reabilitação ou educação das crianças com TEA.

É importante considerar que para responder de maneira adequada os itens que compõem o ATEC o(a) avaliador(a) deve ter uma convivência contínua com a criança com TEA, o que normalmente compreende a mãe, o pai, um(a) cuidador(a) ou um(a) professor(a). Como cada criança terá um(a) avaliador(a) específico, devemos ter uma atenção especial para certos cuidados metodológicos que contribuam para uma consistência na utilização dos critérios de avaliação, como também, para ampliar a fidedignidade das medidas. Vieses relacionados com a desejabilidade social ou com o envolvimento afetivo devem ser, na medida do possível, reduzidos.

O DSM-5 (APA, 2013, p. 14) alerta para a necessidade de se considerar que o discernimento por parte do(a) avaliador(a) de que um determinado comportamento é anormal, depende das normas e valores culturais que influenciam na sua avaliação. Os limiares de tolerância para definir que determinados sintomas são ou não problemáticos são diferentes de acordo com cada contexto social e familiar. No caso do ATEC, isso indica a importância de se manter o(a) mesmo(a) avaliador(a) ao longo de todo o processo de avaliação, a fim de evitar que diferenças entre os(as) avaliadores(as) em função de questões culturais sejam consideradas como efeitos da intervenção realizada. Quando se mantém o(a) avaliador(a), há uma expectativa de que a influência dos aspectos culturais seja menor, pois geralmente se referem a normas e princípios que estão internalizados, logo, que estarão presentes desde o início e em todas as avaliações posteriores, desde que, as experiências de vida, não criem estratégias de enfrentamento que aumentem a resiliência ou a vulnerabilidade a determinadas situações (o que deve ser monitorado).

Por último, é importante considerar que, como destacado anteriormente, as mudanças mensuradas pelo ATEC podem ser decorrentes de processos relacionados com o desenvolvimento humano, o que aponta para uma das oito ameaças à validade interna de uma pesquisa, a maturação. É preciso, portanto, discriminar a variação na pontuação do ATEC que é provocada pelos processos internos, em função da idade e das experiências típicas das crianças, e as mudanças que podem ser reconhecidas como benefícios gerados pela intervenção realizada ou prejuízos decorrentes da gravidade dos sintomas do quadro clínico do TEA.

População original

O ATEC foi desenvolvido para ser um instrumento de avaliação de fácil aplicação, gratuito, capaz de fornecer uma medida, válida e fidedigna, para que profissionais, de saúde e educação, pesquisadores e pais possam monitorar o desenvolvimento biopsicossocial de crianças com diagnóstico de Transtorno do

Espectro Autista, de ambos os sexos, na faixa etária de 2 anos até 12 anos de idade, considerando que antes de 2 anos, o próprio diagnóstico costuma estar indefinido.

Com o apoio do *Autism Research Institute* (ARI), o ATEC vem sendo aplicado de forma longitudinal, em diversos países, independente do nível socioeconômico da família, para indicar se estão ocorrendo mudanças no desempenho da criança, que podem não ser evidentes para todos que a acompanham. Esses dados possibilitam uma análise crítica dos resultados que estão sendo gerados pelas propostas de reabilitação e educação, realizadas para estimular o potencial de aprendizagem e contribuir para a melhoria de sua qualidade de vida.

Versões e atualizações

Desde a sua criação e o início da sua difusão em 1999, o ATEC não passou por modificações ou atualizações na sua estrutura ou na forma de aplicação. O ATEC tem 77 itens, que estão divididos nos quatro fatores descritos a seguir:

Fator 1 – Discurso / Linguagem / Comunicação, que possui 14 itens;
Fator 2 – Sociabilidade, que possui 20 itens;
Fator 3 – Percepção Sensorial / Cognitiva, que possui 18 itens;
Fator 4 – Saúde / Física / Comportamento, que possui 25 itens.

É um instrumento caracterizado como lápis-papel, ou seja, um questionário que para ser aplicado requer, tão somente, ter disponível um recurso de escrita (caneta ou lápis) e o formulário, que pode ser impresso em apenas uma folha (frente e verso), mas que também está disponível de forma online, no site da ARI, o que viabiliza o compartilhamento dos dados.

Países que utilizam o teste ou escala

Há relatos de que o ATEC já foi traduzido e validado para cerca de 25 países diferentes.

Utilizado ou não no contexto da equoterapia

Ao realizar um levantamento de estudos científicos sobre o uso da equoterapia para pessoas com TEA, que tenham utilizado o ATEC como parte dos métodos de pesquisa, para avaliar os resultados obtidos, encontramos um estudo pioneiro, realizado por Haris Memishevikj e Saudin Hodzhikj, em 2010, na Bósnia-Herzegovina, publicado pelo periódico *Journal of Special Education and Rehabilitation*, que envolveu a participação de quatro crianças com TEA, dois meninos e duas meninas, com idade entre 8 e 10 anos; de acordo com as informações contidas no laudo psicopedagógico, duas crianças tinham deficiência intelectual leve e as outras duas deficiência intelectual grave. O programa de equoterapia foi implementado ao longo de 10 semanas, com uma sessão semanal, de 30 minutos de duração, com atividades iniciais de interação com o cavalo (horsemanship), e diversos exercícios de equitação. Os resultados sugerem que as crianças com menor comprometimento intelectual apresentaram melhora no desempenho em três dos quatro fatores que compõem o ATEC, enquanto as outras duas não tiveram alterações na pontuação do ATEC. Os autores referem a possibilidade de erro na realização da medida inicial, que deve merecer uma atenção especial em estudos posteriores.

Aplicabilidade

O ATEC é um instrumento desenhado para avaliar um fenômeno considerado multifatorial. Isso significa que a escolha dos quatro fatores, assim como dos itens que compõem cada um deles, levou em consideração as características do quadro clínico do TEA, de forma construir uma medida que melhor represente um constructo abrangente, a saber o desempenho biopsicossocial de uma criança com TEA. A avaliação de dimensões humanas que não podem ser mensuradas diretamente, pois se caracterizam pela articulação de diversas propriedades, é um dos principais desafios da psicometria.

A finalidade principal do ATEC, portanto, é fornecer uma medida geral do desempenho, que considere alguns fatores chaves. Temos, no entanto, uma tendência, que faz parte da própria lógica do conhecimento científico, de dividir o todo em partes e dirigir a atenção para as partes em si mesmas, o que, mesmo que não seja intencional, nos afasta da compreensão do todo, que costuma ser maior do que a soma de partes isoladas. Nesse caso, isso é um alerta para o fato de que devemos priorizar o escore total da ATEC. Quando a atenção é dirigida para cada um dos seus quatro fatores, essa deve ser uma análise secundária, que deve ser feita para auxiliar na compreensão do constructo mais abrangente, o desempenho biopsicossocial (expresso no escore total do ATEC). Essas considerações ressaltam que não temos quatro instrumentos, mas um instrumento composto de quatro fatores. Sendo assim, a análise de um dos fatores deve sempre ter em mente a articulação que esse fator tem com os outros três fatores, assim como, as repercussões desse fator em particular para o constructo maior, no caso, a avaliação do desempenho geral da criança com TEA.

Os fatores que compõem o ATEC, pela forma como são denominados, contribuem para esclarecer que foi preciso um esforço de interpretação teórica dos autores para reunir os itens um torno de cada um dos fatores. O único fator que conseguiu congregar todos os itens em torno de um conceito geral foi o fator Sociabilidade, enquanto os demais são caracterizados pela reunião de itens que, apesar de correlacionados entre si, parecem não ter um conceito geral que seja adequado para os descrever, logo, são denominados por uma expressão justaposta, que reúne dois ou três conceitos.

Figura 1 – Constructo geral do ATEC e a articulação entre os "quatro" fatores

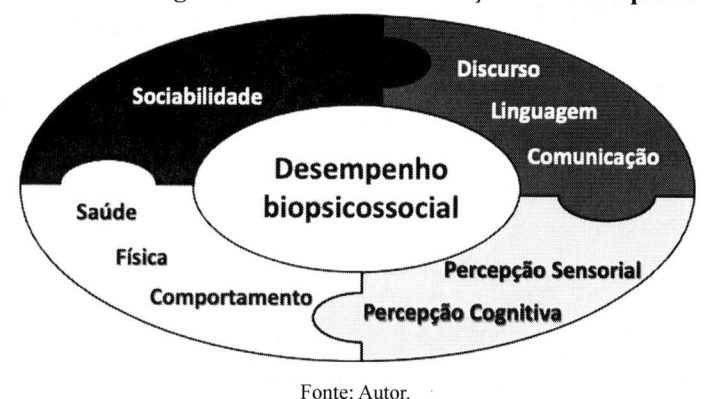

Fonte: Autor.

Quadro 1 – Detalhamento da quantidade de itens e pontuação dos fatores do ATEC

Fator	Quantidade	Pontuação	Escore fator	Escore ATEC
I – Discurso / Linguagem / Comunicação	14 itens	0 – 1 – 2	28 pontos	179 pontos (77 itens)
II – Sociabilidade	20 itens	0 – 1 – 2	40 pontos	
III – Percepção Sensorial / Cognitiva	18 itens	0 – 1 – 2	36 pontos	
IV – Saúde / Física / Comportamento	25 itens	0 – 1 – 2 – 3	75 pontos	

Fonte: ARI https://www.autism.org.

O ATEC é uma medida gerada pela observação do comportamento de uma criança com TEA, realizada por um(a) avaliador(a) que convive com ela de forma regular e contínua, logo, normalmente quem avalia é a mãe, o pai ou um(a) cuidador(a). O preenchimento do ATEC, portanto, é influenciado pelo estilo parental, no caso da mãe e do pai, ou pelo tipo de interação que caracteriza a relação entre a criança e o(a) cuidador(a), o que implica em uma atitude ora condescendente ora exigente, que interfere na pontuação final obtida pela criança. Como não é possível, no caso da avaliação de uma pessoa com TEA, obter dados a partir de uma observação pontual ou por meio da realização de testes, como também, é inviável acompanhar cada criança por vários dias, em diversos cenários sociais, para obter informações que fazem parte da rotina dela, a melhor alternativa é recorrer a quem pode fornecer esses dados.

Relação entre o que o teste avalia e os estímulos da equoterapia

O ATEC é uma medida geral do desempenho biopsicossocial da criança com TEA, logo, não se destina a mensurar variáveis específicas que estejam relacionadas com as atividades previstas para serem realizadas pelo protocolo de intervenção da equoterapia. A principal vantagem, é que as evidências fornecidas pelo ATEC atestam a relevância prática, do ponto de vista funcional, e o impacto social gerado sobre a qualidade de vida da criança com TEA. Se existem objetivos específicos, definidos a partir das necessidades da criança ou de questões teóricas de interesse do(a) pesquisador(a), que dão ensejo à realização de atividades dirigidas para sua efetivação, faz-se necessário a identificação de instrumentos adicionais de medida, de caráter quantitativo ou qualitativo, que forneçam evidências apropriadas para subsidiar a discussão teórica e contribuir para a produção de conhecimentos científicos.

A equoterapia é uma proposta de intervenção assistida pela interação com o cavalo, um animal de grande porte que desperta o interesse da criança. As experiências corporais vivenciadas na equoterapia possuem um impacto emocional, de empoderamento e prazer, capaz de gerar, na criança, benefícios psicológicos de caráter qualitativo. A mensuração direta desses benefícios é algo complicado de ser realizado, ainda mais no caso de crianças com TEA, que possuem dificuldades próprias para realizar um relato, verbal ou escrito, que descreva o significado que a equoterapia tem para sua vida. Os dados do ATEC, conforme supracitado, não avaliam tais benefícios psicológicos, em si mesmos, mas indicam se eles, associados ou não a outros fatores, foram suficientes para modificar o desempenho geral da criança com TEA.

Expectativas de mudanças nas variáveis em função da equoterapia

A equoterapia é uma intervenção que mobiliza a criança com TEA como um todo. A equipe multidisciplinar de atendimento interage de forma ativa e insistente com o(a) praticante criando várias situações que estimulam a comunicação, a interação social, a ativação cognitiva e sensorial, além de alguns aspectos comportamentais.

É preciso também considerar a influência exercida pela interação entre a criança e o cavalo, em parte mediada pela equipe, mas também, uma relação direta e diferente, pois abrange um conjunto de possibilidades diferentes das que estão em jogo entre duas pessoas. O cavalo transporta e ao mesmo tempo aceita ser dirigido pelo(a) praticante; o cavalo ouve e responde, mas não exige uma resposta do(a) praticante; o cavalo deixa o(a) praticante em um plano mais alto e lhe transmite força; o cavalo proporciona ao(à) praticante uma série de novas experiências corporais desafiadoras. Esse conjunto diversificado de "constrangimentos", expressão utilizada por pesquisadores portugueses da pedagogia do esporte para e referir a estímulos diferenciados que desafiam a criança a utilizar suas habilidades a fim de corresponder às situações dinâmicas que caracterizam um jogo, aponta para o potencial da equoterapia para gerar benefícios funcionais que provavelmente vão provocar mudanças nos escores do ATEC.

População – idade, sexo, condição clínica, outros indicadores

O ATEC é um instrumento de medida do desempenho biopsicossocial criado para avaliar crianças com TEA de 2 a 12 anos de idade, de ambos os sexos, com diferentes níveis de comprometimento, definidos, segundo o DSM-5, de acordo com os prejuízos relacionados com a comunicação social e com a manifestação de padrões de comportamento restritivos e repetitivos.

O ATEC, assim como a equoterapia, abrange os três níveis de gravidade, a saber: nível 1 – pessoas que *exigem apoio* (corresponde ao quadro de menor gravidade); nível 2 – pessoas que *exigem apoio substancial* (corresponde ao quadro mediano de gravidade); nível 3 – pessoas que *exigem apoio muito substancial* (corresponde ao quadro de maior gravidade). De acordo com o estudo longitudinal realizado por Mahapatra et al. (2018), os resultados de uma coorte observacional indicam que há uma correlação inversamente proporcional entre o nível de gravidade e os benefícios mensurados pelo ATEC, ou seja, quando maior a gravidade menor a intensidade dos benefícios. O mesmo ocorre com a idade, que também é inversamente proporcional aos benefícios, logo, quanto maior a idade da criança, menor a intensidade dos benefícios, o que destaca a relevância de uma estimulação precoce das crianças com TEA. Não foram encontradas diferenças em relação ao sexo.

Esses dados sugerem, portanto, sempre que possível, que o agrupamento de participantes com TEA em estudos experimentais ou quase-experimentais que utilizam o ATEC como instrumento de medida, de acordo com o delineamento de pesquisa a ser utilizado, levem em consideração o nível de gravidade e a idade como critérios de composição dos grupos ou de pareamento, para que os grupos sejam o mais homogêneos possível.

Escala de pontuação

O ATEC utiliza uma escala de pontuação específica para cada um dos quatro fatores. Cada escala é composta de um descritor textual, pois as pessoas lidam melhor com uma frase, que expressa uma ideia, no caso, as possíveis respostas para o item, do que com números, que reportam a uma noção de intensidade ou magnitude. O Quadro 2 apresenta as quatro escalas de pontuação. Como a escala é uma informação chave na orientação do(a) avaliador(a) para o correto preenchimento do questionário, recomendamos adotar as diretrizes de instrumentos semelhantes que apresentam as escalas aos(às) avaliadores(as) em uma ficha em separado, que permita a consulta ao longo do preenchimento do ATEC.

Quadro 2 – Escala de pontuação dos quatro fatores do ATEC

FATOR	PONTUAÇÃO DA ESCALA		
Fator I	Não verdadeiro	Parcialmente verdadeiro	Muito verdadeiro
Discurso/Linguagem/Comunicação	[N]	[P]	[V]
	2 pontos	1 ponto	0 ponto
Fator II	Não descreve	Descreve parcialmente	Descreve muito
Sociabilidade	[N]	[P]	[M]
	0 ponto	1 ponto	2 pontos
Fator III	Não descreve	Descreve parcialmente	Descreve muito
Consciência Cognitiva/Sensorial	[N]	[P]	[M]
	2 pontos	1 ponto	0 ponto
Fator IV	Não é problema	Problema menor	Problema Moderado	Problema sério
Saúde/Físico/Comportamento	[N]	[m]	[M]	[S]
	0 ponto	1 ponto	2 pontos	3 pontos

Fonte: ARI https://www.autism.org.

A pontuação do ATEC indica a gravidade dos sintomas do TEA, logo, quanto maior a pontuação maiores são as limitações presentes. Sendo assim, quando se utiliza o ATEC para avaliar os resultados de uma intervenção, a hipótese de pesquisa, quando há expectativa de que ocorram benefícios, é que o escore final seja ser menor que o inicial. É uma lógica diferente da usual, pois quanto menor a pontuação do ATEC o desempenho biopsicossocial da criança com TEA é melhor. No Quadro 2, por exemplo, é possível verificar que os fatores I e III são compostos de itens positivos, logo, quando expressam a condição da criança com TEA avaliada, são quantificados com zero (a ausência de características positivas indica limitações maiores, portanto, recebem a pontuação maior, no caso 2); os fatores II e IV, por sua vez, são compostos de itens negativos, logo, quando presentes, recebem a pontuação maior.

Para um adequado preenchimento do ATEC, o(a) avaliador(a) deve ser orientado(a) a considerar o comportamento apresentado pela criança com TEA durante os últimos 30 dias. Outra orientação importante é, no caso de dúvida sobre a pontuação a ser conferida em um item específico, o(a) avaliador(a) deve sempre optar pela pontuação menor, a fim de evitar que alguma habilidade seja avaliada como obtida, o que pode diminuir a preocupação em fornecer estímulos que contribuam para a sua aquisição. Nenhum item deve ser deixado em branco, pois a escala, em todos os fatores, tem uma opção nula; existe, portanto, uma diferença entre um item não respondido e um item avaliado como nulo.

Na maioria das pesquisas, como também, no acompanhamento clínico das mudanças decorrente da equoterapia, a maneira de interpretar os dados do ATEC é a comparação entre a pontuação inicial (linha de base) e as pontuações posteriores. Porém, para uma formulação exigente das hipóteses de estudo, a magnitude dos resultados deve considerar que a mudança mínima deve ser considerada quando os resultados mudam de um percentil inicial para outro menor. O Quadro 3[2], a seguir, apresenta os dados normativos do ATEC, o que possibilita, além da comparação de cada participante consigo mesmo, a sua comparação com outros.

Quadro 3 – Percentis com os valores de cada fator e o escore total do ATEC

Gravidade	Percentil	Pontuação				
		Fator I	Fator II	Fator III	Fator IV	ATEC
		Mínima: 0	Mínima: 0	Mínima: 0	Mínima: 0	Mínima: 0
		Máxima: 28	Máxima: 40	Máxima: 36	Máxima: 75	Máxima: 179
Sem deficiência	0-9	0-2	0-4	0-5	0-8	0-30
Leve	10-19	3-5	5-7	6-8	9-12	31-41
	20-29	6-7	8-10	9-11	13-15	42-50
Moderado	30-39	8-10	11	12-13	16-18	51-57
	40-49	11-12	12-13	14-15	19-21	58-64
	50-59	13-15	14-15	16-17	22-24	65-71
	60-69	16-19	16-18	18-19	25-28	72-79
	70-79	20-21	19-21	20-21	29-32	80-89
Grave	80-89	22-24	22-25	22-25	33-39	90-103
	90-100	25-28	26-40	26-36	40-75	104-179

Fonte: ARI https://www.autism.org.

Os estudos sobre a equoterapia para crianças, no entanto, devem, como já dito anteriormente, estar atentos para o viés relacionado com a maturação. Sendo assim, além de considerar os dados de referência populacionais supracitados, é preciso também, deduzir do escore total da ATEC, ou dos escores parciais de cada um dos quatro fatores, a pontuação que está diretamente relacionada com o desenvolvimento em si, logo, que não pode ser vista como um benefício gerado pela equoterapia. Esse cuidado metodológico permite

---

2 Com esses dados é possível construir um gráfico com uma linha que descreve os percentis iniciais de cada fator e do escore total do ATEC para marcar os valores de um participante ou de um grupo, e outra(s) linha(s) com o percentil final ou os percentis intermediários, o que expõe de maneira clara, o progresso obtido.

uma interpretação correta dos escores do ATEC, de maneira a ampliar a sua utilidade clínica, pois viabiliza o uso das informações sobre o desenvolvimento das crianças com TEA, como forma de auxílio à discussão dos dados.

O estudo de Mahapatra et al. (2018), analisou os dados de participantes que usaram a versão online do ATEC, ao longo de um período de 4 anos (2013-2017), com o objetivo de caracterizar as mudanças típicas no desempenho biopsicossocial das crianças com TEA, na faixa etária de dois a 12 anos de idade, o que possibilitou a elaboração de quadros normativos que descrevem as mudanças de pontuação do ATEC em função da idade.

É preciso esclarecer que os participantes são de ambos os sexos, de diversos países diferentes e que passaram por uma variedade de tratamentos, logo, não podem ser considerados como dados relacionados exclusivamente ao desenvolvimento. Mesmo assim, fornecem parâmetros relevantes para uma análise criteriosa da amplitude dos benefícios gerados por uma determinada proposta de intervenção, pois deve ser capaz de, pelo menos, gerar os benefícios apontados pelos quadros, como também, permite identificar tratamentos que se destaquem por apresentar resultados acima do esperado.

Vamos apresentar o Quadro 4 com o Escore Total do ATEC em função da idade (MAHAPATRA et al., 2018, p. 5) a título de exemplo, como também, para orientar sobre o uso dos dados para entender uma criança em particular. Os quadros com os escores de cada um dos quatro fatores em função da idade, constam no final do capítulo, como anexos.

No Quadro 4, as linhas estão organizadas de forma crescente com o nível de gravidade, do menor para o maior (lembre-se que quando menor o escore do ATEC, menor a gravidade), enquanto as colunas indicam a idade, em anos. A leitura do quadro deve ser feita em função do seu interesse.

Para localizar as mudanças típicas do escore do ATEC em função da idade, siga os seguintes passos: (1) localize a coluna que corresponde à idade da criança com TEA; (2) localize a linha com o escore mais próximo do escore atual da criança com TEA; (3) desse ponto em diante, consulte, na mesma linha, qual é o próximo escore à direita para identificar qual é expectativa de mudança do Escore Total do ATEC para o ano seguinte.

Uma análise atenta do quadro como um todo revela que o Escore do ATEC sofre oscilações ao longo do desenvolvimento, o que significa dizer que, em alguns momentos, ocorrem avanços, porém, em outros, há retrocessos. Isso reflete o que ocorreu com as crianças com TEA que participaram do estudo, mas também indica que, em alguns casos, no quadro clínico do TEA, o desenvolvimento nem sempre exerce uma influência positiva, ou que existem vieses que estão interferindo na produção dos escores do ATEC.

Quadro 4 – Mudanças no Escore total do ATEC em função da idade

	IDADE										
	2 anos	3 anos	4 anos	5 anos	6 anos	7 anos	8 anos	9 anos	10 anos	11 anos	12 anos
A T E C E S C O R E T O T A L	35	25	17	15	14						
	45	40	30	22	20	18	19	21	22	22	24
	55	43	33	24	22	19	20	22	23	23	25
	64	48	37	28	25	21	21	23	24	24	26
	76	63	50	39	34	29	27	27	25	25	27
	84	65	53	41	36	31	28	27	25	25	27
	94	74	60	47	42	36	32	29	26	26	27
	105	75	61	49	42	37	33	30	26	26	27
	116	86	68	56	48	39	36	32	27	26	28
		93	72	60	52	45	43	40	34	31	30
		103	82	69	58	50	46	43	39	35	34
		113	95	78	66	55	50	45	42	39	37
			105	82	69	58	52	47	43	40	38
			112	89	73	61	54	48	44	42	39
				94	75	63	55	49	45	42	40
				104	92	78	68	59	54	48	44
				115	102	91	76	64	58	52	48
					104	94	77	65	58	53	49
						114	95	82	71	63	59
							103	88	75	66	61
								95	79	69	63
									86	76	67

Fonte: Mahapatra et al. (2018).

Um bom exemplo de viés que pode gerar oscilações no escore do ATEC e, portanto, deve ser analisado de forma crítica pelos pesquisadores que decidem pela sua utilização, são as conclusões do estudo de Mahapatra et al. (2018) sobre os dados longitudinais sobre a pontuação do ATEC. Os dados sobre uma ampla amostra de crianças com TEA, indicaram, de forma surpreendente, que participantes de dois anos de idade, com Escore Total do ATEC menor do que 64, logo, com nível de gravidade leve ou moderado, apresentam melhorias no desempenho biopsicossocial até os 7 anos (pois o escore do ATEC diminui), mas, em seguida, o escore aumenta, o que indica uma deterioração do desempenho aos 12 anos de idade.

Na análise crítica dos autores, a deterioração do desempenho pode estar relacionada com uma mudança no critério de avaliação do(a) avaliador(a) em relação ao comportamento da criança (MAHAPATRA et al., 2018). Em um item como: "Não gosta de ser abraçado/aconchegado", a criança pode apresentar o mesmo desempenho, mas a interpretação do(a) avaliador(a) pode se tornar mais ou menos exigente, o que leva a uma alteração na pontuação. Não podemos ignorar que os "transtornos mentais são definidos em relação a normas e valores culturais, sociais e familiares (APA, 2013, p. 14), que são transmitidos e recriados, em função das experiências pessoais e, portanto, afetam e moldam o significado atribuído aos sintomas e comportamentos da criança com TEA. O DSM-5 alerta que essas diferenças influenciam limiares de tolerância para sintomas ou comportamentos específicos, e fazem com que uma experiência que não era considerada como problemática ou patológica quando a criança ainda era pequena, pode não ser mais aceita quando ela cresce.

Importante dizer que os pesquisadores e profissionais, de saúde e educação, não estão imunes à influência cultural, pois a cultura também afeta as condutas de intervenção, influencia nas decisões terapêuticas ou educacionais, modula a interpretação dos resultados, bem como direciona as discussões teóricas sobre as evidências científicas.

Validação

De acordo com o estudo de Freire et al. (2018), a versão brasileira do ATEC, em análises de teste-reteste, obteve, para todos os fatores e o escore total, um valor de coeficiente de correlação maior que 0,9 com p < 0,001. Foi também realizada a análise de validade concorrente entre o ATEC e o CARS, resultando em um coeficiente de correlação de 0,8 (p < 0,001) entre o CARS e o escore total do ATEC, e uma correlação maior de 0,7 (p < 0,001) entre o CARS e os fatores Sociabilidade e Consciência Cognitiva/Sensorial; a correlação entre o CARS e os fatores Discurso/Linguagem/Comunicação e Saúde/Física/Comportamento foram maiores que 0,6 (p = 0,001).

Os resultados confirmam os estudos da versão em inglês e reforçam a indicação de uma alta confiabilidade teste-reteste e uma validade concorrente da ATEC em relação ao CARS, o que recomenda o uso do ATEC como uma ferramenta confiável e válida para avaliar a equoterapia e os benefícios que essa intervenção proporciona para as crianças com TEA.

O site da ARI apresenta os estudos de vários pesquisadores sobre as propriedades psicométricas do ATEC, como também, sobre suas possibilidades de uso. Klaveness et al. (2013), em estudo sobre a eficácia das intervenções dietéticas; Magiati et al. (2011), em um estudo com cinco anos de duração, monitorando o desenvolvimento de 22 crianças em idade escolar; os estudos de Vyshedskiy et al. (2020) sobre a utilidade do ATEC; e o estudo longitudinal, já citado, de Mahapatra et al. (2018).

Quantidade de medidas

O ATEC é um instrumento gratuito e sem custo; que tem uma quantidade pequena de itens, 77 ao todo; organizados em um formulário com uma folha, frente e verso; que não requer a presença da criança com TEA, pois é preenchido com referência ao seu desempenho habitual, ao longo dos últimos 30 dias; que está disponível para impressão ou de forma *online*. Essas características sugerem a possibilidade de um preenchimento periódico do ATEC, uma vez por mês, o que fornece dados importantes para que se monitore o desenvolvimento, além de direcionar a observação do(a) avaliador(a) para comportamentos considerados como indicadores chaves, o que, adicionalmente, cria a possibilidade ampliar o acesso a estímulos que influenciem diretamente no desempenho da criança com TEA.

A fim de subsidiar o(a) avaliador(a) para que realize um preenchimento consciente e uma avaliação criteriosa, recomendamos que se utilize o mesmo formulário ao longo do processo de aplicação do ATEC, de maneira que o(a) avaliador(a) tenha acesso às respostas da avaliação anterior, o que direciona a atenção para os itens nos quais há modificação. É importante ressaltar a orientação para que análise seja conservadora, ou seja, sempre que o(a) avaliador(a) estiver em dúvida, deve optar pela menor pontuação, o que normalmente significa, manter a pontuação anterior. Caso tenha algum item no qual o(a) avaliador(a) julgue necessário atribuir uma pontuação inferior à ministrada anteriormente, é importante acrescentar comentários que auxiliem na compreensão dos motivos que justificam a diminuição do desempenho da criança.

Período para medir follow-up

Caso se adote a sugestão de uma avaliação mensal da criança com TEA, a avaliação de follow-up, após o encerramento da equoterapia, será facilmente realizada. A realização de medidas repetidas do desempenho biopsicossocial é crucial para fornecer evidências que direcionam a tomada de decisão sobre os investimentos importantes de serem realizados, a fim de garantir o acesso da criança às melhores e mais eficientes propostas de reabilitação e de educação.

Duração do teste

O ATEC é um questionário com uma quantidade de itens pequena, que exige pouco tempo para ser preenchido, cerca de 15 a 20 minutos nas primeiras vezes, porém, com uma diminuição do tempo após a familiarização com o instrumento. Caso se adote a diretriz de permitir que o(a) avaliador(a), ao responder o ATEC, tenha livre acesso às respostas anteriores, o preenchimento deve se tornar mais fácil e rápido, apesar da finalidade primordial dessa estratégia, seja garantir um preenchimento consciente e criterioso.

Equipamentos ou materiais

O ATEC é um instrumento do tipo lápis-papel, logo, requer o uso de: um lápis ou uma caneta; uma mesa ou uma prancheta; um ambiente tranquilo, agradável e sem interrupção. Caso a opção seja pela versão online, é necessário ter um dispositivo com acesso à internet: celular, um tablet ou um computador, além do ambiente adequado. Na versão impressa, o formulário deve ser entregue para o(a) pesquisador(a) para que calcule a pontuação, enquanto na versão online é preciso inserir os dados para pontuação e aguardar o envio, por e-mail, da pontuação calculada pelo ARI. O site do ARI fornece um e-mail de contato para orientações sobre o uso do ATEC enquiries@autismrecovery.com.sg

Treinamento

O ATEC foi elaborado para ser preenchido por uma pessoa que tenha convivência regular e contínua com a criança com TEA, logo, os itens estão relacionados aos aspectos cotidianos, de fácil compreensão, diretamente relacionados com sua comunicação, interações sociais, nível de consciência e comportamentos. A despeito de não existir a necessidade de um treinamento sobre o conteúdo dos itens diretamente, é importante orientar as pessoas sobre o preenchimento do questionário, o uso das escalas de pontuação, as dúvidas de interpretação dos itens e outros cuidados metodológicos que asseguram a fidedignidade das medidas.

Quando se pretende utilizar o ATEC como instrumento de medida para avaliar a eficiência de um tratamento, no nosso caso, a equoterapia, convém realizar os seguintes procedimentos preparatórios:

1. Apresentar o ATEC para as famílias, por meio de uma reunião geral ou de encontros específicos; oportunidade para lerem os itens em conjunto e esclarecerem, para todos, as dúvidas porventura existentes (se não for possível uma reunião geral, deve-se anotar as dúvidas para serem utilizadas como exemplos em todos os demais encontros);
2. Definir quem será responsável pelo preenchimento do ATEC, pois, ao longo da pesquisa, não é apropriado modificar o(a) avaliador(a);

caso seja necessário substituir o(a) avaliador(a), não considerar as avaliações feitas pelo(a) primeiro(a) avaliador(a);
3. Realizar o preenchimento completo do ATEC pelo menos duas vezes antes de iniciar a pesquisa; orientar o(a) avaliador(a) a considerar o comportamento apresentado pela criança a ser avaliada nos últimos 30 dias; respeitar um intervalo mínimo de duas semanas entre as duas avaliações iniciais, que serão consideradas como parte de uma familiarização do(a) avaliador(a) com o instrumento; caso seja necessário substituir o(a) avaliador(a), é preciso repetir os procedimentos de familiarização com o(a) novo(a) avaliador(a);
4. Solicitar informações demográficas que permitam a caracterização dos(as) avaliadores(as): sexo, idade, escolaridade, profissão, nível socioeconômico, grau de parentesco, tempo de convívio com a criança, dentre outros relevantes para o estudo;
5. Orientar o(a) avaliador(a) a ter uma postura conservadora no julgamento dos itens, o que significa que, em caso de dúvida, deve sempre optar pela pontuação menor;
6. Reforçar que nenhum item deve ser deixado em branco (pedir que o(a) avaliador(a) revise o preenchimento);
7. Instruir que o preenchimento é individual, sem consulta a outras pessoas; sendo assim, de preferência, o(a) pesquisador(a) deve providenciar um ambiente adequado (boa iluminação, silencioso, sem distrações, agradável) para o preenchimento do ATEC (nesse caso, aproveitar para registrar o tempo utilizado no preenchimento e as dúvidas apresentadas pelos avaliadores(as));
8. Em caso de dúvida, o(a) pesquisador(a) deve se limitar a ler novamente o item junto com o(a) avaliador(a) e a escala de pontuação a ser utilizada (não fornecer exemplos) – essa diretriz tem o propósito de garantir que todos responderam a partir da compreensão que possuem dos itens, sem a influência do(a) pesquisador(a);
9. Após a primeira avaliação, que fornece a linha de base (valor de referência inicial) para mensuração dos efeitos decorrentes da intervenção, permitir, nas demais avaliações, o acesso livre às pontuações atribuídas anteriormente (utilizar o formulário com a avaliação anterior e canetas com cores diferentes), de maneira que o(a) avaliador(a) deve decidir se mantém ou altera a pontuação; nos casos em que a pontuação for menor que a anterior, o(a) avaliador(a) deve apresentar comentários adicionais que justifiquem essa decisão e auxiliem na compreensão do que está acontecendo com a criança;

10. Ao aplicar o ATEC, perguntar ao(à) avaliador(a) se, desde a última avaliação, ocorreu algum incidente ou alguma experiência que tenha causado um estresse incomum para a criança, caso afirmativo, solicitar que, ao final, faça um relato breve do que aconteceu. A definição de um protocolo de aplicação do ATEC é um desafio, considerando que cada participante terá um(a) avaliador(a) diferente, mas a intenção principal é fornecer orientações que auxiliem na manutenção dos critérios de julgamento, ao mesmo tempo em que minimiza o envolvimento psicológico e social do(a) avaliador(a) com os resultados.

Tabulação dos dados

O Quadro 2, que descreve as escalas de pontuação do ATEC, deve ser utilizado para orientar o cálculo da pontuação. Organize uma planilha com os itens do ATEC nas colunas e os participantes, cada um com um número de identificação diferente, nas linhas. Preencha as células com o valor correspondente a cada resposta. Ao final, crie as fórmulas para totalização dos escores de cada um dos fatores e do escore total do ATEC.

Considerações finais

O ATEC é um instrumento criado para fornecer uma medida, válida e fidedigna, do desempenho biopsicossocial de crianças com Transtorno do Espectro Autista, de forma a auxiliar no monitoramento de mudanças que impactam a sua qualidade de vida. Quando associado a realização de uma proposta de intervenção, no nosso caso, a equoterapia, subsidia a avaliação crítica dos efeitos que impactam o comportamento da criança com TEA, como também, se esses efeitos podem ser atribuídos a equoterapia. Para isso, é preciso considerar: outras atividades realizadas pela criança e as melhorias decorrentes do próprio processo de desenvolvimento.

Cumpre destacar que o ATEC não é um instrumento diagnóstico, como também, que não há custos ou restrições para o seu uso, desde que se preservem os direitos autorais. O apoio do Autism Reserach Institute (ARI) contribui para a difusão das informações chaves para o seu uso, além de mobilizar uma comunidade acadêmica e profissional em torno do ser aperfeiçoamento e, principalmente, da melhoria da qualidade do atendimento prestado para as crianças com TEA.

Contato: Alexandre Rezende: rezende1965@gmail.com

REFERÊNCIAS

1. ASSOCIAÇÃO PSIQUIÁTRICA AMERICANA. (2013). Manual Diagnóstico e Estatístico de Transtornos Mentais (5ª ed.). Arlington, VA: American Psychiatric Publishing.

2. FREIRE, Marina Horta; ANDRÉ, Aline Moreira; KUMMER, Arthur Melo. (2018). Test-retest reliability and concurrent validity of Autism Treatment Evaluation Checklist (ATEC). Letter to the Editor. J. bras. psiquiatr. 67 (1), Jan./Mar. https://doi.org/10.1590/0047-2085000000186

3. KLAVENESS, Jørgen, BIGAM, Jay, REICHELT, Karl L. (2013). The varied rate of response to dietary intervention in autistic children. Open Journal of Psychiatry, 3(2A). Doi:10.4236/ojpsych. 2013.32A009

4. MAGIATI, I., MOSS, J., YATES, R., CHARMAN, T., HOWLIN, P. (2011). Is the Autism Treatment Evaluation Checklist a usefultool for monitoring progress in children with autismspectrum disorders? Journal of Intellectual Disability Research, 55(3), march, 302-312. Doi: 10.1111/j. 1365-2788.2010.01359.x

5. MAHAPATRA, Shreyas, KHOKHLOVICH, Edward, MARTINEZ, Samantha, KANNEL, Benjamin, EDELSON, Stephen M., VYSHEDSKIY, Andrey. (2020). Longitudinal Epidemiological Study of Autism Subgroups Using Autism Treatment Evaluation Checklist (ATEC) Score. Journal of Autism and Developmental Disorders. 50:1497-1508. https://doi.org/10.1007/s10803-018-3699-2

6. MAHAPATRA, Shreyas, VYSHEDSKIY, David, MARTINEZ, Samantha, KANNEL, Benjamin, BRAVERMAN, Julia, EDELSON, Stephen M., VYSHEDSKIY, Andrey. (2018). Autism Treatment Evaluation Checklist (ATEC) Norms: a "Growth Chart" for ATEC score changes as a function of age. Children, 5, 25; doi:10.3390/children5020025

7. MEMISHEVIKJ, Haris, HODZHIKJ, Saudin. (2010). The effects of equine-assisted therapy in improving the psychosocial functioning of children with autism. Journal of Special Education and Rehabilitation, 11(3-4): 57-67

8. ORGANIZAÇÃO MUNDIAL DA SAÚDE (OMS). (2015). Avaliação de Saúde e Deficiência: Manual do WHO Disability Assessment Schedule (WHODAS 2.0). Disponível em: https://apps.who.int

9. PEREIRA A, RIESGO RS, WAGNER MB. Childhood autism: translation and validation of the Childhood Autism Rating Scale for use in Brazil. J Pediatr.;84(6):487-94

10. VYSHEDSKIY, Andrey, KHOKHLOVICH, Edward. (2020). Pretend play predicts receptive and expressive language trajectories in young children with autism. MedRxiv – Preprint server for health sciences. Doi: https://doi.org/10.1101/2022.04.04.22273397

Autism Treatment Evaluation Checklist (ATEC)

Bernard Rimland, Ph.D.
Stephen M. Edelson, Ph.D.

Autism Research Institute

Projeto/Objetivo:					
	I	II	III	IV	Total
Pontuação:					

Este formulário pretende medir os efeitos do tratamento.
Nome: _____
Sexo: |__| Masculino |__| Feminino Data avaliação: |__|__||__|__||__|__|

Idade: |__|__| anos   Data de nascimento: |__|__||__|__||__|__|
Avaliação realizada por: _____
Tipo de relação (mãe, pai, professor etc.): _____
Por favor, circunde as letras, de modo a indicar o grau de verdade de cada frase:

I. Discurso/Linguagem/Comunicação:
[N] Não verdadeiro; [P] Parcialmente verdadeiro; [V] Muito verdadeiro

N	P	V	
N	P	V	1. Sabe o seu nome
N	P	V	2. Responde a " Não" ou "Pare"
N	P	V	3. Consegue seguir algumas ordens.
N	P	V	4. Consegue usar uma palavra de cada vez (Não!, Comer, Água, etc.).
N	P	V	5. Consegue usar 2 palavras de cada vez (Não querer, Ir casa).
N	P	V	6. Consegue usar 3 palavras de cada vez (Querer mais leite).
N	P	V	7. Sabe 10 ou mais palavras.
N	P	V	8. Consegue usar frases com 4 ou mais palavras.
N	P	V	9. Explica o que ele/ela quer.
N	P	V	10. Faz perguntas com sentido.
N	P	V	11. O seu discurso tende a ter significado/relevante.
N	P	V	12. Usa, com frequência, várias frases sucessivas.
N	P	V	13. Mantém, razoavelmente bem, uma conversação
N	P	V	14. Possui, para a sua idade, uma capacidade normal para comunicar.

II. Sociabilidade:
[N] Não descreve; [P] Descreve parcialmente; [M] Descreve muito

N	P	M	1. Parece estar em uma concha – você não consegue chegar até ele/ela.
N	P	M	2. Ignora as outras pessoas.
N	P	M	3. Presta pouca ou nenhuma atenção quando alguém se dirige a ele/ela.

continua...

continuação

N	P	M	
N	P	M	4. Não cooperativo e resistente.
N	P	M	5. Não estabelece contato ocular.
N	P	M	6. Prefere que o deixem sozinho.
N	P	M	7. Não mostra afeto.
N	P	M	8. Falha em cumprimentar os pais.
N	P	M	9. Evita o contato com os outros.
N	P	M	10. Não imita.
N	P	M	11. Não gosta de ser abraçado/aconchegado.
N	P	M	12. Não partilha ou mostra.
N	P	M	13. Não acena "adeus".
N	P	M	14. Desagradável/Não obediente.
N	P	M	15. Birras.
N	P	M	16. Não tem amigos.
N	P	M	17. Raramente ri.
N	P	M	18. Insensível aos sentimentos dos outros.
N	P	M	19. Indiferente quanto ao fato de os outros poderem gostar dele.
N	P	M	20. Indiferente se o(s) pai(s) se vai/vão embora.

III. Consciência Cognitiva/Sensorial:
[N] Não descreve; [P] Descreve parcialmente; [M] Descreve muito

N	P	M	
N	P	M	1. Responde quando chamado pelo seu nome.
N	P	M	2. Responde ao elogio.
N	P	M	3. Olha para as pessoas e para os animais.
N	P	M	4. Olha para fotografias, imagens (e T. V.)
N	P	M	5. Desenha, pinta, arte (outras formas de expressão).
N	P	M	6. Brinca com brinquedos de forma apropriada.
N	P	M	7. Tem uma expressão facial apropriada.
N	P	M	8. Compreende histórias na T. V.
N	P	M	9. Compreende explicações.
N	P	M	10. Tem consciência do ambiente que o circunda.
N	P	M	11. Tem consciência do perigo.
N	P	M	12. Mostra imaginação.
N	P	M	13. Inicia atividades.
N	P	M	14. Veste-se sozinho.
N	P	M	15. Curioso, interessado.
N	P	M	16. Aventureiro – explora.
N	P	M	17. " Sintonizado" – Não desorientado.
N	P	M	18. Olha para onde os outros estão a olhar.

IV. Saúde/ Físico/ Comportamento:
[N] Não é problema; [m] Problema menor; [M] Problema Moderado; [S] Problema sério

N	m	M	S	1. Urina na cama.
N	m	M	S	2. Urina nas calças/fraldas.
N	m	M	S	3. Suja as calças/fraldas.
N	m	M	S	4. Diarreia.
N	m	M	S	5. Prisão de ventre.
N	m	M	S	6. Problemas de sono.
N	m	M	S	7. Come demais/muito pouco.
N	m	M	S	8. Tem uma dieta extremamente limitada.
N	m	M	S	9. Hiperativo.
N	m	M	S	10. Letárgico (apático, sem energia).
N	m	M	S	11. Bate ou magoa-se a si próprio.
N	m	M	S	12. Bate ou magoa os outros.
N	m	M	S	13. Tem comportamentos destrutivos.
N	m	M	S	14. Sensível aos sons.
N	m	M	S	15. Ansioso/medroso.
N	m	M	S	16. Infeliz/chora.
N	m	M	S	17. Convulsões.
N	m	M	S	18. Discurso obsessivo.
N	m	M	S	19. Rotinas rígidas.
N	m	M	S	20. Grita ou berra.
N	m	M	S	21. Exige um ambiente sempre idêntico, imutável.
N	m	M	S	22. Frequentemente agitado.
N	m	M	S	23. Não é sensível à dor.
N	m	M	S	24. "Enganchado" ou fixo em certos objetos/assuntos.
N	m	M	S	25. Movimentos repetitivos (auto estimula-se, balanceia- se, etc.).

Tradução: Leitão, G. L. (2001)

Revisão: Leitão, G. L. (2012)

4182 Adams Avenue, San diego, CA 92116 / Fax: (619) 563 6840 / www.autism.com/ari

O formulário está disponível gratuitamente na versão online em: http://www.autism.com/ind_atec.

USO DO WHOQOL PARA AVALIAÇÃO DA QUALIDADE DE VIDA NA EQUOTERAPIA

Rochelle Rocha Costa[1]

Breve histórico

Origem

O instrumento avaliativo WHOQOL consiste em uma iniciativa da Organização Mundial da Saúde (OMS), que, para esta tarefa, designou uma equipe de experts, denominada "WHOQOL *Group*". Essa equipe, formada por pesquisadores colaboradores de diversos centros ao redor do mundo, é presidida pelos doutores John Orley e Willem Kuynen, ambos lotados na Divisão de Saúde Mental da OMS, localizada em Genebra, na Suíça.

Nome do teste em idioma original e a sua tradução para o português

Originalmente, em seu idioma nativo, o inglês, o instrumento foi nomeado como "*The World Health Organization Quality of Life Assessment* (WHOQOL)". A sua tradução para o português, embora pouco usada, consiste em "Instrumento para Avaliação da Qualidade de Vida da Organização Mundial de Saúde", sendo mantida a sigla original (WHOQOL) em inglês. Na literatura nacional observa-se, em grande parte, o uso isolado da sigla WHOQOL.

Finalidade

O instrumento WHOQOL se propõe a realizar a avaliação da percepção da qualidade de vida dos respondentes. Mais precisamente, avalia a autopercepção do indivíduo sobre sua posição na vida no contexto da cultura e dos sistemas de valores em que vive, em relação aos seus objetivos, expectativas, padrões e preocupações.

A iniciativa da OMS em desenvolver uma ferramenta com essa finalidade partiu de algumas considerações: (1) um esforço de ampliação das possibilidades de avaliação de saúde (que não apenas usando parâmetros relacionados à morbidade e mortalidade, como vêm ocorrendo na maioria dos instrumentos avaliativos em saúde); (2) uma tentativa de desenvolvimento de uma ferramenta

---

1   Pós-Doutora (UFGRS), Doutora em Ciências do Movimento Humano (UFRGS), Mestre em Ciências do Movimento Humano (UFRGS), Professora da UnB/Faculdade de Educação Física.

transcultural, que pudesse avaliar a qualidade de vida de forma independente à cultura em que o respondente está inserido; (3) a introdução de um elemento de avaliação da saúde no contexto humanístico de cuidados médicos, em que o bem-estar do paciente passe a ser o alvo primário (e não apenas o alívio dos sintomas e a erradicação de doenças) (WHOQOL GROUP, 1994).

População original

Por ser um instrumento criado pela OMS no intuito de viabilizar uma avaliação transcultural da qualidade de vida, o WHOQOL foi originalmente validado usando como amostra pessoas de 19 centros ao redor do mundo, assumindo uma característica multicêntrica.

Em 2012, a OMS lançou um manual de uso do instrumento que informa que o WHOQOL já foi testado em 37 centros ao redor do mundo (OMS, 2012).

Versões e atualizações

O instrumento inicial e originalmente desenvolvido foi o WHOQOL-100, composto por 100 questões referentes a seis domínios da qualidade de vida: físico, psicológico, nível de independência, relações sociais, meio ambiente e espiritualidade/religiosidade/crenças pessoais. Esses domínios são subdivididos em 24 facetas (Figura 1). Cada faceta, por sua vez, é composta por quatro perguntas. De forma adicional às 24 facetas, o instrumento apresenta uma 25ª faceta composta por perguntas gerais sobre qualidade de vida (The WHOQOL GROUP, 1998a).

Figura 1 – Domínios e facetas do instrumento WHOQOL-100

I Domínio Físico
1. Dor e desconforto
2. Energia e fadiga
3. Sono e repouso
II Domínio Psicológico
4. Sentimentos positivos
5. Pensar, aprender, memória e concentração
6. Autoestima
7. Imagem corporal e aparência
8. Sentimentos negativos
III Nível de Independência
9. Mobilidade
10. Atividades de vida cotidiana
11. Dependência de medicação ou de tratamentos
12. Capacidade de trabalho
IV Relações Sociais
13. Relações pessoais
14. Suporte (apoio social)
15. Atividade sexual
V Meio Ambiente
16. Segurança física e proteção
17. Ambiente no lar
18. Recursos financeiros
19. Cuidados de saúde e sociais: disponibilidade e qualidade
20. Oportunidades de adquirir novas informações e habilidades
21. Participação em, e oportunidades de recreação/lazer
22. Ambiente físico: poluição/ruído/trânsito/clima
23. Transporte
VI Aspectos Espirituais/Religião/Crenças Pessoais
24. Espiritualidade/religiosidade/crenças pessoais

Com a utilização do instrumento original, o WHOQOL-100, vislumbrou-se a necessidade de uma versão mais curta, visando aplicação rápida, especialmente em contextos epidemiológicos (mas não exclusivamente) ou naqueles em que há necessidade de aplicação de diversos instrumentos avaliativos. Assim, nasceu a versão BREF (WHOQOL-BREF) em meados de 1998.

O WHOQOL-BREF possui 26 questões. Duas delas são perguntas gerais sobre qualidade de vida, enquanto as demais representam cada uma das 24 facetas do WHOQOL-100. No entanto, cada faceta do módulo BREF é composta por apenas uma questão, o que torna o instrumento mais curto, viabilizando a resposta em menor tempo (The WHOQOL GROUP, 1998b). A escolha das questões que compuseram os diferentes domínios dessa versão foi baseada tanto em critérios conceituais quanto psicométricos (SKEVINGTON et al., 2004). A figura 2 ilustra os quatro domínios e 24 facetas do WHOQOL-BREF.

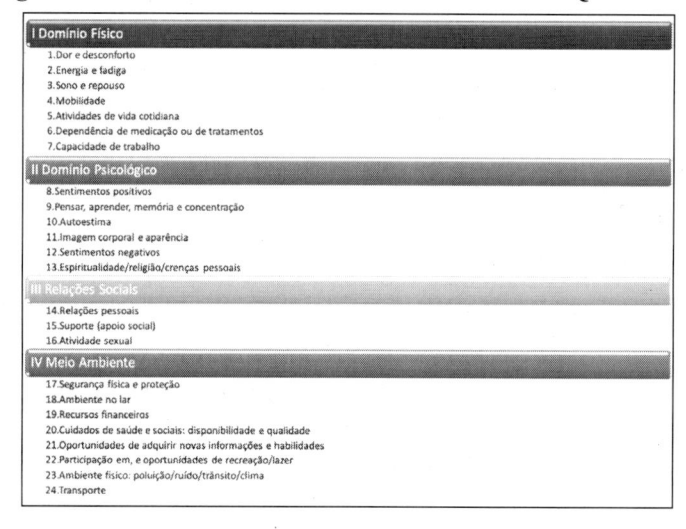

Figura 2 – Domínios e facetas do instrumento WHOQOL-BREF

I Domínio Físico
1. Dor e desconforto
2. Energia e fadiga
3. Sono e repouso
4. Mobilidade
5. Atividades de vida cotidiana
6. Dependência de medicação ou de tratamentos
7. Capacidade de trabalho

II Domínio Psicológico
8. Sentimentos positivos
9. Pensar, aprender, memória e concentração
10. Autoestima
11. Imagem corporal e aparência
12. Sentimentos negativos
13. Espiritualidade/religião/crenças pessoais

III Relações Sociais
14. Relações pessoais
15. Suporte (apoio social)
16. Atividade sexual

IV Meio Ambiente
17. Segurança física e proteção
18. Ambiente no lar
19. Recursos financeiros
20. Cuidados de saúde e sociais: disponibilidade e qualidade
21. Oportunidades de adquirir novas informações e habilidades
22. Participação em, e oportunidades de recreação/lazer
23. Ambiente físico: poluição/ruído/trânsito/clima
24. Transporte

Alguns módulos complementares e específicos foram posteriormente elaborados seguindo a metodologia padrão do WHOQOL-100. São eles:

– WHOQOL-OLD: específico para avaliação da qualidade de vida em pessoas idosas;

– WHOQOL-HIV-BREF: destinado a avaliar a qualidade de vida de pessoas portadoras do vírus HIV;

– WHOQOL-SRPB: específico para avaliação da qualidade de vida relacionada à espiritualidade, religiosidade e crenças pessoais;

– WHOQOL-DIS: destinado a avaliar a qualidade de vida de pessoas com deficiências físicas e intelectuais;

– EUROHISQOL (WHOQOL-8): versão reduzida do WHOQOL-BREF, ainda mais curta, composta por apenas 8 questões.

Países que utilizam o instrumento

Não se tem um registro preciso de quantos países de fato utilizam o WHOQOL atualmente. No entanto, na página oficial do instrumento no site da OMS é possível visualizar que o WHOQOL-100 está disponível para download em 28 idiomas, e o WHOQOL-BREF em 76 idiomas. Logo, estima-se que os países cujas línguas estão contempladas para utilização do instrumento estejam fazendo uso para avaliação da qualidade de vida de suas populações.

Validação

O método WHOQOL foi validado com apoio de vários centros, com culturas diversas, no intuito de operacionalizar os domínios de avaliação da qualidade de vida, de redigir e selecionar as questões mais adequadas, de categorizar as escalas de respostas, bem como realizar a testagem de campo nos países envolvidos.

De forma mais específica, no que se refere ao instrumento original, o WHOQOL-100, as características psicométricas foram determinadas a partir de uma amostra ampla, composta por 8.294 participantes oriundos de 19 centros ao redor do mundo (WHOQOL GROUP, 1998). Estes centros estiveram presentes em todas as fases de desenvolvimento e validação do instrumento, incluindo a composição dos domínios, a escolha das formulações a serem usadas, bem como os testes-piloto e de campo (FLECK, 2008).

Diversos testes estatísticos específicos para fins de validação foram utilizados no processo: o coeficiente de Cronbach, para a avaliação da consistência interna; o teste t, para distinguir a validade discriminante dos itens do instrumento entre pessoas doentes e controles saudáveis; o coeficiente de correlação de Pearson, para verificar a confiabilidade do teste-reteste; além das regressões múltiplas para verificar a contribuição dos escores dos diferentes domínios do instrumento para a qualidade de vida geral. Como resultados verificou-se boas características psicométricas e estabilidade entre medidas sucessivas (confiabilidade teste-reteste) (WHOQOL GROUP, 1998; FLECK, 2000).

O desenvolvimento da versão em português ocorreu por meio das seguintes etapas: (1) tradução da versão original do instrumento; (2) discussão em grupos focais da versão traduzida; (3) desenvolvimento das escalas de respostas; (4) verificação da validade.

O processo de validação da versão do instrumento na língua portuguesa passou pelo mesmo processo e atingiu características psicométricas semelhantes àquelas observadas na validação do instrumento original, demonstrando ser adequada para utilização (FLECK et al., 1999; FLECK, 2008).

Utilização no contexto da equoterapia

Considerando a motivação de implementação das práticas de equoterapia nos mais diversos contextos faz sentido pensar em uma possível influência na qualidade de vida de seus praticantes. Dessa forma, a literatura atual é consistente em estudos com esse propósito.

Mais especificamente, alguns estudos com práticas corporais usando equinos avaliaram a qualidade de vida de seus praticantes com as mais diversas condições clínicas, como, por exemplo: paralisia cerebral (AHN et al., 2021; DEUTZ et al., 2018), ansiedade (ROMANIUK; EVANS; KIDD, 2018), transtorno de déficit de atenção e hiperatividade (CUYPERS et al., 2011), esclerose múltipla (MUÑOZ-LASA et al., 2019;) transtorno do espectro autista (KERN et al., 2011) e de seus cuidadores (DE SOUZA et al., 2018; MUTOH et al., 2019).

Dentre esses estudos, o instrumento WHOQOL foi adotado para a avaliação da qualidade de vida dos cuidadores de praticantes de equoterapia (DE SOUZA et al., 2018; MUTOH et al., 2019), sendo o módulo WHOQOL-BREF o escolhido. Nesse sentido, a avaliação da qualidade de vida dos participantes das práticas com equinos usando o instrumento WHOQOL-100 ou seus módulos, ainda não foi relatada na literatura.

Aplicabilidade

- Variável que o instrumento se propõe a medir: qualidade de vida.
- de forma conceitual a qualidade de vida se refere à percepção do indivíduo de sua posição na vida no contexto da cultura e sistema de valores nos quais ele vive e em relação aos seus objetivos, expectativas, padrões e preocupações (THE WHOQOL GROUP, 1995).
- de forma operacional, o instrumento se propõe a avaliar a percepção de qualidade de vida do respondente nos seus diferentes domínios: físico psicológico, nível de independência, relações sociais, meio ambiente e aspectos espirituais/religião/crenças pessoais, fornecendo pontuações para cada um deles e uma pontuação para qualidade de vida em geral.

Os estímulos fornecidos nas práticas de equoterapia têm sua efetividade evidenciada na melhora de diversos parâmetros relacionados à funcionalidade e aptidão física (BASS et al., 2009; CUYPERS et al., 2011), à saúde mental (ROMANIUK; EVANS; KIDD, 2018) e à socialização (CUYPERS et al., 2011; KERN et al., 2011; HAWKINS et al., 2014; ROMANIUK; EVANS;

KIDD, 2018) dos praticantes. Essas melhoras, de forma conjunta, refletem em um potencial de incremento na percepção da qualidade de vida das pessoas que a praticam. Dessa forma, a utilização de instrumentos validados, como o WHOQOL, para a avaliação da qualidade de vida é recomendada para verificação do potencial efeito da equoterapia.

Nesse sentido, com a prática regular e sistemática da equoterapia pode ser esperado um aumento na qualidade de vida, em todos os seus domínios:

- No domínio físico, considerando que componentes da aptidão física relacionados à saúde têm sua melhora já evidenciada com a prática da equoterapia, bem como a redução do tempo sedentário (BASS et al., 2009);
- Nos domínios psicológico e de aspectos espirituais/religiosos/crenças pessoais, já que parâmetros de saúde mental podem ser otimizados (redução de depressão, ansiedade e estresse e aumento de sensação de felicidade) em decorrência da participação em programas de equoterapia (ROMANIUK; EVANS; KIDD, 2018);
- No domínio do nível de independência, tendo em vista que a prática regular de terapias com equinos se mostrou eficiente para melhorar a performance motora e a funcionalidade de seus praticantes (CUYPERS et al., 2011);
- No domínio das relações sociais, considerando que parâmetros de socialização e comportamento apresentaram melhoras após um período de intervenções com equoterapia (CUYPERS et al., 2011; KERN et al., 2011; HAWKINS et al., 2014; ROMANIUK; EVANS; KIDD, 2018);
- No domínio do meio ambiente, já que a interação com novas possibilidades de ambientes e de animais é promovida no contexto da equoterapia (Kern et al., 2011).

É importante ressaltar que não existe um tempo estabelecido na literatura como ideal para verificação dos efeitos da prática regular de equoterapia na qualidade de vida dos seus praticantes. É recomendado que o intervalo de tempo entre a aplicação do teste inicial e do re-teste seja planejado e pensado de forma individualizada, sempre que possível, considerando as características do participante e da intervenção que está sendo aplicada.

Em quais populações podemos aplicar o instrumento WHOQOL?

Por sua característica transcultural e por haver diversos módulos que contemplam especificidades, o instrumento WHOQOL pode ser utilizado em uma grande gama de populações:

- Adultos, independente do sexo, nível socioeconômico, educacional e condição clínica;
- Idosos, independente do sexo, nível socioeconômico, educacional e condição clínica, havendo o módulo específico WHOQOL-OLD;
- Pessoas com deficiências físicas e intelectuais, independente do sexo, nível socioeconômico e educacional, havendo o módulo específico WHOQOL-DIS;
- Pessoas com HIV, independente do sexo e nível socioeconômico e educacional, havendo o módulo específico WHOQOL-HIV-BREF.

Obtenção do instrumento

O instrumento pode ser obtido no site oficial da Organização Mundial de Saúde, em um endereço específico (https://www.who.int/tools/whoqol/whoqol-100). A versão em português também está disponível no mesmo endereço. Além do arquivo em.doc e em.pdf do instrumento, também está disponível no endereço supracitado a sintaxe que pode ser utilizada no software estatístico SPSS para conversão automatizada das respostas às questões para as pontuações nos diferentes domínios, expressas em médias.

Aplicação do instrumento

Alguns pontos relevantes devem ser considerados para uma adequada aplicação do WHOQOL-100 e de seus módulos:

1. Previamente à aplicação do instrumento, o avaliado deve ser adequadamente informado sobre o objetivo da avaliação, como ela transcorrerá e qual o destino dos seus dados. Além disso, o avaliado deverá sentir-se à vontade para esclarecer quaisquer dúvidas que surgirem durante a leitura das questões.
2. É importante que o avaliador respeite o direito do avaliado de se negar a responder questões que ele venha a julgar inadequadas para o seu entendimento, valores, cultura, religiosidade etc.
3. Em casos de aplicação no contexto das pesquisas científicas a obtenção do consentimento formal prévio, por meio da assinatura do Termo de Consentimento Livre e Esclarecido, se faz obrigatória.
4. É recomendado que o instrumento seja respondido em uma ocasião única, em um único encontro.
5. O avaliador deve sempre informar ao respondente que as respostas precisam ser relativas à sua percepção de vida nas últimas duas semanas.

6. O WHOQOL foi elaborado para ser autorrespondido. Em caso de dúvida sobre a questão, o entrevistador poderá ler/reler a pergunta para o avaliado, mas deve evitar interpretar ou trazer sinônimos das palavras contidas na questão. A interpretação deve ser realizada pelo próprio respondente. O entrevistador não deve influenciar, de qualquer forma, a escolha de resposta do avaliado, nem mesmo discutir as questões ou seu significado com o respondente. Em casos específicos que impossibilitem a autoleitura (analfabetismo, deficiência visual ou condição clínica desfavorável) o instrumento poderá ser aplicado pelo entrevistador. Neste caso torna-se fundamental cuidado extra para evitar influências sobre as respostas do avaliado.
7. Quando o respondente finalizar suas respostas, o entrevistador deverá realizar uma conferência no instrumento em busca de questões não respondidas por esquecimento ou desatenção, ou respondidas com mais de uma alternativa. Nestes casos deverá informar ao entrevistado e encorajar correção.

A aplicação do WHOQOL, independente do módulo escolhido é bastante simples e não exige treinamento dos avaliadores. Basta que eles estejam cientes dessas recomendações e não tenham dúvidas quanto às questões do instrumento.

Não são necessários equipamentos para a avaliação da qualidade de vida usando o instrumento WHOQOL e de seus módulos. O avaliador deverá apenas disponibilizar o questionário impresso em papel e uma caneta para o avaliado. Recomenda-se aplicação em local silencioso, com boa luminosidade, facilitando a leitura e a concentração no conteúdo das questões. Além disso, é sugerido que o respondente tenha à sua disposição um local adequado para sentar-se.

O tempo de aplicação do teste varia de acordo com o módulo escolhido. Espera-se que o tempo de resposta seja maior nos módulos com maior número de questões, como o WHOQOL-100, por exemplo, e menor nos instrumentos reduzidos, como o WHOQOL-Bref e o WHOQOL-8. Isso deve ser levado em consideração quando o tempo disponível para avaliação for restrito. Além disso, o tempo de aplicação do instrumento também pode variar de acordo com a população em quem está sendo aplicado, sua escolaridade e condição clínica. Embora esses fatores possam interferir no tempo de resposta ao instrumento, Fleck (2008) relata que o questionário pode ser respondido por pessoas de qualquer nível de escolaridade formal.

Escala

Tanto o instrumento original, o WHOQOL-100, quanto os módulos específicos são respondidos a partir de opções fechadas de respostas (categóricas), sendo todas correspondentes a escala de Likert (pontuadas de 1 a 5, sendo que quanto maior a pontuação melhor a indicação de qualidade de vida). Essas estratificações de respostas podem se referir a intensidade do que está sendo perguntado (1 correspondendo a "nada" até 5 correspondendo a "extremamente"), à capacidade autopercebida (1 correspondendo a "nada" até 5 correspondendo a "completamente"), à frequência (1 relativo a "nunca" até 5 relativo a "sempre") e a sua avaliação (1 indicando "muito insatisfeito" ou "muito ruim" até 5 indicando "muito satisfeito" ou "muito bom").

Após obtenção das respostas do questionário na íntegra, os resultados das questões específicas que compõem cada domínio são agrupados e as pontuações são convertidas em uma escala de 0 a 100. Assim, o respondente terá uma pontuação para cada domínio e uma pontuação para a qualidade de vida em geral. Quanto maior a pontuação em cada domínio e na qualidade de vida em geral, melhor é a percepção de qualidade de vida do avaliado. A figura 3 traz um exemplo das pontuações com aplicação do módulo WHOQOL-Bref.

Figura 3 – Exemplo de pontuações finais em cada domínio e na qualidade de vida geral de um respondente ao módulo WHOQOL-Bref

✓ Domínio físico: 64 pontos
✓ Domínio psicológico: 68 pontos
✓ Domínio meio ambiente: 61 pontos
✓ Domínio relações sociais: 66 pontos
✓ Qualidade de vida em geral: 63 pontos

A diretriz de uso do instrumento (independente do módulo escolhido) recomenda que após a tabulação dos resultados das questões individuais, os cálculos e conversões sejam realizados de forma automatizada utilizando a sintaxe fornecida pelo grupo desenvolvedor do instrumento para uso no software estatístico SPSS. A figura 4 demonstra a sintaxe do módulo WHOQOL-Bref.

Figura 4 – Sintaxe para conversão das respostas nas pontuações dos domínios e da qualidade de vida em geral, usando o módulo WHOQOL-Bref

```
recode f1 f2 f3 f4 f 5 f6 f 7 f 8 f 9 f 10 f 11 f 12 f 13 f 14 f 15 f 16 f 17 f18 f19
f20 f21 f22 f 23 f 24 f 25 f 26 (1=1) (2=2) (3=3) (4=4) (5=5) (ELSE=SYSMIS).

recode f3 f4 £26 (1=5) (2=4) (3=3) (4=2) (5=1).

compute dom1=(mean 6(f3,f4,f10,f15,f16,f17,f18))*4.
compute dom2=(mean. 5(f5,f6,f7,f11,f19,f26))*4.
compute dom3=(mean.2(f20,f21,f22))*4.
compute dom4=(mean.6(f8,f9,f12,f13,f14,f23,f24,£25))*4.
compute overall (mean.2(f1,f2))*4.


compute dom1b=(dom1-4) *(100/16).
compute dom2b=(dom2-4) *(100/16).
compute dom3b=(dom3-4) *(100/16).
compute dom4b=(dom4-4) (100/16).
compute f1b=(f1-1)*(100/4).
compute f2b=(f2-1)*(100/4).


COUNT TOTAL=F1 TO F26 (1 THRU 5).
SELECT IF (TOTAL>=21).
EXECUTE.
```

Disponível em: https://www.who.int/tools.

Considerações finais

A prática regular de equoterapia tem se mostrado eficiente em promover melhorias em diversos parâmetros relativos à aptidão física, funcionalidade, saúde mental e socialização dos seus praticantes. Melhorias essas que podem estar envolvidas no incremento da qualidade de vida de quem está inserido em programas de intervenção com equinos. Por isso é recomendável que os praticantes passem por avaliações periódicas que avaliem a sua qualidade de vida.

Para este fim, diversos instrumentos estão disponíveis na literatura. Em situação de destaque, por sua fácil aplicabilidade, baixo custo e grande abrangência de populações possíveis de serem avaliadas, está o WHOQOL e seus diferentes módulos.

O instrumento original, o WHOQOL-100 fornece uma avaliação ampliada da qualidade de vida em seis domínios: físico, psicológico, relações sociais, nível de independência, meio ambiente, espiritualidade/religião/crenças pessoais. No entanto, como ponto negativo, consiste em um questionário extenso, composto por 100 questões, o que pode tornar a avaliação demorada e cansativa para alguns públicos.

O módulo WHOQOL-Bref, por suas propriedades psicométricas adequadas, pode ser uma excelente alternativa de instrumento de avaliação da qualidade de vida especialmente quando se deseja uma avaliação tempo-eficiente. Composto por quatro domínios (físico, psicológico, relações sociais e meio ambiente) possui 26 questões provendo, dessa forma, uma avaliação mais condensada da qualidade de vida.

Por não necessitar de equipamentos específicos, nem de treinamento dos avaliadores, o WHOQOL (independente do módulo escolhido) pode ser considerado um instrumento viável para a avaliação da qualidade de vida dos praticantes de equoterapia, tanto no contexto clínico quanto nas pesquisas científicas sobre o tema.

REFERÊNCIAS

1. AHN, Bomi et al. Effects of equine-assisted activities on attention and quality of life in children with cerebral palsy in a randomized trial: examining the comorbidity with attention-deficit/hyperactivity disorder. BMC pediatrics, v. 21, n. 1, p. 1-9, 2021.

2. BASS, Margaret M.; DUCHOWNY, Catherine A.; LLABRE, Maria M. The effect of therapeutic horseback riding on social functioning in children with autism. Journal of autism and developmental disorders, v. 39, n. 9, p. 1261-1267, 2009.

3. CUYPERS, Koenraad; DE RIDDER, Karin; STRANDHEIM, Arve. The effect of therapeutic horseback riding on 5 children with attention deficit hyperactivity disorder: A pilot study. The Journal of Alternative and Complementary Medicine, v. 17, n. 10, p. 901-908, 2011.

4. DEUTZ, Ute et al. Impact of hippotherapy on gross motor function and quality of life in children with bilateral cerebral palsy: a randomized open-label crossover study. Neuropediatrics, v. 49, n. 03, p. 185-192, 2018.

5. FLECK, Marcelo Pio de Almeida et al. Desenvolvimento da versão em português do instrumento de avaliação de qualidade de vida da OMS (WHOQOL-100). Brazilian Journal of Psychiatry, v. 21, p. 19-28, 1999.

6. FLECK, Marcelo Pio de Almeida. O instrumento de avaliação de qualidade de vida da Organização Mundial da Saúde (WHOQOL-100): características e perspectivas. Ciência & Saúde Coletiva, v. 5, p. 33-38, 2000.

7. FLECK, Marcelo Pio de Almeida. A avaliação da qualidade de vida: guia para profissionais da saúde. Porto Alegre: Artmed, 2008.

8. KERN, Janet K. et al. Prospective trial of equine-assisted activities in autism spectrum disorder. Alternative Therapies in Health and Medicine, v. 17, n. 3, p. 14-20, 2011.

9. MUÑOZ-LASA, Susana et al. Efecto de la hipoterapia en esclerosis múltiple: estudio piloto en calidad de vida, espasticidad, marcha, suelo pélvico, depresión y fatiga. Medicina Clínica, v. 152, n. 2, p. 55-58, 2019.

10. MUTOH, Tomoko et al. Impact of long-term hippotherapy on the walking ability of children with cerebral palsy and quality of life of their caregivers. Frontiers in Neurology, v. 10, p. 834, 2019.

11. ROMANIUK, Madeline; EVANS, Justine; KIDD, Chloe. Evaluation of an equine-assisted therapy program for veterans who identify as 'wounded, injured or ill' and their partners. PLoS One, v. 13, n. 9, p. e0203943, 2018.

12. SOUZA, Jéssica Maíssa Gonçalves de et al. Quality of Life of caregivers of equine therapy practitioners in the Federal District. Saúde em Debate, v. 42, p. 736-743, 2018.

13. SKEVINGTON, Suzanne M.; LOTFY, Mahmoud; O'CONNELL, Kathryn A. The World Health Organization's WHOQOL-BREF quality of life assessment: psychometric properties and results of the international field trial. A report from the WHOQOL group. Quality of life Research, v. 13, n. 2, p. 299-310, 2004.

14. The WHOQOL GROUP. The World Health Organization quality of life assessment (WHOQOL): development and general psychometric properties. Social science & medicine, v. 46, n. 12, p. 1569-1585, 1998a.

15. The WHOQOL GROUP. Development of the World Health Organization WHOQOL-BREF quality of life assessment. Psychological medicine, v. 28, n. 3, p. 551-558, 1998b.

16. The WHOQOL GROUP. The World Health Organization quality of life assessment (WHOQOL): position paper from the World Health Organization. Social science & medicine, v. 41, n. 10, p. 1403-1409, 1995.

MANUAL ABILITY CLASSIFICATION SYSTEM – SISTEMA DE CLASSIFICAÇÃO DE HABILIDADE MANUAL PARA CRIANÇAS COM PARALISIA CEREBRAL DE 4-18 ANOS

Monique Palma Zorzetto[1]

O "Manual Ability Classification System"(MACS) – Sistema de Classificação de Habilidade Manual, foi desenvolvido em 2006 por uma equipe de pesquisadores de diferentes Universidades da Suécia em conjunto com a equipe do CanChild, Center for Childhood Disability Research, McMaster University in Hamilton Otario, Canadá, com o propósito de classificar como as crianças com paralisia cerebral (PC), com idade de 04 a 18 anos, independente de seus subtipos (espasticidade, hipotonia, misto, atetose, ataxia), utilizam as mãos durante as atividades diárias; dessa forma, objetivo é classificar qual é o *desempenho* habitual da criança em executar uma tarefa de seu cotidiano, em função das condições reais que caracterizam o contexto sociocultural que a cerca, e não a sua *capacidade*, descrita pela CIF (2008) como a melhor atuação possível de ser realizada pela criança em relação às funções manipulativas.

Segundo a CIF (2008), o qualificador Desempenho descreve o que a pessoa costuma fazer nas atividades habituais de vida, o que é equivalente ao uso da MIF. O qualificador Capacidade, por sua vez, descreve o "nível máximo provável de funcionamento que a pessoa pode atingir em um domínio específico, em um dado momento" (p. 101).

O MACS, não é um teste e sim uma classificação ordinal que varia em cinco níveis; e a descrição desses níveis possibilita a análise da capacidade em que a criança tem em iniciar e realizar por si própria a manipulação dos objetos durante as atividades de vida diária. Esses objetos são relevantes e apropriados à idade da criança, pois são usados em tarefas rotineiras como: comer, brincar, vestir-se, desenhar ou escrever. Desta forma, as atividades que predominam são aquelas pertinentes ao interesse da criança, a idade, aos aspectos cognitivos e ao ambiente em que a criança com paralisia cerebral está inserida. O nível I, inclui crianças com pequenas limitações, enquanto as

---

1 Graduada em Terapeuta Ocupacional (PUC Campinas) e Equoterapeuta.

crianças do nível IV e V, têm sérias limitações funcionais. Contudo, cada nível inclui crianças com funções relativamente variadas. Portanto, o MACS foi criado para identificar as habilidades em manusear objetos durante as tarefas diárias e não para identificar o melhor desempenho manual da criança com paralisia cerebral (ELIASSON et al., 2006; MORRIS et al., 2006).

O foco da classificação está na funcionalidade manual da criança durante as atividades do cotidiano, e com as influências dos fatores cognitivos, pessoais e do contexto a qual a criança está inserida, o MACS é um instrumento com base na Classificação Internacional de Funcionalidade, Incapacidades e Saúde – CIF (ELIASSON et al., 2006).

O que é necessário saber para usar o MACS?
1. A competência da criança na manipulação dos objetos em diversas atividades diárias.
2. Em que circunstância a criança é independente e o quanto necessita de apoio e adaptações.

Segue abaixo cada nível e suas descrições conforme o folheto MACS:
- Nível I – *Manipula os objetos facilmente e com sucesso.* Tem limitações nas tarefas manuais que requerem rapidez e precisão. Porém, qualquer limitação da função manual não restringe a independência nas atividades da vida diária.
- Nível II – *Manipula a maioria dos objetos com menor qualidade e/ou velocidade.* Algumas atividades podem ser evitadas ou serem executadas com dificuldade. Pode-se utilizar estratégias alternativas, mas a função manual não restringe a independência nas atividades da vida diária.
- Nível III – *Manipula objetos com dificuldade.* Precisa de ajuda para preparar e/ou modificar a atividade. O desempenho é lento e tem progressão limitada em relação à qualidade e quantidade. As atividades são efetuadas com autonomia, mas só se forem preparadas ou adaptadas.
- Nível IV – *Manipula uma seleção de objetos facilmente manipuláveis necessitando de adaptações.* Executa parte da atividade com esforço e sucesso limitado. Necessita de apoio contínuo e/ou equipamento adaptado mesmo para a realização parcial da atividade.
- Nível V – *Não manipula objetos e tem limitações severas na realização de qualquer atividade, mesmo ações muito simples.* Requer assistência total.

O processo do desenvolvimento, da validação e confiabilidade da classificação MACS aconteceu em várias etapas. A primeira etapa foi reunir profissionais especialistas e experientes em pesquisas para analisarem e discutirem, através de testes e escalas já disponíveis, a função manual das crianças com PC, tendo assim antecedentes para construir um conceito com fundamentos básicos para descrever o conteúdo da classificação. Os níveis foram construídos a partir da análise de filmagens de crianças com paralisia cerebral com diferentes subtipos, realizando atividades manuais no ambiente domiciliar e escolar.

Na etapa da validação envolveu profissionais da reabilitação e pais de crianças com PC, com o propósito de investigar se o conceito era significativo para descrever a função da mão das crianças com PC e se a classificação tinha utilidade. O resultado positivo da validação, foi comprovado com a afirmação dos pais e terapeutas, que o conteúdo é significativo e descreve a real habilidade das crianças em manusear objetos nas atividades do cotidiano, possibilitando a utilidade dessa classificação em mostrar a necessidade ou não de apoio pessoal, além de auxiliar no planejamento e nas metas de tratamento para crianças com paralisia cerebral de 4 a 18 anos. (ELIASSON et al., 2006).

Quanto à etapa de confiabilidade, o processo foi entre pares de terapeutas, entre pais e terapeutas e envolveu 168 crianças dos 04 a 18 anos com paralisia cerebral, independente do subtipo. Terapeutas e pais receberam uma breve introdução sobre a classificação e o folheto MACS. As crianças foram avaliadas separadamente. Para desenvolver a análise da confiabilidade, foi utilizado o coeficiente de correlação de interclasses – ICC. Os resultados de confiabilidade apresentados entre avaliadores terapeutas foram de concordância excelente tendo o ICC de 0,97 e a confiabilidade entre pais e terapeutas, que envolveu 25 crianças entre 08 e 12 anos com PC, também foi considerada de excelência, apresentando o ICC de 0,96. (ELIASSON et al., 2006).

No estudo feito por Öhrvall & Eliasson, sobre a percepção dos pais e terapeutas em relação ao conteúdo dos níveis da classificação, mostrou que no nível I, pais e terapeutas usaram a palavra independente ao manusear objetos e referiram que a criança apresenta flexibilidade ao manusear objetos o que permite melhora na qualidade da função com a prática intensiva. No nível II, os pais e terapeutas referiram que o movimento falta fluidez e precisão, que as crianças utilizam estratégias adaptativas para executar a tarefa e que podem melhorar a qualidade do movimento com o treino; no nível III, ambos referiram à necessidade de modificação do ambiente e em preparar as atividades para a criança realizar a tarefa; identificaram também movimentos mais lentos para tomada de decisão, e o fator motivacional é inerente para realizar a atividade. O nível IV, terapeutas e pais mencionaram a importância da motivação e do interesse da criança em fazer a atividade; identificaram a necessidade de adaptação do ambiente, a preparação da atividade e o suporte contínuo para que a criança manuseie o objeto durante as tarefas do cotidiano; já no nível V, que a capacidade da criança em manusear o objeto é severamente limitada e constataram que as crianças neste nível preferem observar outras crianças fazendo as atividades. O estudo também mostrou que o MACS descreve o real desempenho da criança, e que a descrição é de fácil compreensão. É uma boa ferramenta de comunicação entre pais e terapeutas, e com grande potencial para ser usada em pesquisa.

Por apresentar um desenvolvimento válido, confiável, útil e de fácil aplicabilidade o MACS recebeu reconhecimento internacional sendo traduzido em 25 idiomas (http://www.macs.nu).

Com o reconhecimento internacional, pesquisadores realizaram validação cultural e confiabilidade do MACS para população de seus países. Como na Turquia, após a validação transcultural da tradução, o processo para confiabilidade foi realizado entre inter examinadores e teste – reteste. Classificaram 118 crianças com PC de vários subtipos de 4 a 18 anos e os resultados de confiabilidade entre duas pessoas da mesma profissão teve a concordância de ICC 0,98, entre pais e terapeutas o ICC variou de 0,89 a 0,96 e na confiabilidade do teste – reteste o ICC foi de 0,91 a 0,98, portanto a versão turca é considerada válida e confiável para classificar a habilidade manual da população turca. Estudos em outros países têm mostrado que a confiabilidade do MACS apresenta boa concordância entre os avaliadores (PINAR et al., 2010; JANG et al., 2013; RYYAHI et al., 2013; KUIJPER et al., 2010).

No Brasil, pesquisadores do Programa de Pós-Graduação em Neurociências e Ciências do Comportamento da Faculdade de Medicina de Ribeirão Preto, Universidade de São Paulo validaram a confiabilidade do MACS para a população brasileira em 2013.

A pesquisadora Daniela BR Silva, incluiu 90 crianças com paralisia cerebral na faixa etária de 4 a 18 anos, independentemente do subtipo, que são atendidas no serviço de terapia ocupacional e fisioterapia do Centro de Reabilitação ou no Ambulatório de Neurologia de HCFMRP – USP, entre os meses de setembro de 2010 e outubro de 2011. Foram convidados para participar do estudo três terapeutas ocupacionais, sendo dois estudantes de terapia ocupacional – TO e um profissional de terapia ocupacional com nove anos de experiência.

O processo de validação e confiabilidade iniciou com um estudante de terapia ocupacional observando as crianças em tarefas do cotidiano e em obter informações dos pais sobre o uso das mãos de seus filhos durante o manuseio de objetos nas atividades de vida diária, o outro estudante de TO ficou com a responsabilidade de filmar as crianças realizando as tarefas e as informações dos pais. O profissional experiente de terapia ocupacional, leu o MACS, versão português – Brasil para os pais e pediu para que classificassem seu filho no nível MACS que melhor caracterizasse suas habilidades manuais. Após duas semanas, o profissional de TO classificou as crianças no nível MACS através da observação dos vídeos feitos pelo estudante de TO, vídeos das crianças realizando as tarefas e das informações dos pais.

O aluno de TO que realizou a filmagem, escolheu 30 vídeos (corresponde a 33% da amostra), considerando várias faixas etária e vários níveis MACS para realizar a segunda avaliação, avaliação de confiabilidade intra-avaliador, que aconteceu num intervalo de 30 dias da primeira avaliação. A fim de fazer a comparação entre pais e terapeutas foi utilizado a primeira avaliação do estudante de TO que observou as crianças com PC realizando as tarefas e a classificação que os pais deram na entrevista com o profissional de TO. Contudo, os resultados de confiabilidade intra e inter-avaliador mostram concordância quase perfeita e concordância razoável entre pais e terapeutas, o que aprova a confiabilidade do MACS para população brasileira. Dessa forma, no Brasil, o MACS é um instrumento que foi traduzido, adaptado culturalmente, validado e é confiável para população brasileira e está disponível para download no site http://www.macs.nu.

Pesquisas sobre as variáveis associadas aos níveis do MACS e sua estabilidade, também foram realizadas, uma delas ocorreu após três anos do desenvolvimento da classificação, pela pesquisadora Christine IMMS. Foi um estudo longitudinal, realizado com 86 crianças, com média de idade, na primeira avaliação, de 11 anos e 8 meses, e seus cuidadores. O intervalo entre a primeira e a segunda avaliação foi de 12 meses. Para análise dos dados entre as duas avaliações utilizou o coeficiente de correlação intraclasse (ICC). A conclusão da pesquisa mostrou que 58 cuidadores avaliaram os seus filhos no mesmo nível nas duas avaliações, com concordância absoluta de 67% das classificações. No entanto, os resultados da pesquisa mostram que a estabilidade do MACS no coeficiente de correlação intraclasse foi de 0,92 sugerindo que o MACS é uma classificação estável ao longo do tempo, mas algumas variáveis, no presente estudo, podem ter contribuído para uma pequena alteração da estabilidade. A primeira variável levantada é a pouca familiaridade com o MACS, a segunda variável é que a criança pode estar no limite entre dois níveis e a terceira refere-se à disposição das crianças; crianças com humor mais difíceis ficam mais propensas a mudarem de níveis.

Como descrito por Öhrvall (2013), em sua pesquisa longitudinal, com estudo retrospectivo, de um período mais amplo (2005 a 2010), abrangendo 1.267 crianças com paralisia cerebral com média de idade de 6 anos, realizado na Suécia, e tendo como objetivo desse estudo investigar a estabilidade dos níveis MACS ao longo do tempo, verificar se os níveis do MACS são estáveis para crianças mais velhas do que para crianças mais novas e se alguns níveis mostram mais instabilidade que outros.

A pesquisa buscou os registros de um programa sueco de acompanhamento de crianças com paralisia cerebral, onde o MACS foi incluído nesse programa desde 2005. Os critérios de inclusão dessa pesquisa foram crianças com, no mínimo, duas classificações do MACS registrada num intervalo de

12 meses e que tivesse de 4 a 17 anos no momento da primeira classificação. O número de avaliação para cada criança foi de duas a quatro avalições, com mínimo de um ano e máximo de cinco anos, respeitando o intervalo de 12 meses entre as avalições. Todos os níveis do MACS foram representados.

Analisando a estabilidade de duas classificações, com intervalo de 12 meses, para todas as 1.267 crianças com PC, apresentaram concordância de excelência, pois 82% das crianças foram classificadas no mesmo nível, em ambas as avaliações, apresentando ICC de 0,97. A estabilidade entre as crianças mais novas (4 anos) e as mais velhas (≥10 anos) apresentaram uma concordância percentual de 80% – 82%. Na estabilidade de duas classificações com três e cinco anos de diferença, o percentual de concordância foi de 78%, entre a primeira e a última avaliação, considerando que 35 % do grupo foi classificado com o mesmo nível MACS no período de três a cinco anos. Nesse período, os níveis do MACS apresentaram estabilidade entre os grupos de idade, independente se a primeira classificação ocorreu em idade de quatro anos ou dez anos e maiores (ÖHRVALL et al., 2013).

No que se refere à estabilidade entre quatro classificações, com intervalo de 12 meses, ao longo de cinco anos, o ICC foi de 0,95 o que corresponde a concordância de excelência, ou seja, a maioria das crianças permaneceram do mesmo nível MACS desde a primeira classificação. Portanto, o estudo demonstrou concordância de excelência, comprovando alta estabilidade do MACS ao logo do tempo, não havendo diferença entre os grupos de idade e se mostrando estável para crianças de quatro anos ou dez anos e maiores. Apresentou boa estabilidade, com percentual de 73% das crianças em permanecerem no mesmo nível quando acompanhadas por vários anos. A análise de cada nível do MACS teve como resultado muito bom para os níveis I e V e bom, conforme o coeficiente kappa, para os níveis II e IV. Desta forma, o MACS é uma classificação estável ao longo do tempo e com valor preditivo (ÖHRVALL et al., 2013).

O MACS foi desenvolvido para população de crianças com paralisia cerebral de 4 aos 18 anos, independentemente de suas características clínicas, mas como é um instrumento de fácil aplicabilidade, confiável e com valor preditivo, foram realizados alguns estudos para identificar se há possibilidade do uso da classificação para as demais faixas etárias.

Considerando a faixa etária maior de 18 anos, foi encontrado um estudo realizado pelo holandês Jetty van Meeteren (2010), que verificou se o MACS é uma classificação válida para adultos jovens. A pesquisa teve 83 participantes com paralisia cerebral e inteligência normal com a média de idade de 19 anos e 9 meses. O resultado da confiabilidade inter examinador foi considerada boa, apresentando o ICC de 0,83%, concluindo que o MACS é viável para avaliar a habilidade manual de adultos jovens. E no que se refere o uso do

MACS para crianças menores de quatro anos, estudos apresentam resultados de estabilidade relativa e confiabilidade moderada, devendo ser realizada a classificação com cautela (BURGESS et al., 2019; JEEVANANTHA et al., 2015; PLASSACHAERT et al., 2009).

Como estudos apresentaram instabilidade na confiabilidade do MACS para crianças menores de quatro anos, uma equipe de pesquisadores desenvolveram uma nova versão, o Mini – MACS onde o conceito central é semelhante ao do MACS e para tornar o conteúdo relevante para crianças menores de quatro anos, foram realizados alguns ajustes, e um deles foi incluir nos cinco níveis a necessidade de assistência no manuseio de objetos (ELIASSON et al., 2016). Mas, até a data atual, não tem pesquisa de validação e confiabilidade do Mini – MACS para população brasileira.

Estudos evidenciaram que a descrição dos níveis do MACS é ampla, possibilitando a real função da habilidade manual da criança com paralisia cerebral em manusear objetos durante as atividades de vida diária, é uma classificação com fator preditivo, relacionando as condições de saúde com a participação da criança nas atividades cotidianas, considerando os fatores motivacionais, pessoais e do ambiente em que está inserida através de uma interação dinâmica. Desta maneira, é de grande importância a participação dos pais, junto com os terapeutas, para classificarem seus filhos no nível que melhor os descreve.

No site http://www.macs.nu apresenta um processo de raciocínio que facilita a compreensão do conteúdo e a escolha do nível. Importante fazer algumas perguntas prévias para que possa identificar o nível que melhor descreve a habilidade manual da criança.

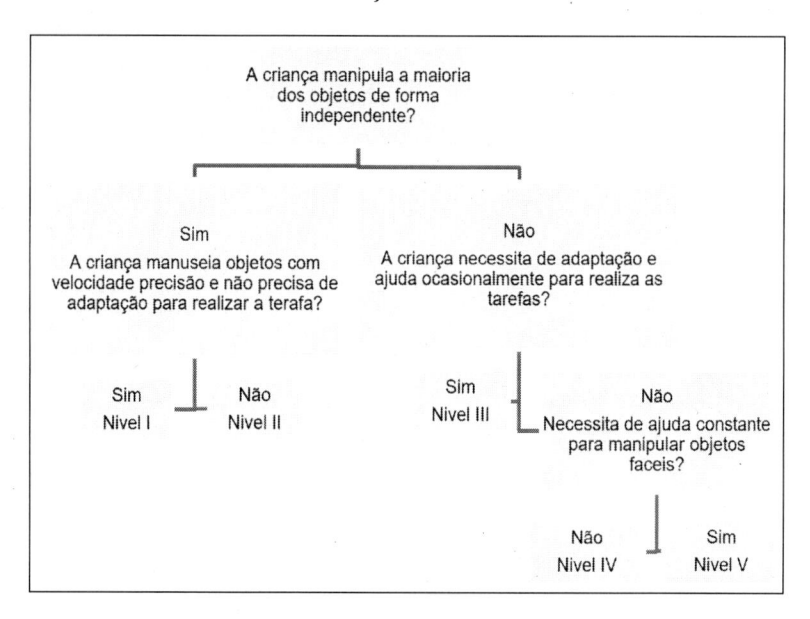

```
                A criança manipula a maioria
                  dos objetos de forma
                      independente?
         ┌──────────────────┴──────────────────┐
        Sim                                    Não
A criança manuseia objetos com      A criança necessita de adaptação e
velocidade precisão e não precisa de   ajuda ocasionalmente para realiza as
adaptação para realizar a terafa?              tarefas?
    ┌───────┴───────┐                    ┌──────────┴──────────┐
   Sim             Não                  Sim                   Não
  Nivel I        Nivel II             Nivel III      Necessita de ajuda constante
                                                     para manipular objetos
                                                            faceis?
                                                       ┌───────┴───────┐
                                                      Não             Sim
                                                    Nivel IV        Nivel V
```

Paralisia cerebral (PC) refere-se a uma desordem, não progressiva, do desenvolvimento, da postura e dos movimentos, decorrentes de uma lesão durante o desenvolvimento do cérebro imaturo. As manifestações clínicas dependem da extensão, do tipo e do local da lesão no sistema nervo central. Pode ocorrer disfunções musculoesqueléticas, sensoriais, perceptivas, cognitivas, da comunicação e do comportamento, causando limitações funcionas na criança com paralisia cerebral. (ROSENBAUM et al., 2007; SANDOWSKA et al., 2020).

A classificação MACS vem para auxiliar no diagnóstico funcional das crianças com paralisia cerebral, visto que a criança com PC é diagnosticada precocemente através dos sinais clínicos e de exames de imagem, mas determinar a gravidade e o tipo de paralisia cerebral é muito difícil nos primeiros anos de vida, além do diagnóstico não referir as capacidades funcionais das crianças com PC. Dessa forma o MACS auxilia na descrição funcional, na comunicação entre pais e terapeutas, determinando as necessidades das crianças, contribuindo para o planejamento e abordagem terapêutica e podendo ser utilizado para pesquisas (ÖHRVALL; ELISSON, 2010; ELISSON et al., 2006; IMMS et al., 2009)

Através da pesquisa bibliográfica on-line, realizada no período de abril e maio de 2021, no banco de dados PUBMED – Medline, Lilacs e no banco de dados da Biblioteca Virtual em Saúde (BVC) usando as combinações de palavras *"Manual Ability Classification System or MACS and hippotherapy and cerebral Palsy"*, e nos Periódicos Capes usado como descritores paralisia cerebral e equoterapia e sistema de classificação de habilidade manual – MACS, não foi encontrado, pesquisas que utilizam o Sistema de Classificação de Habilidades Manuais – MACS para crianças com paralisia cerebral na equoterapia.

Conforme proposto pela ANDE-BRASIL, a equoterapia é um método terapêutico dentro de uma abordagem interdisciplinar nas áreas da saúde, educação e equitação, que harmoniza os ajustes posturais, a coordenação dos movimentos, o equilíbrio, os estímulos sensoriais e as emoções proporcionando a quem pratica a equoterapia ser o protagonista de seu processo de reabilitação e desenvolvimento.

A equoterapia não se refere apenas a montaria, mas também, a interação com o cavalo e com todo ambiente equoterápico; incluindo atividades de cuidado com o animal (alimentá-lo, dar banho, pentear a crina, rasqueá-lo, fazer carinho), o cuidado com os materiais de encilhamento e o cuidado com o ambiente, oportunizando novas experiências que favorece o aprendizado e a autonomia (MORAES et al., 2020).

Apesar de não encontrar nenhum estudo realizado com o uso do MACS na equoterapia, os estudos apresentados sobre o MACS, mostram um instrumento confiável, de fácil aplicabilidade, com valor preditivo, com conteúdo amplo e significativo que abrange os aspectos pessoais e do ambiente a qual a criança está inserida; descrevendo o real desempenho manual da criança com PC. Portanto, conclui-se que é de grande importância a compreensão do MACS, que além de descrever a função da criança em manusear objetos durante suas atividades cotidianas, ainda contribui para qualidade da intervenção, conduzindo os estímulos adequados para possibilitar o desenvolvimento das habilidades funcionais durante os atendimentos de equoterapia e promovendo o conhecimento dos profissionais envolvidos no processo de reabilitação.

REFERÊNCIAS

1. AKPINAR P.; TEZEL CG.; ELIASSON AC.; ICAGASIOGLU A. **Reliability and cross-cultural validation of the Turkish version of Manual Ability Classification System (MACS) for children with cerebral palsy**. Disabil Rehabil. 2010;32(23):1910-6. Doi: 10.3109/09638281003763796. PMID: 20373857.

2. ANDE – BRASIL, 2021. Disponível em: http://www.equoterapia.org.br

3. BURGESS A.; BOYD R.; ZIVIANI J.; CHATFIELD MD.; WARE RS.; SAKZEWSKI L. **Stability of the Manual Ability Classification System in young children with cerebral palsy**. Dev Med Child Neurol. 2019 Jul;61(7):798-804. Doi: 10.1111/dmcn. 14143. Epub 2019 Jan 10. PMID: 30632141.

4. ELIASSON AC.; KRUMLINDE – SUNDHOLM L.; RÖSBLAD B.; BECKUNG E.; ARNER M.; ÖHRVALL AM.; ROSENBAUM P. The Manual Ability Classification System (MACS) for children with cerebral palsy: scale development and evidence of validity and reliability. **Dev Med Child Neurol.**, 2006 Jul;48(7):549-54. doi: 10.1017/S0012162206001162. PMID: 16780622

5. ELIASSON AC, et al. Mini-MACS: development of the Manual Ability Classification System for children younger than 4 years of age with signs of cerebral palsy. **Dev Med Child Neurol.**, 2017 Jan;59(1):72-78. doi: 10.1111/dmcn. 13162. Epub 2016 Jun 8. PMID: 27273427.

6. IMMS C.; CARLIN J.; ELIASSON AC. Stability of caregiver-reported manual ability and gross motor function classifications of cerebral palsy. **Dev Med Child Neurol.**, 2010 Feb;52(2):153-9. Doi: 10.1111/j. 1469-8749.2009.03346.x. Epub 2009 May 21. PMID: 19486106.

7. JANG DH.; SUNG IY.; KANG JY.; LEE SI.; PARK JY.; YUK JS.; BYUN EM. Reliability and validity of the Korean version of the manual ability classification system for children with cerebral palsy. **Child Care Health Dev.**, 2013 Jan;39(1):90-3. Doi: 10.1111/j. 1365-2214.2012.01408.x. Epub 2012 Jun 18. PMID: 22708965.

8. JEEVANANTHAM D.; DYSZUK E.; BARTLETT D. The Manual Ability Classification System: A Scoping Review. **Pediatr Phys Ther.**, 2015 Fall;27(3):236-41. Doi: 10.1097/PEP. 0000000000000151. PMID: 26020598.

9. KLEVBERG GL, et al. Development of bimanual performance in young children with cerebral palsy. **Dev Med Child Neurol.** 2018 May;60(5):490-497. Doi: 10.1111/dmcn. 13680. Epub 2018 Feb 2. PMID: 29392717.

10. KUIJPER MA.; VAN DER WILDEN GJ.; KETELAAR M.; GORTER JW. Manual ability classification system for children with cerebral palsy in a school setting and its relationship to home self-care activities. **Am J Occup Ther.**, 2010 Jul-Aug;64(4):614-20. doi: 10.5014/ajot. 2010.08087. PMID: 20825133.

11. MACS, 2021. Disponível em: http://www.macs.nu

12. MORRIS C.; KURINCZUK JJ.; FITZPATRICK R.; ROSENBAUM P. Reliability of the manual ability classification system for children with cerebral palsy. **Dev Med Child Neurol.**, 2006 Dec;48(12):950-3. doi: 10.1017/S001216220600209X. Erratum in: Dev Med Child Neurol. 2007 Feb;49(2):122. PMID: 17109781.

13. ÖHRVALL AM.; ELIASSON AC. Parents' and therapists' perceptions of the content of the Manual Ability Classification System, MACS. **Scand J Occup Ther.**, 2010 Sep;17(3):209-16. doi: 10.1080/11038120903125101. PMID: 19707950.

14. PALISANO RJ.; AVERY L.; GORTER JW.; GALUPPI B.; McCoy SW. Stability of the Gross Motor Function Classification System, Manual Ability Classification System, and Communication Function Classification System. **Dev Med Child Neurol.**, 2018 Oct;60(10):1026-1032. doi: 10.1111/dmcn. 13903. Epub 2018 May 4. PMID: 29726578.

15. RYYAHI A.; RASSAFINI M.; AKBARFAHIMI N.; SAHAF R.; YAZDANI F. Cross-cultural validation of the persion version of Manual Ability Classification System for children with cerebral palsy. **Int J Ther Reabil.**, 2013;20(19): 19-24. http//dx.doi.org/10.12968/ijtr. 2013.

16. ROSENBAUM P.; PANETH N.; LEVITON A.; GOLDSTEIN M.; BAX M.; DAMIANO D.; DAN B.; JACOBSSON B. A report: the definition and classification of cerebral palsy April 2006. **Dev Med Child Neurol Suppl.**, 2007 Feb;109:8-14. Erratum in: Dev Med Child Neurol. 2007 Jun;49(6):480. PMID: 17370477.

17. SADOWSKA M.; SARECKA – HUJAR B.; KOPYTA I. Cerebral Palsy: Current Opinions on Definition, Epidemiology, Risk Factors, Classification and Treatment Options. **Neuropsychiatr Dis Treat.**, 2020 Jun 12;16:1505-1518. Doi: 10.2147/NDT. S235165. PMID: 32606703; PMCID: PMC7297454.

18. SILVA B.R.D.; FUNAIAMA A.R.C e PFEIFER I.L Manual Ability Classification System (MACS): reliability between therapists and parents in Brazil. **Braz J Phus Ther.**, 2015 Jan – Feb; 19(1): 26-33. http://dx.doi.org/10.1590/bjpt – rbf. 2014

FICHA DE OBSERVAÇÃO DO COMPORTAMENTO EM CONTEXTO EQUESTRE (FOCCE)

Madalena Castelhano[1]
Ana Rita Matias[2]

A Ficha de Observação do Comportamento em Contexto Equestre (FOCCE) nasceu da intenção de responder a uma necessidade emergente na terapia assistida com cavalos e da necessidade de sistematizar a informação recolhida durante as sessões, seja com objetivo de avaliar ou de controlar a qualidade das sessões. Observar e registar de forma detalhada o comportamento do indivíduo, permite-nos conhecer as suas competências (RODRIGUEZ; LLINARES, 2008; SAGE; CHÉRON, 2018). A falta de uma avaliação ecológica, com fácil ligação à intervenção, sem descurar das características individuais levou ao desenvolvimento da FOCCE, o qual foi baseado no Manual Oficial de Formação Equestre (POMBEIRO et al., 2005), literatura de referência da equitação desportiva, na *Rafferty Therapeutic Riding Program Evaluation* (RAFFERTY, 2003) e na experiência das autoras.

Validação

Neste momento, recomenda-se que a FOCCE seja utilizada exclusivamente com referência a critério pois não existem quaisquer dados normativos. Até à data, foram realizados 15 pré-testes a indivíduos com situações clínicas diversificadas, ao nível dos itens, das instruções e do sistema de cotação, para melhor adequar e ajustar a FOCCE à realidade do contexto equestre. Seguir-se-á o procedimento de validação de conteúdo por meio de um estudo de *Delhi* (BARRET; HEALE, 2020) durante o qual será solicitada a colaboração de um painel de especialistas para preencher uma escala de classificação *Likert* pontuada entre 1 e 4 pontos quanto ao consenso em relevância, cobertura e clareza dos itens.

---

1   Estudante de Mestrado em Psicomotricidade (UÉ), Licenciada em Reabilitação Psicomotora (UÉ), Técnica de Gestão Equina (EPDRS), Treinadora de Grau I de Equitação Geral (FEP e IPDJ) e a trabalhar em terapia assistida com cavalos no projeto Terapia a Galope, no Algarve (Portugal). E-mail: madalena.castelhano@hotmail.com
2   Doutora em Motricidade Humana (Universidade de Évora-UÉ), Mestre em Psicologia Educacional (Instituto Superior de Psicologia Aplicada-ISPA), Licenciada em Educação Especial e Reabilitação (Universidade de Lisboa-UL), Psicomotricista Especialista reconhecida pelo Fórum Europeu de Psicomotricidade (FEP). E-mail: armatias@uevora.pt

Cotação e população

Esta ficha permite a recolha de informação geral sobre o indivíduo (pessoal e informações acerca do desempenho nas sessões de observação) e em quatro situações.

A primeira situação ("à vontade com o cavalo") diz respeito à forma como o indivíduo se relaciona com o cavalo e de que forma regula o seu comportamento junto do animal.

Na segunda situação ("Maneio"), pretende-se sistematizar a informação referente à limpeza e preparação do animal (aparelhar e desaparelhar) e à forma como o indivíduo consegue conduzir o mesmo à mão.

A terceira situação ("montar e apear") permite reunir informação sob a forma como o individuo monta e apeia do cavalo.

Já na quarta situação ("A cavalo"), surge a informação relativamente à forma de montar e apear do indivíduo, à posição que este assume em cima do cavalo, bem como os movimentos que nele realiza, e, finalmente a forma como o conduz.

Em cada item, existe um espaço dedicado a dados qualitativos, fornecendo maior precisão à informação recolhida.

A FOCCE termina com uma análise geral, para toda a informação que não foi possível enquadrar nas situações anteriores, tais como comportamento do indivíduo ao longo da observação tanto com o terapeuta, como com outras pessoas presentes e com o cavalo, estado tónico, nível e tipo de comunicação, disponibilidade e motivação para as sessões.

A FOCCE possui uma cotação quantitativa, considerando sucesso (com valores que vão do 4 ao 1) e o insucesso (com valores que oscilam entre o 1 e o -1), com base no tipo e intensidade de apoios necessários. Este tipo de cotação vai ao encontro da perspetiva de que o indivíduo requererá apoios que se ajustem às suas características únicas (THOMPSON et al., 2009). Tem em conta as limitações de cada indivíduo, pelo que apenas considera, nas pontuações totais máximas de cada área avaliada, os itens que o indivíduo é capaz de realizar, e aqueles em que se observam as habilidades básicas fundamentais à aquisição da competência, exceto em situações degenerativas e/ou em condições de desenvolvimento degradadas, onde se pretende apenas a manutenção de capacidades (por exemplo, idosos).

Aplicação

Em média a FOCCE demora cerca de uma hora a ser aplicada. No entanto, sugere-se que as sessões de observação sejam priorizadas sessões individuais, com máximo de 45 minutos de duração, para que se respeite o ritmo, a motivação e a consequente disponibilidade do indivíduo (BERSCH;

PISKE, 2020). Pode ser aplicada por qualquer profissional desde que possua alguma experiência na medida em que é necessário o domínio do conteúdo da FOCCE para libertar a atenção do profissional para o processo de observação.

De forma a tornar mais explicito o preenchimento da FOCCE, que segue em anexo, passa-se a apresentar um conjunto de orientações, podendo também, ser consultado um exemplo de preenchimento desta ficha no final do capítulo.

INDICAÇÕES GERAIS
→ Na **Identificação**, o item referente ao **objetivo** deverá ser preenchido **após a observação**.
→ Todos os itens assinalados com * requerem informações específicas nas **observações qualitativas**. Deve consultar a descrição do item no presente documento.
→ Todos os itens assinalados com ** requerem **adaptação da cotação**. Deve consultar a descrição do item no presente documento.
→ Apenas se consideram os itens que foram abordados, que o indivíduo é capaz de realizar e cuja realização faz sentido no contexto do plano de intervenção. Todos os itens que não forem abordados, devem ser cotados com **NA**.
→ Sempre que mobilidade ou estatura do sujeito não permitir a execução de algum item, fazer referência nas observações qualitativas e cotar como **NA**.
→ O **quadro resumo das cotações** deve ser preenchido com o **subtotal** das cotações de cada **subgrupo** e com a **soma das cotações máximas possíveis dos itens cotados** (ou seja, de todos os itens que não foram cotados com NA).

COTAÇÕES		
Realização	Tipo	Cotação
Sucesso	**Espontaneamente (ES):** se o indivíduo realiza a tarefa de livre vontade, sem instrução prévia. Considera-se que já faz parte da autonomia.	4
	Independentemente (IN): se o indivíduo realiza a tarefa, sem qualquer ajuda, após instrução.	4
	Ajuda Verbal (AV): se, após a instrução inicial, o indivíduo necessita de reforço verbal em cada uma das fases da tarefa.	3
	Ajuda Verbal com demonstração (AV+): se o indivíduo necessita de reforço verbal e visual (demonstração).	2
	Ajuda de imagens (AIm): se o indivíduo realiza a tarefa com recurso a imagens ilustrativas das etapas a seguir.	1
	Ajuda Física (AJ): se o indivíduo realiza a tarefa com reforço físico por parte do técnico responsável.	1
Insucesso	**Passividade (P):** se o indivíduo não realiza a tarefa, devido a limitações funcionais e intelectuais, parecendo não entender o que lhe é pedido.	0
	Oposição (OP): se o indivíduo se opõe à realização da tarefa, mesmo com AJ.	-1
	Itens não ensinados/abordados/não observados ou que não se aplicam (NA)	0

1. À VONTADE COM O CAVALO	
1.1. Comportamento Junto do Cavalo	
Itens	Descrição
Sabe e cumpre as regras de segurança para se aproximar do cavalo	O indivíduo deve dirigir-se à zona da espádua esquerda do cavalo, evitando passar ou manter-se demasiado perto dos posteriores ou garupa.
Está à vontade junto do cavalo*	Considera-se estar à vontade junto do cavalo quando o indivíduo se aproxima, toca e acaricia o animal sem receio. **Nota:** referir nas **observações qualitativas** se faz festas sem medo na cabeça do cavalo, ou apenas no pescoço, garrote e garupa.

continua...

continuação

1. À VONTADE COM O CAVALO

1.1. Comportamento Junto do Cavalo

Itens	Descrição
Regula o comportamento junto do cavalo	Controla os seus impulsos motores ou vocais junto ao cavalo (i.e., birras, movimentos, sons amplos e bruscos).

2. MANEIO

2.1. Limpeza e Preparação do Cavalo (aparelhar)

Itens	Descrição
Sabe/cumpre a ordem de limpeza do cavalo**	A limpeza deve ser executada da cabeça para a garupa, de cima, para baixo. **Nota:** não se aplica a cotação **AJ**.
Limpa o cavalo com a almofaça*	A limpeza com a almofaça é realizada segundo movimentos circulares, utilizando as duas mãos (mão direita no lado esquerdo do cavalo e mão esquerda, no lado direito). **Nota:** referir, nas **observações qualitativas**, se aplica a força corretamente e faz o movimento de forma coordenada.
Limpa o cavalo com a cardoa*	A limpeza com a cardoa é realizada segundo movimentos "vassoura", com ambas as mãos (mão direita no lado esquerdo do cavalo e mão esquerda, no lado direito). **Nota:** referir, nas **observações qualitativas**, se aplica a força corretamente e faz o movimento de forma coordenada.
Penteia a crineira e a cauda	Penteia-se a crineira realizando movimentos de cima para baixo, do pescoço para o garrote (sentido do pelo). Para pentear a cauda, uma mão deve segurar a cauda e ir, progressivamente, libertando alguns fios de crina que a outra mão deve ir desembaraçando com movimentos de cima para baixo. A escova deve ser segurada pela mão preferencial. O indivíduo não deve colocar-se atrás do cavalo.
Limpa os cascos	Segura-se o membro do cavalo em flexão, na quartela, junto à coroa do casco, com uma das mãos e, com a outra, utilizando o ferro de cascos, limpa-se a zona das ranilhas e sola.
Sabe a ordem para aparelhar o cavalo**	O cavalo deve aparelhar-se de acordo com a seguinte ordem: caneleiras, suadouro, proteção de dorso, arreio/manta e cilhão e cabeçada. **Nota:** não se aplica a cotação **AJ**
Põe as caneleiras	O cavaleiro deve agachar-se, sem tocar com nenhum joelho no chão. Não deve colocar-se por baixo do cavalo, e tem de estar atento a possíveis movimentos dos membros do cavalo. As caneleiras colocam-se na zona da canela e boleto, para que os fechos apertem do sentido medial para lateral. Ter atenção às diferenças entre as caneleiras dos anteriores e dos posteriores. Estas últimas costumam ser mais pequenas e proteger apenas a zona dos boletos.
Coloca o suadouro	Atenção à direção e posicionamento do suadouro: a parte mais alta deverá ficar para o garrote e a oposta virada para a garupa.
Coloca proteção de dorso	Atenção à direção e posicionamento da proteção de dorso: a parte redonda deverá ficar virada a garupa.
Coloca arreio ou manta e cilhão	Atenção à direção e posicionamento do arreio, devendo o cepinho ficar para a frente do cavalo e a arcada de trás, virada para a garupa. O arreio não deve ficar em cima da musculatura da espádua. No caso de o indivíduo montar em manta, atenção à posição do cilhão, de modo a evitar ferir o garrote do cavalo. É também necessário ter em conta a área do assento do cavaleiro. Um cilhão colocado muito posteriormente, fará com que o cavaleiro se sente em estruturas anatómicas inconvenientes, o que pode causar dor ao animal, para além de que os centros de gravidade (do cavalo e do cavaleiro) não estarão alinhados.

continua...

continuação

2. MANEIO

2.1. Limpeza e Preparação do Cavalo (aparelhar)

Itens	Descrição
Aperta a cilha/cilhão	As pontas da cilha/cilhão são enfiadas nas fivelas da cilha/cilhão e apertadas num movimento ascendente.
Sabe a ordem para desaparelhar o cavalo**	O cavalo deve desaparelhar-se de acordo com a seguinte ordem: cabeçada, arreio/manta e cilhão, proteção de dorso, suadouro e caneleiras. **Nota:** não se aplica a cotação **AJ**
Desaperta a cilha/cilhão	Num movimento ascendente, desapertam-se as fivelas e, depois, tiram-se as pontas da cilha/cilhão das fivelas.
Tira o arreio ou a manta e cilhão	Os estribos devem ser recolhidos e a cilha desmontada, de modo nada arrastar pelo chão aquando do transporte do arreio até ao seu local de arrumação.
Tira proteção de dorso e suadouro	Mais uma vez, nenhum dos materiais deve ser arrastado pelo chão.
Tira as caneleiras	O cavaleiro deve agachar-se, sem tocar com nenhum joelho no chão. Não deve colocar-se por baixo do cavalo, e tem de estar atento a possíveis movimentos dos membros do cavalo. Desapertar os velcros e remover as caneleiras.
Arruma o material no local correto*	**Nota:** nas observações qualitativas, especificar quais os materiais que arruma no local correto.

2.2. Condução do cavalo à mão

Itens	Descrição
Segura o cavalo à mão*	Considera-se segurar um cavalo à mão, quando o cavaleiro está a pé, do lado esquerdo do cavalo, segurando as rédeas ou a guia com a mão direita mais perto do animal e mão esquerda na ponta oposta. Por questões de segurança, deve ter-se o cuidado de não enrolar a guia à mão esquerda. **Nota:** nas **observações qualitativas**, deve-se indicar se são as usadas as rédeas ou guia (curta ou longa).
Conduz o cavalo à mão, a passo, em linha reta*	**Nota:** nas **observações qualitativas** deve ser mencionado se esta condução é realizada junto à teia, na linha do meio ou numa diagonal, bem como a distância em que consegue fazê-lo.
Conduz o cavalo à mão, a passo, por um pequeno percurso	Considera-se um pequeno percurso, dois pinos alinhados a uma distância aproximada de 20 metros. O indivíduo deve partir de um pino e, no segundo, contorná-lo e regressar ao ponto onde iniciou.
Conduz o cavalo à mão, a passo, por um percurso complexo	Considera-se um percurso complexo, i.e., ir buscar o cavalo à *boxe/paddock*, levá-lo até à zona para aparelhar e depois para o picadeiro.

3. MONTAR E APEAR

3.1. Montar

**Nota: preencher os itens que se aplicam à situação do indivíduo e cotar os restantes com NA

Itens	Descrição
Sabe e cumpre as regras de segurança para entrar no picadeiro e de boa educação para montar	Antes de entrar no picadeiro, deve-se pedir "com licença" (pode ser verbalmente ou através de gestos pré-definidos) ao técnico responsável e avisar os restantes cavaleiros do espaço para tomarem "atenção à porta", esteja a cavalo ou a pé. Não deve entrar no picadeiro sem antes olhar e averiguar se algum cavalo se aproxima. O cavaleiro deve pedir "com licença" ao técnico responsável antes de montar.
Cumprimenta o cavalo	Com uma festa na espádua antes de montar.

continua...

continuação

Monta a partir de um ponto mais alto	Monta a partir de um cais ou plataforma elevatória.
Monta com recurso a elevador de transferência	A pessoa é transferida/transfere-se diretamente da cadeira de rodas para o cavalo.
Monta a partir do colo de alguém**	Alguém, a partir do chão, coloca o indivíduo no dorso do cavalo. Este pode ficar diretamente voltado para a frente do cavalo, ou sentado de lado. **Nota:** Este item é **sempre realizado com ajuda física**. Nas observações qualitativas deve ser indicado como foi realizado.
Monta "sentando-se de lado" *	Pressupõe-se que este item seja realizado desde um ponto mais alto ou do colo de alguém **não sendo estas consideradas como ajudas físicas**. Senta-se de lado no cavalo. Depois, passa a perna direita por cima do pescoço do cavalo e fica corretamente sentado. **Nota:** as informações que se seguem deverão ser consideradas como **informações qualitativas**: • Precisa de ajuda para se sentar a cavalo; • Não precisa de ajuda para se sentar a cavalo; • Precisa de ajuda para passar a perna por cima do pescoço do cavalo; • Passa a perna por cima do pescoço do cavalo sem ajuda.
Monta com *leg up* **	O indivíduo deve agarrar o cepinho do arreio ou a argola do cilhão com a mão esquerda e a arcada de trás ou a manta com a mão direita. De seguida, deve fletir a perna esquerda, onde o técnico o apoia. Saltita 3 vezes para ganhar impulso e, ao 3º movimento (que deve ser maior e acompanhado da força dos braços do cavaleiro), o técnico levanta-o e este monta, passando a perna direita por cima da garupa do cavalo. **Notas:** • Este item é **sempre realizado com ajuda física**. Nas observações qualitativas deve ser indicado como foi realizado. Nas **observações qualitativas**, especificar se o cavaleiro monta a partir do **chão** ou de um **plano mais elevado**.
Monta com "pé ao estribo" *	O indivíduo deve agarrar o cepinho do arreio com a mão esquerda e a arcada de trás com a mão direita. Deve colocar o pé esquerdo no estribo e, com a perna direita, saltitar para ganhar impulso. No último salto, que deve ser maior e acompanhado da força dos braços do cavaleiro, este apoia-se no estribo e monta passando a perna direita por cima da garupa do cavalo. **Nota:** nas **observações qualitativas**, especificar se o cavaleiro monta a partir do **chão** ou de um **plano mais elevado**, e ainda se é necessário **baixar o estribo** esquerdo.

3.2. Apear

**Nota: preencher os itens que se aplicam à situação do indivíduo e cotar os restantes com NA

Itens	Descrição
Apeia para um ponto mais alto	Apeia para o cais ou plataforma elevatória.
Apeia com recurso a elevador de transferência	O indivíduo é colocado, ou coloca-se, no elevador desde o cavalo, sendo transferido de volta para a cadeira de rodas.
Apeia passando a perna pelo pescoço do cavalo*	Tira os pés dos estribos, passa a perna direita por cima do pescoço, ficando sentado no lado esquerdo do cavalo. Posteriormente, existem três opções de procedimento a seguir: 1. Inclina o tronco na direção do pescoço do cavalo, roda o corpo de modo a ficar em decúbito ventral no dorso e deixa-se escorregar até ao chão; 2. Dá as duas mãos ao técnico e salta para o chão com os pés ligeiramente afastados; 3. Estende os braços e vai para o colo do técnico. **Nota:** especificar nas **observações qualitativas** os níveis de **Aj** que o indivíduo poderá ter: • Ajuda para tirar os pés dos estribos; • Ajuda para passar a perna; • Ajuda para rodar o corpo e chegar até ao chão.

continua...

AVALIAÇÃO DE RESULTADOS NA EQUOTERAPIA

continuação

Apeia passando a perna pela garupa do cavalo*	Tira os pés dos estribos, inclina o tronco na direção do pescoço do cavalo e passa a perna direita por cima da garupa do cavalo, ficando em decúbito ventral no lado esquerdo, sobre o dorso. Depois, deixa-se deslizar pelo arreio/manta até chegar com os pés ao chão. **Nota:** especificar nas **observações qualitativas** os níveis de **Aj** que o indivíduo poderá ter: • Ajuda para tirar os pés dos estribos; • Ajuda para passar a perna; • Ajuda para chegar até ao chão.

4. A CAVALO
4.1. Postura

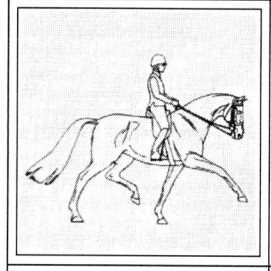

Ilustração da postura "ideal" a cavalo.
A descrição dos itens referentes à postura, teve por base a obra de (Veloso, 2009).

Itens	Descrição
Pé*	Se o indivíduo não utilizar estribos, os pés deverão estar descontraidamente caídos, com os dedos na direção do chão. Apoio no estribo, no terço anterior do pé ("raiz dos dedos"). Calcanhar descontraído, descido, aceitando o peso de todo membro inferior, deve estar abaixo do nível da ponta do pé. Este deve ter uma ligeira rotação lateral. **Nota:** Nas **observações qualitativas**, especificar se: • Apoia o centro do pé no estribo; • Sobe os calcanhares.
Perna*	Deve cair naturalmente por gravidade, ficando ligeiramente atrás da vertical e a face interna da barriga da perna em contacto com o costado do cavalo. **Nota:** nas **observações qualitativas**, especificar se: • Afasta as pernas do cavalo; • Coloca as pernas à frente da vertical; • Coloca as pernas muito atrás da vertical; • Nível tónico
Joelho*	Deve conservar-se flexível, mantendo a mobilidade necessária. **Nota:** nas **observações qualitativas**, especificar: • Joelho com tendência para extensão; • Joelho com tendência para flexão; • Joelho sem mobilidade.
Coxa*	Deve estar tão descida e descontraída quanto possível, com a parte interna em contacto com o arreio. **Nota:** Referir, nas observações qualitativas: • Pouca/demasiada capacidade de abdução das pernas; • Amplitude da rotação externa da coxa; • Nível tónico.
Pélvis	No assento, as nádegas deverão estar descontraídas, com os dois ísquiones, o períneo e os primeiros centímetros da parte interna e superior das coxas em contacto com o arreio ou manta.

continua...

continuação

	Tronco*	Com tensão positiva vertical, com omoplatas descidas, condição essencial à descontração tónica, de modo a permitir que a região lombar acompanhe o andamento do cavalo. **Nota:** referir, nas **observações qualitativas**: • Tendência para se inclinar para a frente; • Tendência para se inclinar para trás; • Tendência para ter um ombro; • Escoliose (um ombro mais elevado que o outro); • Um ombro mais à frente do outro.
Braços	Mãos*	**Nota:** neste item podem ser consideradas duas situações, a especificar nas **observações qualitativas**: 1. O indivíduo **pega nas rédeas**: as mãos deverão estar no prolongamento dos antebraços. Mãos em flexão, com unhas face a face, polegares dobrados sobre os indicadores, perto da crina, à frente do garrote e à distância de, aproximadamente, um palmo entre elas. Esta descrição também se aplica à utilização de rédeas com adaptadores. **Nota:** referir, nas **observações qualitativas**, se o indivíduo tem: • Pulsos em flexão e mãos em pronação; • Mãos em pronação; • Mãos em supinação; • Mãos demasiado juntas; • Mãos demasiado afastadas; • Mãos junto às pernas; • Mãos demasiado longe do corpo; • Mãos acima da linha da cintura; • Mãos junto da espádua. • O indivíduo agarra a argola (do cilhão ou do arreio).
	Antebraços*	Antebraços no prolongamento das rédeas, na direção da boca do cavalo ou da argola. **Notas:** • Referir, nas <u>observações qualitativas</u>, se: → Sobre demasiado os antebraços; → Desce demasiado os antebraços; → Os antebraços afastam-se da linha média do corpo mais de 20 graus, sem que esteja envolvida uma ação de mudança de direção. • Este item **não se aplica** se o indivíduo se agarrar às **argolas** do cilhão ou do arreio.
Braços	Cotovelos*	Cotovelos descontraídos, favorecendo a descida das omoplatas. **Nota:** referir, nas **observações qualitativas**, se: • Tem cotovelos contraídos, junto ao corpo, com elevação dos ombros; • Tem os cotovelos demasiado afastados do corpo.
	Omoplatas	As omoplatas devem estar descidas.
Pescoço e cabeça*		Olhar amplo, dirigido entre as orelhas do cavalo. Pescoço descontraído, deve seguir na direção do movimento, sem contrariar a tonicidade positiva. **Nota:** Referir, nas **observações qualitativas**, se: • Não olha entre as orelhas do cavalo (cabeça baixa, alta ou para os lados); • Pescoço demasiado contraído e para a frente; • Pouco controlo da cabeça.

4.2. Posições/Movimentos a Cavalo

Itens	Descrição
Liberta uma das mãos da argola/rédea*	**Nota:** referir, nas **observações qualitativas**, se: • Consegue soltar a mão tempo que quiser; • Solta por um instante e volta a agarrar-se; • Faz com o cavalo em estação (parado); • Faz com o cavalo em andamento (especificar andamento).

continua...

AVALIAÇÃO DE RESULTADOS NA EQUOTERAPIA

continuação

Liberta as duas mãos da argola/ rédea*	**Nota:** referir, nas **observações qualitativas**, se: • Consegue soltar as mãos tempo que quiser; • Solta por um instante e volta a agarrar-se; • Faz com o cavalo em estação (parado); • Faz com o cavalo em andamento (especificar andamento).
Faz festas no pescoço do cavalo com uma mão*	**Nota:** referir, nas **observações qualitativas**, se: • Faz com o cavalo em estação (parado); • Faz com o cavalo em andamento (especificar andamento).
Faz festas no pescoço do cavalo com as duas mãos*	**Nota:** referir, nas **observações qualitativas**, se: • Faz com o cavalo em estação (parado); • Faz com o cavalo em andamento (especificar andamento).
Executa e mantém as posturas dos membros superiores que lhe são pedidas*	As posturas dos membros superiores são, i.e., braços em extensão no plano anterior, e afastados, na linha dos ombros. **Nota:** referir, nas **observações qualitativas**, se: • Faz com o cavalo em estação; • Faz com o cavalo em andamento (especificar andamento); • O tempo aproximado que mantém estas posturas.
Faz rotação do tronco com os membros superiores em abdução*	Para ambos os lados, numa amplitude aproximada de 45 graus. **Nota:** referir, nas **observações qualitativas**, se: • Faz com o cavalo em estação (parado); • Faz com o cavalo em andamento (especificar andamento).
Toca na ponta dos pés*	O indivíduo toca na ponta dos pés, com o tronco em flexão, em direção ao pescoço do cavalo. **Nota:** referir, nas **observações qualitativas**, se: • Faz com o cavalo em estação (parado); • Faz com o cavalo em andamento (especificar andamento).
Toca nos calcanhares*	O indivíduo toca nos calcanhares, fletindo o joelho. **Nota:** referir, nas **observações qualitativas**, se: • Faz com o cavalo em estação (parado); • Faz com o cavalo em andamento (especificar andamento).
Toca na ponta do pé com a mão do lado contrário*	O indivíduo toca na ponta do pé do lado oposto, cruzando a linha média, no plano anterior, fletindo o tronco, em direção ao pescoço do cavalo. **Nota:** referir, nas **observações qualitativas**, se: • Faz com o cavalo em estação (parado); • Faz com o cavalo em andamento (especificar andamento).
Toca no calcanhar com a mão do lado contrário*	O indivíduo toca no calcanhar do lado oposto, com flexão do joelho desse mesmo lado, cruzando a linha média do corpo no plano posterior. **Nota:** referir, nas **observações qualitativas**, se: • Faz com o cavalo em estação (parado); • Faz com o cavalo em andamento (especificar andamento).
Faz a "volta ao mundo" *	O indivíduo passa a perna direita por cima do pescoço do cavalo, ficando sentado no lado esquerdo do cavalo. Depois, passa a perna esquerda por cima da garupa e fica voltado para a traseira do cavalo. Por fim, passa a perna esquerda por cima do pescoço do cavalo, voltando à posição inicial. **Nota:** referir, nas **observações qualitativas**, se: • Faz com o cavalo em estação (parado); • Faz com o cavalo em andamento (especificar andamento).
Deita-se em decúbito dorsal no cavalo*	**Nota:** referir, nas **observações qualitativas**, se: • Faz com o cavalo em estação; • Faz com o cavalo em andamento (especificar andamento).

continua...

continuação

Deita-se em decúbito ventral no cavalo*	**Nota:** referir, nas **observações qualitativas**, se: • Faz com o cavalo em estação; • Faz com o cavalo em andamento (especificar andamento).
Mantém equilíbrio durantes os movimentos	Mantém ou retoma a postura acima descrita durante a execução dos exercícios e/ou durante as variações de ritmo ou andamento.

4.3. Condução

Itens		Descrição
Dá indicações verbais ou gestuais para o cavalo andar e parar*		Tem palavras ou gestos definidos para ordenar parar e andar. I.e., tocar no garrote quando desejar que o cavalo inicie o movimento e, quando quiser que o cavalo pare, tocar na cabeça do terapeuta. **Nota:** referir, nas **observações qualitativas**, o tipo de indicação que utiliza.
Toca com as pernas para que o cavalo inicie ou mantenha o andamento*		O indivíduo toca com a barriga das pernas no costado do cavalo para andar, manter o andamento ou passar a um superior. **Nota:** referir, nas **observações qualitativas**, se: • Apenas para iniciar andamento • Para iniciar e manter andamento • Para passar a um andamento superior
Conhece as letras/imagens do picadeiro		**Nota:** Neste item não se aplica a cotação **AJ**.
Nomeia as letras/imagens do picadeiro		**Nota:** Neste item não se aplica a cotação **AJ**.
Localiza as letras/imagens do picadeiro		**Nota:** Neste item não se aplica a cotação **AJ**.
Passo	Realiza um pequeno percurso/figuras do picadeiro dando indicações verbais/gestuais*	Realiza um percurso dando indicações (verbais ou gestuais) ao líder para andar, virar, passar a um andamento superior ou parar. I.e., numa serpentina de dois arcos a iniciar em A, o indivíduo dá indicação verbal ao líder para, em E, virar em direção a B e, posteriormente, seguir em direção a C. **Nota:** nas **observações qualitativas**, referir quais as figuras do picadeiro que sabe fazer.
Passo	Faz um pequeno percurso/figuras do picadeiro, usando as rédeas*	Deve ter de virar para a esquerda ou direita, abrindo a rédea do lado para onde quiser ir. **Nota:** Referir, nas **observações qualitativas**, quais as figuras do picadeiro que sabe fazer.
	Para o cavalo, usando as rédeas	Puxa as rédeas ligeiramente para a si, de forma intermitente (meias paragens).
Trote	Realiza um pequeno percurso/figuras do picadeiro dando indicações verbais/gestuais*	Realiza um percurso dando indicações (verbais ou gestuais) ao líder para virar, passar a um andamento superior, passar a um andamento inferior ou parar. **Nota:** Referir, nas **observações qualitativas**, quais as figuras do picadeiro que sabe fazer.
Trote	Realiza um pequeno percurso/figuras do picadeiro dando indicações verbais/gestuais*	Realiza um percurso dando indicações (verbais ou gestuais) ao líder para virar, passar a um andamento superior, passar a um andamento inferior ou parar. **Nota:** Referir, nas **observações qualitativas**, quais as figuras do picadeiro que sabe fazer.
	Faz um pequeno percurso/figuras do picadeiro, usando as rédeas*	**Nota:** nas **observações qualitativas**, referir: • Se consegue trotar em linha reta e/ou fazer figuras do picadeiro; • Quanto tempo/que distância consegue manter este andamento; • Se tem ligação ao movimento; • Se trota levantado.
	Passa para o passo, usando as rédeas	Puxa as rédeas ligeiramente para a si, de forma intermitente (meias paragens).

continua...

continuação

4.3. Condução		
	Itens	**Descrição**
Galope	Realiza um pequeno percurso/figuras do picadeiro dando indicações verbais/gestuais*	Realiza um percurso dando indicações (verbais ou gestuais) ao líder para virar, passar a um andamento inferior ou parar. **Nota:** Referir, nas **observações qualitativas**, quais as figuras do picadeiro que sabe fazer.
	Faz um pequeno percurso/figuras do picadeiro, usando as rédeas*	**Nota:** nas **observações qualitativas**, referir: • Se consegue galopar em linha reta e/ou fazer figuras do picadeiro; • Quanto tempo/que distância consegue manter este andamento; • Se tem ligação ao movimento.
	Passa para o trote, usando as rédeas	Puxa as rédeas ligeiramente para a si, de forma intermitente (meias paragens).

REFERÊNCIAS

1. Barret, D., & Heale, R. (2020). What are Delphi studies. *Evidence-Based Nursing*, *23*(3), 68-69. https://doi.org/10.1136/ebnurs-2020-103303

2. Bersch, A., & Piske, E. (2020). Psicomotricidade relacional: Estratégia de intervenção pedagógica na educação. *Itinerarius Reflectionis*, *16*(3), 1-18. https://doi.org/10.5216/rir.v16i3.60420

3. Pombeiro, J., Almeida, E., & Sequeira, J. (2005). *Manual Oficial de Formação Equestre* (Vol. 1). Instituto de Desporto de Portugal.

4. Rafferty, S. L. (2003). Rafferty Therapeutic Riding Program Evaluation. Em *Therapeutic Riding II – Strategies in Rehabilitation* (8th ed.). Barbara Engel Therapy Services.

5. Rodriguez, J., & Llinares, M. (2008). Rodriguez, J. & Llinares, M. (2008). El rol del psicomotricista. Revista Interuniversitaria de Formación del Profesorado, 62(22,2), 35-60. *Revista Interuniversitaria de Formación del Profesorado*, *22*(2), 35-60.

6. Sage, I., & Chéron, A. (2018). L'Observation. Em *Manuel d'enseignement de psychomotricité 5* (p. 51-59). deBoeck.

7. Thompson, J., Tassé, M., & Schalock, R. (2009). *Supports Intensity Scale (SIS)*. American Association on Intellectual and Developmental Disabilities.

8. Veloso, M. (2009). *Manual do Monitor de Equitação Geral*. Escola Nacional de Equitação.

ANEXO I

FICHA DE OBSERVAÇÃO COMPORTAMENTO EM CONTEXTO EQUESTRE (FOCCE)

Castelhano, M., & Matias, A. (2022).

IDENTIFICAÇÃO		
Nome:		
Data de Nascimento:		Idade:
Diagnóstico ou outra situação clínica:		
Objetivo: Terapia assistida com cavalos _____ (referir técnico, ex. psicomotricista) Aprendizagem assistida com cavalos _____ (referir técnico, ex. professor) Horsemanship _____ (referir técnico, ex. treinador de equitação)		
Início do acompanhamento:		
Avaliação: Inicial ( ) Intermédia ( ) Final ( )		
Data da observação:		
Técnico Responsável:		
Guia ( ) Líder ( ) 1 Ajudante Lateral ( ) 2 Ajudantes Laterais ( ) Autónomo ( )		

	MATERIAL	
Manta	Cilhão sem argolas	
	Cilhão com 1 argola	
	Cilhão com 2 argolas	
Arreio	De ensino	
	De obstáculos	
	Misto	
	Adaptado *(especificar adaptações abaixo, i.e., arreio com argola para iniciação)*	
Estribos	Sem estribos	
	Estribos sem caixa	
	Com estribos de caixa grandes	
	Com estribos de caixa pequenos	
Rédeas	Não utiliza	
	Comuns	
	Com adaptadores	

continua...

continuação

Observações:

A cotação dos itens das diferentes escalas deve ser feita de acordo com a seguinte tabela:

COTAÇÕES		
Realização	**Tipo**	**Cotação**
Sucesso	Espontaneamente (ES)	4
	Independentemente (IN)	4
	Ajuda Verbal (AV)	3
	Ajuda Verbal com demonstração (AV+)	2
	Ajuda de imagens (AIm)	1
	Ajuda Física (AJ)	1
Insucesso	Passividade (P)	0
	Oposição (OP)	-1
Itens não ensinados/abordados ou que não se aplicam (NA)		0

1. À VONTADE COM O CAVALO

1.1. Comportamento Junto do Cavalo

Itens	Tipo	Cotação	Observações Qualitativas
Sabe e cumpre regras de segurança para se aproximar do cavalo			
Está à vontade junto do cavalo*			
Regula o comportamento junto do cavalo			
		Sub Total	

2. MANEIO

2.1. Limpeza e Preparação do Cavalo (aparelhar e desaparelhar)

Itens	Tipo	Cotação	Observações Qualitativas
Sabe/cumpre a ordem de limpeza do cavalo**			
Limpa o cavalo com a almofaça*			
Limpa o cavalo com a cardoa*			
Penteia a crineira e a cauda			
Limpa os cascos			
Sabe a ordem para aparelhar o cavalo **			
Põe as caneleiras			
Coloca o suadouro			
Coloca proteção de dorso			
Coloca arreio ou manta e cilhão			
Aperta a cilha/cilhão			

continua...

continuação

Itens	Tipo	Cotação	Observações Qualitativas
Sabe a ordem para desaparelhar o cavalo**			
Desaperta a cilha/cilhão			
Tira o arreio ou manta e cilhão			
Tira a proteção de dorso e/ou suadouro			
Tira as caneleiras			
Arruma o material no local correto*			
Sub Total			

2.2. Condução do cavalo à mão

Itens	Tipo	Cotação	Observações Qualitativas
Segura o cavalo à mão*			
Conduz o cavalo à mão, a passo, em linha reta*			
Conduz o cavalo à mão, a passo, por um pequeno percurso			
Conduz o cavalo à mão, a passo, por um percurso complexo			
Sub Total			

3. MONTAR E APEAR

3.1. Montar**

Itens	Tipo	Cotação	Observações Qualitativas
Sabe e cumpre as regras de segurança para entrar no picadeiro e de boa educação para montar			
Cumprimenta o cavalo			
Monta a partir de um ponto mais alto			
Monta com recurso a elevador de transferência			
Monta a partir do colo de alguém**			
Monta "sentando-se de lado"*			
Monta com *leg up***			
Monta com "pé ao estribo"*			
Sub Total			

3.2. Apear**

Itens	Tipo	Cotação	Observação Qualitativas
Apeia para um ponto mais alto			
Apeia com recurso a elevador de transferência			
Passa a perna pelo pescoço do cavalo*			
Passa a perna pela garupa do cavalo*			
Sub Total			

4. A CAVALO

4.1. Postura

Itens	Tipo	Cotação	Observações Qualitativas
Pés*			
Pernas*			
Joelhos*			
Coxas*			
Pélvis			

continua...

continuação

	Tronco*			
Braços	Mãos*			
	Antebraços*			
	Cotovelos*			
	Omoplatas			
Pescoço e cabeça*				
		Sub Total		

4.2. Posições/Movimentos a Cavalo

Itens	Tipo	Cotação	Observações quantitativas
Liberta uma das mãos da argola/rédea*			
Liberta as duas mãos da argola/rédea*			
Faz festas no pescoço do cavalo com uma mão*			
Faz festas no pescoço do cavalo com as duas mãos*			
Executa e mantém as posturas dos membros superiores que lhe são pedidas*			
Faz rotação do tronco com os membros superiores em abdução*			
Toca na ponta dos pés*			
Toca nos calcanhares*			
Toca na ponta do pé com a mão do lado contrário*			
Toca calcanhar com a mão do lado contrário*			
Faz a "volta ao mundo" *			
Deita-se em decúbito dorsal no cavalo*			
Deita-se em decúbito ventral no cavalo*			
Mantém equilíbrio durante os movimentos			
	Sub Total		

4.3. Condução

	Itens	Tipo	Cotação	Observações Qualitativas
	Dá indicações verbais ou gestuais para o cavalo andar e parar*			
	Toca com as pernas para que o cavalo inicie ou mantenha o movimento*			
	Conhece as letras/imagens do picadeiro**			
	Nomeia as letras/imagens do picadeiro**			
	Localiza as letras/imagens do picadeiro**			
Passo	Realiza um pequeno percurso/figuras do picadeiro dando indicações verbais/gestuais*			
	Faz um pequeno percurso/figuras do picadeiro, usando as rédeas*			
	Para o cavalo, usando as rédeas			
Trote	Realiza um pequeno percurso/figuras do picadeiro dando indicações verbais/gestuais*			
	Faz um pequeno percurso/figuras do picadeiro, usando as rédeas*			
	Passa para o passo, usando as rédeas			

continua...

continuação				
Galope	Realiza um pequeno percurso/figuras do picadeiro dando indicações verbais/gestuais*			
	Faz um pequeno percurso/figuras do picadeiro, usando as rédeas*			
	Passa para o trote, usando as rédeas			
			Sub Total	
			TOTAL	

ANÁLISE GERAL

RESUMO DAS COTAÇÕES

Grupo	Subgrupo	Sub Total Individual	Sub Total Máximo
1.	1.1.		
	Total de grupo		
2.	2.1.		
	2.2.		
	Total de grupo		
3.	3.1		
	3.2.		
	Total de grupo		
4.	4.1		
	4.2.		
	4.3.		
	Total de grupo		
TOTAL			

ANEXO 2

EXEMPLO DE PREENCHIMENTO DA FOCCE

IDENTIFICAÇÃO	
Nome: C. R.	
Data de Nascimento: 02/05/2016	**Idade:** 3 anos e 8 meses
Diagnóstico ou outra situação clínica: sem diagnóstico definido	
Objetivo: Terapia assistida com cavalos ○ *psicomotricista* (referir técnico, ex. psicomotricista) Aprendizagem assistida com cavalos ○ _____ (referir técnico, ex. professor) Horsemanship ○ _____ (referir técnico, ex. treinador de equitação)	
Início do acompanhamento: *dezembro de 2019*	
Avaliação: Inicial ○ Intermédia ○ Final ○	
Data da observação: *dezembro de 2019*	
Técnico Responsável: M.C.	
Guia ○ Líder ○ 1 Ajudante Lateral ○ 2 Ajudantes Laterais ○ Autónomo ○	

MATERIAL			
Manta	Cilhão sem argolas		
	Cilhão com 1 argola		
	Cilhão com 2 argolas		X
Arreio	De ensino		X
	De obstáculos		
	Misto		
	Adaptado *(especificar adaptações abaixo, i.e., arreio com argola para iniciação)*		
Estribos	Sem estribos		X
	Estribos sem caixa		
	Com estribos de caixa grandes		
	Com estribos de caixa pequenos		
Rédeas	Não utiliza		X
	Comuns		
	Com adaptadores		
Observações:			

1. À VONTADE COM O CAVALO			
1.1. Comportamento Junto do Cavalo			
Itens	Tipo	Cotação	Observações Qualitativas

continua...

continuação

	Tipo	Cotação	Observações Qualitativas
Sabe e cumpre regras de segurança para se aproximar do cavalo	OP	-1	*Tenta, quase sempre, fugir do picadeiro quando a mãe vai embora.*
Está à vontade junto do cavalo*	OP	-1	*Normalmente opõe-se à aproximação ao cavalo, no início da sessão.*
Regula o comportamento junto do cavalo	OP	-1	*Chora, grita, tapa os ouvidos, esperneia, e tenta saltar do cavalo para o chão, antes do cavalo começar a andar. Depois de iniciar o andamento, vai, aos poucos, acalmando.*
Sub Total			

2. MANEIO

2.1. Limpeza e Preparação do Cavalo (aparelhar e desaparelhar)

Itens	Tipo	Cotação	Observações Qualitativas
Sabe/cumpre a ordem de limpeza do cavalo**	NA	0	
Limpa o cavalo com a almofaça*	NA	0	
Limpa o cavalo com a cardoa*	NA	0	
Penteia a crineira e a cauda	NA	0	
Limpa os cascos	NA	0	
Sabe a ordem para aparelhar o cavalo **	NA	0	
Põe as caneleiras	NA	0	
Coloca o suadouro	NA	0	
Coloca proteção de dorso	NA	0	
Coloca arreio ou manta e cilhão	NA	0	
Aperta a cilha/cilhão	NA	0	
Sabe a ordem para desaparelhar o cavalo**	NA	0	
Desaperta a cilha/cilhão	NA	0	
Tira o arreio ou manta e cilhão	NA	0	
Tira a proteção de dorso e/ou suadouro	NA	0	
Tira as caneleiras	NA	0	
Arruma o material no local correto*	NA	0	
Sub Total		0	

2.2. Condução do cavalo à mão

Itens	Tipo	Cotação	Observações Qualitativas
Segura o cavalo à mão*	NA	0	
Conduz o cavalo à mão, a passo, em linha reta*	NA	0	
Conduz o cavalo à mão, a passo, por um pequeno percurso	NA	0	
Conduz o cavalo à mão, a passo, por um percurso complexo	NA	0	
Sub Total		0	

3. MONTAR E APEAR			
3.1. Montar**			
Itens	Tipo	Cotação	Observações Qualitativas
Sabe e cumpre as regras de segurança para entrar no picadeiro e de boa educação para montar	P	0	É quase sempre levado ao colo para dentro do picadeiro, pois faz birra e tenta fugir.
Cumprimenta o cavalo	AV+	2	Por vezes, cumprimenta o cavalo AV+. Outras vezes, com AJ. Mas grande parte das vezes opõe-se no início da sessão. Geralmente, no fim da sessão, depois de apear, faz uma festa na espádua.
Monta a partir de um ponto mais alto	NA	0	
Monta com recurso a elevador de transferência	NA	0	
Monta a partir do colo de alguém**	OP	-1	Opõe-se quase sempre. Quando não se opõe, é passivo.
Monta "sentando-se de lado"*	NA	0	
Monta com *leg up***	NA	0	
Monta com "pé ao estribo"*	NA	0	
	Sub Total	1	
3.2. Apear**			
Itens	Tipo	Cotação	Observação Qualitativas
Apeia para um ponto mais alto	NA	0	
Apeia com recurso a elevador de transferência	NA	0	
Passa a perna pelo pescoço do cavalo*	AV	3	
Passa a perna pela garupa do cavalo*	NA	0	
	Sub Total	3	
4. A CAVALO			
4.1. Postura			
Itens	Tipo	Cotação	Observações Qualitativas
Pés*	ES	4	Caído por gravidade.
Pernas*	ES	4	Cai naturalmente por gravidade. Inicialmente um pouco hipertónica. Tonicidade vai descontraindo no decorrer da sessão.
Joelhos*	ES	4	Mantém mobilidade necessária.
Coxas*	ES	4	Inicialmente um pouco hipertónica. Tonicidade vai descontraindo no decorrer da sessão.
Pélvis	ES	4	
Tronco*	ES	4	Mantém, naturalmente, a postura correta do tronco.

continua...

continuação

Braços	Mãos*	ES	4	Segura as argolas do cilhão.
	Antebraços*	NA	0	
	Cotovelos*	ES	4	Mantém, naturalmente, cotovelos junto ao tronco
	Omoplatas	ES	4	No início da sessão, tem alguma tendência para subir as omoplatas, mas vai descendo, naturalmente, à medida que se acalma e descontrai.
	Pescoço e cabeça*	NA	0	Nunca foi pedido para olhar na direção das orelhas do cavalo. Neste momento, não é importante.
		Sub Total	36	

4.2. Posições/Movimentos a Cavalo

Itens	Tipo	Cotação	Observações quantitativas
Liberta uma das mãos da argola/rédea*	ES	4	Nunca mostrou medo de soltar as mãos, fazendo-o naturalmente. Solta uma mão durante o tempo que quiser, em estação ou a passo.
Liberta as duas mãos da argola/rédea*	ES	4	Nunca mostrou medo de soltar as mãos, fazendo-o naturalmente. Solta as mãos durante o tempo que quiser, em estação ou a passo.
Faz festas no pescoço do cavalo com uma mão*	AV+	2	Faz em estação e a passo. Contudo, algumas vezes é necessário AJ. Por vezes, não se percebe se o C. não percebe ou não se foca nas indicações verbais do terapeuta.
Faz festas no pescoço do cavalo com as duas mãos*	AJ	1	Faz em estação e a passo. Por vezes, não se percebe se o C. não percebe ou não se foca nas indicações verbais do terapeuta.
Executa e mantém as posturas dos membros superiores que lhe são pedidas*	P	0	Dificuldades de compreensão ou foco.
Faz rotação do tronco com os membros superiores em abdução*	NA	0	
Toca na ponta dos pés*	NA	0	
Toca nos calcanhares*	NA	0	
Toca na ponta do pé com a mão do lado contrário*	NA	0	
Toca calcanhar com a mão do lado contrário*	NA	0	
Faz a "volta ao mundo" *	AV+	2	Faz em estação. É necessário reforço verbal, um toque na perna que tem de realizar o movimento, e um gesto ilustrativo da ação.
Deita-se em decúbito dorsal no cavalo*	AJ	1	Faz em estação e a passo. Dificuldades na compreensão e foco nas indicações.
Deita-se em decúbito ventral no cavalo*	AJ	1	Faz em estação e a passo. Dificuldades na compreensão e foco nas indicações.

continua...

continuação

Itens	Tipo	Cotação	Observações Qualitativas
Mantém equilíbrio durante os movimentos	AJ	1	*Nos decúbitos dorsal e ventral, tem tendência a escorregar. Quando está na "posição normal", e sente que escorrega, ajeita o assento e corrige a posição de forma independente. mas, quando há alterações bruscas no ritmo do andamento, ou o cavalo tropeça, desequilibra-se com facilidade. Por segurança, o C. tem sempre apoio lateral.*
Sub Total		16	

4.3. Condução

Itens		Tipo	Cotação	Observações Qualitativas
Dá indicações verbais ou gestuais para o cavalo andar e parar*		AV+	2	*Pede com gesto (2 toques no garrote do cavalo). É inconstante. Às vezes faz com AV+, outras vezes com AJ e outras é passivo.*
Toca com as pernas para que o cavalo inicie ou mantenha o movimento*		NA	0	
Conhece as letras/imagens do picadeiro**		NA	0	
Nomeia as letras/imagens do picadeiro**		NA	0	
Localiza as letras/imagens do picadeiro**		NA	0	
Passo	Realiza um pequeno percurso/figuras do picadeiro dando indicações verbais/gestuais*	NA	0	
	Faz um pequeno percurso/figuras do picadeiro, usando as rédeas*	NA	0	
	Para o cavalo, usando as rédeas	NA	0	
Trote	Realiza um pequeno percurso/figuras do picadeiro dando indicações verbais/gestuais*	NA	0	
	Faz um pequeno percurso/figuras do picadeiro, usando as rédeas*	NA	0	
	Passa para o passo, usando as rédeas	NA	0	

continua...

AVALIAÇÃO DE RESULTADOS NA EQUOTERAPIA

continuação

Galope	Realiza um pequeno percurso/figuras do picadeiro dando indicações verbais/gestuais*	NA	0
	Faz um pequeno percurso/figuras do picadeiro, usando as rédeas*	NA	0
	Passa para o trote, usando as rédeas	NA	0
		Sub Total	2
		TOTAL	**55**

ANÁLISE GERAL

Embora o C. inicie quase sempre a sessão a chorar e a fazer birra, acalma-se quando o cavalo começa a andar. No decorrer da sessão, a sua expressão torna-se mais calma, sorri e começa a repetir alguns sons (como a cantarolar uma música imperceptível). Quando é inserida uma bola como mediadora do toque, que percorre o corpo o seu corpo, faz silencio e uma expressão facial tranquila.

Nas primeiras sessões, tentava atirar-se de cima do cavalo, mas atualmente, não existem registos desse comportamento.

A sua performance é inconstante. Há sessões em que pede para o cavalo andar apenas com AV+, outras em que é necessário AJ, e outras em que é passivo. O mesmo se verifica noutros itens.

Embora a posição a cavalo nunca lhe tenha sido explicada, o C. mantém de forma natural e espontânea a postura correta dos seus segmentos corporais.

Ainda não foi possível perceber se o C. tem dificuldades de compreensão ou de foco nas indicções do terapeuta. Por vezes, parece não compreender, e outras vezes, não ouvir ou não ligar.

RESUMO DAS COTAÇÕES

Grupo	Subgrupo	Sub Total Individual	Sub Total Máximo
1.	1.1.	-3	12
	Total de grupo	-3	12
2.	2.1.	0	0
	2.2.	0	0
	Total de grupo	0	0
3.	3.1	1	12
	3.2.	3	4
	Total de grupo	4	16
4.	4.1	36	40
	4.2.	16	36
	4.3.	2	4
	Total de grupo	54	80
	TOTAL	**55**	**108**

Resultados FOCCE – Sub grupos

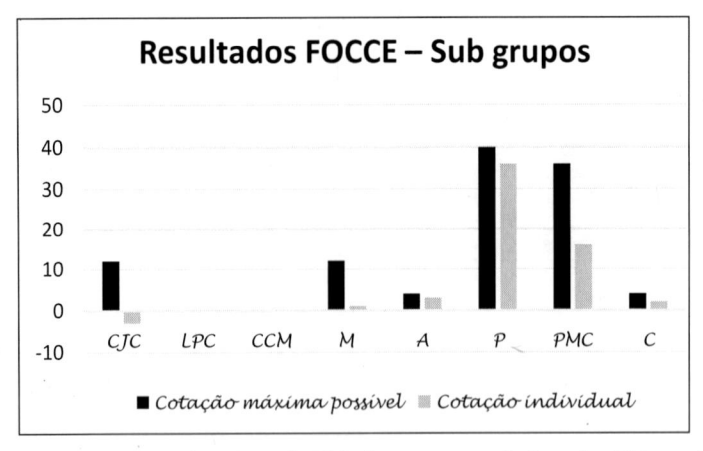

Legenda: CJC – comportamento junto do cavalo; LPC – limpeza e preparação do cavalo; CCM – condução do cavalo à mão; M – montar; A – apear; P – postura; PMC – posturas e movimentos a cavalo; C – condução.

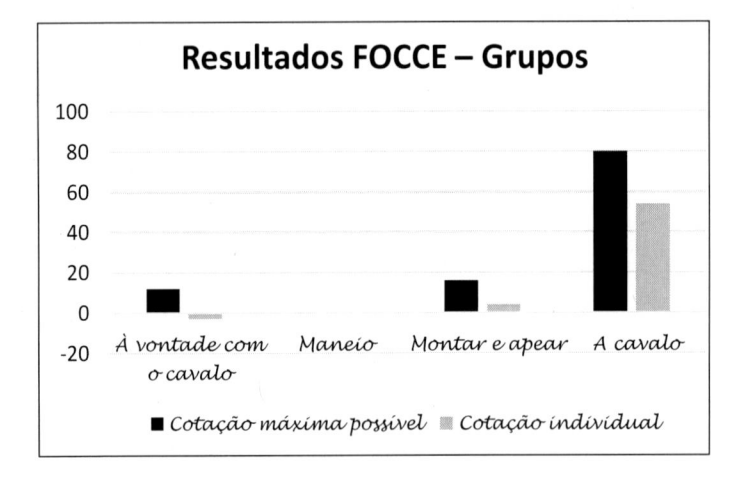

Resultados FOCCE – Grupos

ESCALA DE AVALIAÇÃO DE MOBILIDADE PARA EQUOTERAPIA (EAMEQ)

Alessandra Vidal Prieto[1]
Kênnea Martins Almeida Ayupe[2]
Ana Cristina de Almeida Abreu[3]
Paulo José Barbosa Gutierres Filho[4]

Esse instrumento surgiu da necessidade de rastrear e documentar o progresso do praticante de equoterapia durante suas atividades sobre o cavalo, uma vez que a busca por evidências dos efeitos positivos da equoterapia investigam os resultados em desfechos fora do cavalo, como melhorias na marcha (LOPES et al., 2019) e equilíbrio (KWON et al., 2015).

A versão inicial resultou em um instrumento quantitativo e observacional denominado Escala de Avaliação de Mobilidade para Equoterapia (EAMEQ), contendo 34 itens divididos em 3 dimensões, e após análise de juízes que a utilizaram no processo de validação, foi compilada, e a versão atual ficou com 20 itens distribuídos nas mesmas 3 dimensões (PRIETO et al., 2021).

A EAMEQ é uma ferramenta de avaliação da capacidade de mobilidade para montar e conduzir um cavalo. Esse instrumento pode ser usado para ajudar o terapeuta a definir metas terapêuticas e planejar intervenções, bem como monitorar a evolução do praticante, verificar os efeitos da equoterapia nessas tarefas e também relacionar os ganhos aos resultados fora do cavalo. Foi pensada inicialmente para aqueles que apresentam condições crônicas que as levam a limitações na mobilidade, como a paralisia cerebral, com o objetivo de observar a melhora da habilidade ao realizar atividades treinadas no cavalo, como montar, guiar e mudar de posição no animal (PRIETO et al., 2021). Essas atividades foram descritas pela Classificação Internacional de Funcionalidade, Incapacidade e Saúde (CIF) no componente atividade e participação, dentro

---

1 Doutora em Educação Física (UnB), Mestre em Educação Física (UnB), Especialista em Fisioterapia Hospitalar (PUC Goiás), Bacharel em Fisioterapia (Uniplac), Professora do CEUB.
2 Doutora em Ciências da Reabilitação (UFMG), Mestre em Saúde da Criança e da Mulher (IFF), Bacharel em Fisioterapia (UFJF), Professora da UnB/Faculdade de Ceilândia.
3 Especialista em Equoterapia (UnB), Graduada em Educação Física (UnB), Professora da Secretaria de Estado de Educação (DF) atuando na ANDE-BRASIL.
4 Pós-Doutor em Ciências do Movimento Humano (CEFID/UDESC), Doutor em Ciências do Desporto (UTAD/Portugal), Mestre em Ciências do Movimento Humano (UFRGS), Especialista em Educação Física Adaptada (UFRGS), Graduado em Educação Física (UFRGS), Bacharel em Fisioterapia (FEEVALE), Professor da UnB/Faculdade de Educação Física.

do domínio mobilidade (WORLD HEALTH ORGANIZATION, 2001) com o objetivo de melhorar as atividades e aumentar a participação social.

Aplicabilidade

Avaliar a mobilidade do praticante sobre o cavalo. Entende-se por mobilidade a habilidade física/motora de realizar movimentos que permitam autonomia e independência (ACCIOLY et al., 2017). As tarefas de mobilidade realizadas durante um atendimento de equoterapia permitem principalmente que as pessoas mudem e mantenham sua própria posição corporal, além de montar e guiar o cavalo.

As categorias do domínio da mobilidade utilizadas para a construção desse instrumento foram identificadas com base nas tarefas realizadas durante o tratamento equoterapêutico que ocorrem com a pessoa montada no cavalo. Na CIF, o componente de atividade e participação representa o desempenho da tarefa ou ação realizado por uma pessoa cujas habilidades de mobilidade estão relacionadas a tarefas motoras. As tarefas de mobilidade realizadas durante a equoterapia permitem principalmente que as pessoas mudem e mantenham sua própria posição corporal, além de subir e andar a cavalo. Essas categorias, do domínio da mobilidade da CIF, foram utilizadas para a construção desse instrumento (WORLD HEALTH ORGANIZATION, 2001).

População

Pode ser usada de forma válida e confiável para avaliar crianças e jovens de ambos os sexos, de 2 a 18 anos que estão no tratamento equoterapêutico com diferentes condições de saúde que apresentam desordens físicas ou comportamentais que levam a limitações motoras ou alteração da mobilidade, como a paralisia cerebral (PC), transtorno do espectro autista (TEA), síndrome de down, dentre outras.

Escala

A EAMEQ é uma escala unifatorial, ordinal, possui 20 itens distribuídos em três dimensões:
1. Independência nas atividades de montar e conduzir o cavalo – refere-se ao modo como a pessoa cavalga e mede sua independência enquanto está montada;
2. Necessidade de apoio durante o atendimento – refere-se à necessidade de ajuda para manter-se sobre o cavalo durante a sessão;

3. Atividades de mudar a posição sobre o cavalo – refere-se à habilidade do participante de mudar e manter sua própria posição corporal enquanto está montado.

O instrumento deve ser aplicado por um examinador (de qualquer área de atuação na equoterapia) que observa e pontua numa escala de 0 a 4 pontos, as melhores capacidades apresentadas pelo praticante durante uma sessão de equoterapia. Quanto maior a pontuação, melhor a mobilidade do participante (PRIETO et al., 2021).

As três dimensões contendo os 20 itens foram organizadas em uma planilha de pontuação da escala (Anexo I) e foi elaborado um manual explicativo sobre como os itens devem ser avaliados (Anexo II), além de uma sugestão de tarefas a serem realizadas sobre o cavalo para facilitar o preenchimento da EAMEQ (Anexo III).

Desenvolvimento e validação

Validade de conteúdo

A EAMEQ foi submetida à análise de 11 especialistas em equoterapia, com vasta experiência na área. Os juízes tinham, em média, 42,55 anos; 72,7% mulheres; 27,3% fisioterapeutas; 27,3% educadores físicos; e 18,2% psicólogos. Os juízes receberam, utilizaram o instrumento em seus locais de trabalho e analisaram os critérios utilizados para o seu desenvolvimento. Depois disso sugeriram mudanças linguísticas e a retirada de itens de conteúdo semelhante. Essa análise resultou em um novo instrumento, mantendo a estrutura tridimensional, mas com 20 itens. Posteriormente, os juízes, durante uma reunião presencial, observaram quatro atendimentos em um centro de equoterapia e pontuaram de forma independente cada assiduidade por meio do instrumento de 20 itens. Os juízes também receberam uma pesquisa sobre a compreensão do item, baseada em uma escala Likert em que a pontuação um (1) considera o item ininteligível, enquanto a pontuação cinco (5) considera o item muito compreensível. As sessões foram realizadas em crianças e adolescentes com paralisia cerebral, com idades entre 5 e 13 anos, com níveis do Sistema de Classificação da Função Motora Grossa (GMFCS) entre II e V (PRIETO et al., 2021).

A análise das pontuações atribuídas aos itens, que resultaram da pesquisa respondida pelos juízes, foi feita por meio do cálculo do Coeficiente de Validação de Conteúdo (CVC) para cada item e para o instrumento como um todo (CVCt), utilizando o software Microsoft Office Excel para Windows, versão 16.0. A literatura afirma que os itens do instrumento devem apresentar um valor mínimo de CVC de 0,8 para serem considerados adequados (Pasquali,

2009). Todos os itens obtiveram concordância do CVC> 85,71% (85,71% a 100%). Os juízes avaliaram os itens como muito compreensíveis, com um CVCt de 0,972 (PRIETO et al., 2021).

Validade de construto

A validade de construto é utilizada para confirmar que o instrumento mede aquilo que se propõe (PASQUALI, 2010). A EAMEQ foi aplicada a 187 participantes, nas 5 regiões do Brasil, atendidos em Centros de equoterapia por 25 profissionais ativos e previamente treinados. O tamanho da amostra foi definido com base nas diretrizes de Pasquali (2009), que determina um intervalo de 5 a 10 pessoas por item do instrumento. Os dados da escala da amostra foram inseridos nos softwares SPSS, versão 23.0, e Factor, versão 10.8.04 (PRIETO et al., 2021).

Inicialmente, foram calculados os testes de esfericidade de Bartlett's e Kaiser Meyer Olkein (KMO) para verificar se havia relação entre os itens do EAMEQ e caracterizar a adequação da amostra em relação ao instrumento, respectivamente (STREINER et al., 2015). Para o teste de Bartlett, foi considerado nível de significância $p < 0,05$. Para o teste KMO, valores acima de 0,8 foram considerados bons ou excelentes (FIELD, 2013; PASQUALI, 2009). O Principal Axis Factoring (PAF) foi o método escolhido para determinar o número de fatores a serem extraídos do instrumento. O número de fatores foi determinado pelo número de itens com autovalores acima de um (1) (TABACHNICK; FIDELL, 2013). Esses fatores são responsáveis pelas respostas aos itens, com base no princípio da parcimônia, ou seja, a explicação mais simples, com o menor número possível de variáveis (TABACHNICK; FIDELL, 2013). A normalidade dos dados foi verificada pelo teste de Mardia, que confirmou o uso do FAP (CANTELMO; FERREIRA, 2007).

Confiabilidade intra e entre examinadores e Análise da consistência interna

A consistência interna e a confiabilidade são as formas mais utilizadas para avaliar a confiabilidade de um instrumento, ou seja, até que ponto ele pode medir com fidelidade um fenômeno estudado e fornecer resultados reproduzíveis (PASQUALI, 2009; TABACHNICK; FIDELL, 2013).

O estudo de confiabilidade entre examinadores desse instrumento, foi realizado por um fisioterapeuta (examinador I) e um profissional de educação física (examinador II), ambos com mais de 11 anos de experiência em equoterapia. Eles receberam treinamento para aplicação da EAMEQ. A amostra foi composta por 39 participantes, avaliados ao mesmo tempo por ambos os examinadores, de forma independente e cega, durante os atendimentos em um Centro de Equoterapia. Para a confiabilidade intra examinadores, o examinador I reavaliou 37 participantes durante uma semana.

A consistência interna avalia a homogeneidade dos itens por meio do cálculo da correlação entre cada item do teste e o total de itens do instrumento. Neste estudo, foram seguidas as recomendações das Diretrizes para Relatórios de Estudos de Confiabilidade e Concordância (GRRAS) (KOTTNER et al., 2011).

Os resultados dos testes de confiabilidade entre e intra examinadores e dos testes de consistência interna da EAMEQ apresentou excelentes índices de confiabilidade para entre (0,94-0,998) e intra examinadores (0,998-0,999), e excelentes índices de consistência interna (0,937-0,999) também.

Intervalo de medida

A responsividade da escala foi observada por amostra intencional, por conveniência, com 41 praticantes que começaram as sessões de equoterapia no Projeto Social "Despertar para uma nova vida" ("Associação Nacional de Equoterapia – ANDE-BRASIL", 2021). Todos os participantes eram novatos na prática, com diferentes condições de saúde, a exemplo: paralisia cerebral, síndrome de Down, acidente vascular encefálico, traumatismo crânio encefálico e atraso no desenvolvimento neuropsicomotor.

As coletas de dados foram realizadas em três momentos distintos ao longo do tempo, a saber: na terceira, nona e décima quinta sessões de Equoterapia do projeto social. As duas primeiras sessões contaram para adaptação do praticante ao cavalo, ambiente e ao(s) mediadores. As sessões equoterapêuticas aconteceram uma vez por semana, durante 30 minutos, com protocolo de atendimento pré-definido (Anexo III).

Ao final, 41 praticantes de equoterapia, com diferentes condições de saúde, foram avaliados em três momentos diferentes com a EAMEQ. O resultado encontrado mostrou que as sessões diferem em todos os tempos de avaliação (entre a terceira e a nona sessão, entre a terceira e a décima quinta sessão e entre a nona e décima quinta sessão). Esses resultados apresentam uma boa responsividade da EAMEQ no decorrer do tempo em relação à mobilidade do praticante de Equoterapia sobre o cavalo.

A EAMEQ foi aplicada por diferentes profissionais atuantes e com experiência na prática da equoterapia na terceira, nona e décima quinta sessões de equoterapia, sempre com o mesmo avaliador.

Duração do teste

A escala deve ser aplicada no decorrer da sessão de equoterapia que normalmente dura cerca de 30 minutos.

Equipamentos e materiais

Você precisará da escala impressa ou em formato digital, de um cavalo apropriado para equoterapia encilhado com manta e cilhão ou alça fixa e estribos; ou sela com alça e estribos e cabeçada completa com rédeas.

Treinamento

A EAMEQ possui manual próprio e sugestões de atividades para facilitar o seu preenchimento (Anexos II e III).

Tabulação dos dados

A estrutura dos itens da EAMEQ é composta por uma escala ordinal de 5 pontos variando de 0 (zero) a 4 (quatro) pontos; para análise dos escores, faz-se o somatório dos itens podendo ser verificada também cada dimensão individualmente. Quanto maior a pontuação, melhor a mobilidade. A pontuação total do instrumento pode variar entre 0 e 80 pontos.

Evidências científicas

Genuinamente brasileira, o desenvolvimento e validação foi parte da tese de doutorado da primeira autora. A EAMEQ utiliza uma linguagem padronizada segundo a CIF, de fácil compreensão, facilitando a tradução e validação da escala em outros idiomas para o uso em outros países. Por se tratar de uma escala nova no contexto nacional ainda não constam referências nas bases de dados.

Considerações finais

A EAMEQ é uma escala de avaliação da mobilidade na equoterapia, que verifica a mudança e manutenção da posição corporal sobre o cavalo. Possui boas propriedades psicométricas e pode ser utilizada em Centros de equoterapia para avaliar, definir metas terapêuticas e planejar a intervenção de praticantes com diferentes condições de saúde em tratamento. Além disso, a escala pode ser utilizada para verificar a evolução dos praticantes nas habilidades treinadas durante a equoterapia, fortalecendo as evidências científicas sobre os efeitos dessa intervenção.

REFERÊNCIAS

1. ACCIOLY, M. F. et al. Exercícios físicos, mobilidade funcional, equilíbrio, capacidade funcional e quedas em idosos. **ConScientiae Saúde**, v. 15, n. 3, p. 378-384, 2017.

2. Associação Nacional de Equoterapia – ANDE – BRASIL. Disponível em: http://equoterapia.org.br/articles/index/article_detail/177/2365. Acesso em: 1º abr. 2021.

3. CANTELMO, N. F.; FERREIRA, D. F. **Desempenho de Testes de Normalidade Multivariados Avaliado por Simulação Monte CarloCiênc. agrotec**. [s.l: s.n.]. Disponível em: http://www.scielo.br/pdf/cagro/v31n6/a05v31n6.pdf. Acesso em: 26 nov. 2018.

4. KOTTNER, J. et al. Guidelines for Reporting Reliability and Agreement Studies (GRRAS) were proposed. **International Journal of Nursing Studies**, v. 48, n. 6, p. 661-671, 2011.

5. KWON, J.-Y. et al. Effect of Hippotherapy on Gross Motor Function in Children with Cerebral Palsy: A Randomized Controlled Trial. **The Journal of Alternative and Complementary Medicine**, v. 21, n. 1, p. 15-21, jan. 2015.

6. PASQUALI, L. Psicometria. **Rev Esc Enferm USP**, v. 43, p. 992-999, 2009.

7. PRIETO, A. V. et al. Development and Validation of an Instrument to Assess Horseback Mobility in Hippotherapy. **Perceptual and motor skills**, v. 128, n. 5, p. 2117-2131, 1º out. 2021.

8. TABACHNICK, B. G.; FIDELL, L. S. **Using Multivariate Statistics**. 6ª ed. [s.l: s.n.]. v. 1018

9. WORLD HEALTH ORGANIZATION. **International Classification of Functioning, Disability and Health World Health: ICF**. [s.l: s.n.].

ANEXO I

ESCALA DE AVALIAÇÃO DE MOBILIDADE PARA EQUOTERAPIA (EAMEQ)

INSTRUÇÕES

Esta escala tem o objetivo de avaliar a mobilidade do praticante de Equoterapia, com diferentes condições de saúde, nas atividades de montar e conduzir o cavalo, bem como manter e mudar sua posição sobre o animal. É uma escala quantitativa, padronizada, que deve ser aplicada por profissionais atuantes em Equoterapia. Contém uma lista de tarefas que o praticante deve desempenhar durante os atendimentos. Marque com um "X" a resposta que melhor representa a CAPACIDADE do seu praticante.
    Material de encilhamento sugerido: Manta com cilhão ou alça fixa e estribos OU sela com alça e estribos. Cabeçada completa com rédeas.
    Deve ser marcado apenas uma resposta por item.
    Não existem respostas certas ou erradas.
Legenda:
Praticante: Indivíduo que pratica a Equoterapia
Mediador: Profissional que atua em Equoterapia junto ao praticante

Praticante_____ Idade (DN) _____
Identificação: _____ Condição de Saúde (classificação): _____
Data avaliação ___/___/___ Mediador(es): _____ Guia: _____
Cavalo: _____ Encilhamento: _____ Avaliador: _____

DIMENSÃO: INDEPENDÊNCIA NAS ATIVIDADES DE MONTAR E CONDUZIR O CAVALO

1. Desempenho do praticante no ato de montar

(0) – Totalmente dependente (é transferido para o cavalo)
(1) – Realiza a montaria pela plataforma ou rampa **COM** auxílio
(2) – Realiza a montaria pela plataforma ou rampa **SEM** auxílio
(3) – Realiza a montaria do solo **COM** auxílio
(4) – Realiza a montaria do solo **SEM** auxílio

2. Independência sobre o cavalo durante a sessão
(Considere A MAIOR PARTE DA SESSÃO)

(0) – Necessita de 2 mediadores com apoio **CONSTANTE**
(1) – Necessita de 2 mediadores com apoio **INTERMITENTE** (ora com apoio, ora sem apoio)
(2) – Necessita de 1 mediador com apoio **CONSTANTE**

(3) – Necessita de 1 mediador com apoio **INTERMITENTE** (ora com apoio, ora sem apoio)
(4) – Necessita de 1 mediador **PRÓXIMO (sem apoio)**

3. Desempenho na tarefa de segurar o cilhão ou alça fixa. Cavalo ANTESPISTANDO EM LINHA RETA

(0) – **NÃO** segura o cilhão ou alça fixa
(1) – **TENTA** levar as mãos ao cilhão ou alça fixa, **SEM** conseguir tocá-lo(a)
(2) – **TOCA** o cilhão ou alça fixa **COM PELO MENOS UMA DAS MÃOS**
(3) – **SEGURA** o cilhão ou alça fixa **COM UMA DAS MÃOS**
(4) – **SEGURA** o cilhão ou alça fixa **COM AS DUAS MÃOS**

4. Desempenho na tarefa de conduzir o cavalo

(0) – **NÃO** segura as rédeas
(1) – **TENTA** levar as mãos às rédeas, **SEM** conseguir tocá-las
(2) – Segura as rédeas **com pelo menos uma das mãos**, mas **NÃO** conduz o cavalo
(3) – Segura as rédeas **com pelo menos uma das mãos** e conduz o cavalo em linha reta
(4) – Segura as rédeas **com pelo menos uma das mãos**, conduz e muda a direção do cavalo

Soma dos pontos da dimensão independência nas atividades de montar e conduzir o cavalo: _____

DIMENSÃO: NECESSIDADE DE APOIO DURANTE O ATENDIMENTO

Considere apoio o local onde o mediador dá suporte ao praticante NA MAIOR PARTE DO TEMPO da atividade

5. Necessidade de apoio do mediador no INÍCIO da sessão. Cavalo ANTESPISTANDO EM LINHA RETA

(0) - Em cervical
(1) – Em porção superior do tronco
(2) – Em porção inferior do tronco
(3) – Nas pernas
(4) – Sem apoio

6. Necessidade de apoio do mediador no INÍCIO da sessão. Cavalo TRANSPISTANDO EM LINHA RETA Na impossibilidade de transpistar, considere a opção (0)

(0) - Em cervical
(1) – Em porção superior do tronco
(2) – Em porção inferior do tronco
(3) – Nas pernas
(4) – Sem apoio

7. **Necessidade de apoio do mediador no FINAL da sessão. Cavalo ANTESPISTANDO EM LINHA RETA** – deverá ser marcada ao final da sessão

(0)- Em cervical
(1) – Em porção superior do tronco
(2) – Em porção inferior do tronco
(3) – Nas pernas
(4) – Sem apoio

8. **Necessidade de apoio do mediador no FINAL da sessão. Cavalo TRANSPISTANDO EM LINHA RETA** Na impossibilidade de transpistar, considere a opção (0) – deverá ser marcada ao final da sessão

(0)- Em cervical
(1) – Em porção superior do tronco
(2) – Em porção inferior do tronco
(3) – Nas pernas
(4) – Sem apoio

9. **Necessidade de apoio do mediador em CURVA ABERTA** (Num zigue-zague, cones enfileirados com distância de 3,5 metros)

(0)- Em cervical
(1) – Em porção superior do tronco
(2) – Em porção inferior do tronco
(3) – Nas pernas
(4) – Sem apoio

10. **Necessidade de apoio do mediador em CURVA FECHADA** (Num zigue-zague, cones enfileirados com distância de 2,5 metros)

(0)- Em cervical
(1) – Em porção superior do tronco
(2) – Em porção inferior do tronco
(3) – Nas pernas
(4) – Sem apoio

11. **Necessidade de apoio do mediador em ACLIVES SUAVES** (Cerca de 10 a 20 graus de inclinação)

(0)- Em cervical
(1) – Em porção superior do tronco
(2) – Em porção inferior do tronco
(3) – Nas pernas
(4) – Sem apoio

12. Necessidade de apoio do mediador em DECLIVES SUAVES (Cerca de 10 a 20 graus de inclinação)

(0)- em cervical
(1) – em porção superior do tronco
(2) – em porção inferior do tronco
(3) – nas pernas
(4) – sem apoio

Soma das pontuações da dimensão necessidade de apoio durante o atendimento: _____

DIMENSÃO: ATIVIDADES DE MUDAR A POSIÇÃO SOBRE O CAVALO

13. Abraçar o pescoço do cavalo. Cavalo ANTESPISTANDO EM LINHA RETA CONSIDERE INCLINAÇÃO TOTAL ATÉ O LIMITE DO CILHÃO, ALÇA OU CEPILHO

(0) – **NÃO** leva as mãos no pescoço do cavalo
(1) – Tenta tocar o pescoço do cavalo, mas **NÃO CONSEGUE ALCANÇÁ-LO**
(2) – **TOCA** o pescoço do cavalo com pelo menos uma das mãos.
(3) – **ABRAÇA** o pescoço do cavalo, utilizando pelo menos um dos membros superiores com **PEQUENA** inclinação de tronco
(4) – **ABRAÇA** o pescoço do cavalo, utilizando pelo menos um dos membros superiores com inclinação **TOTAL** de tronco (deita sobre o pescoço do cavalo)

14. Apoiar as mãos na garupa do cavalo. Cavalo ANTESPISTANDO EM LINHA RETA

(0) – **NÃO** leva as mãos na garupa do cavalo
(1) – **TENTA** levar as mãos atrás do corpo, **MAS NÃO ALCANÇA A GARUPA**
(2) – **LEVA** pelo menos uma das mãos atrás do corpo, **TOCA** a garupa
(3) – **APOIA UMA DAS MÃOS** na garupa do cavalo
(4) – **APOIA AS DUAS MÃOS** na garupa do cavalo

15. Sentado sobre o cavalo, braços em elevação lateral (avião). Cavalo ANTESPISTANDO EM LINHA RETA (CONSIDERE qualquer amplitude de elevação, desde que nenhum membro esteja servindo de apoio)

(0) – **NÃO** realiza a tarefa.
(1) – Realiza a tarefa **COM AUXÍLIO DO (S) MEDIADOR (ES)**
(2) – Realiza a tarefa sozinho, mantém braços elevados **MENOS DE 3 SEGUNDOS**
(3) – Realiza a tarefa sozinho, mantém braços elevados **ENTRE 3 E 9 SEGUNDOS**
(4) – Realiza a tarefa sozinho, mantém braços elevados por **10 OU MAIS SEGUNDOS**

16. Sentado sobre o cavalo, braços em elevação frontal (navio). Cavalo ANTESPISTANDO EM LINHA RETA (CONSIDERE qualquer amplitude de elevação, desde que nenhum membro esteja servindo de apoio)

(0) – **NÃO** realiza a tarefa.
(1) – Realiza a tarefa **COM AUXÍLIO DO (S) MEDIADOR (ES)**
(2) – Realiza a tarefa, mantém braços elevados **MENOS DE 3 SEGUNDOS**
(3) – Realiza a tarefa, mantém braços elevados **ENTRE 3 E 9 SEGUNDOS**
(4) – Realiza a tarefa, mantém braços elevados por **10 OU MAIS SEGUNDOS**

17. Sentado sobre o cavalo, braços em elevação acima da cabeça (foguete). Cavalo ANTESPISTANDO EM LINHA RETA (CONSIDERE qualquer amplitude de elevação, desde que nenhum membro esteja servindo de apoio)

(0) – **NÃO** realiza a tarefa.
(1) – Realiza a tarefa **COM AUXÍLIO DO MEDIADOR**
(2) – Realiza a tarefa, mantém braços elevados **MENOS DE 3 SEGUNDOS**
(3) – Realiza a tarefa, mantém braços elevados **ENTRE 3 E 9 SEGUNDOS**
(4) – Realiza a tarefa, mantém braços elevados por **10 OU MAIS SEGUNDOS**

18. Passa de sentado para de pé no cavalo sobre os estribos (posição "esporte"). Cavalo PARADO

(0) – **NÃO** realiza a tarefa.
(1) – Realiza a tarefa **COM AUXÍLIO DO MEDIADOR**
(2) – Realiza a tarefa **COM AUXÍLIO DO CILHÃO, ALÇA FIXA ou CEPILHO**
(3) – Realiza a tarefa **SEM AUXÍLIO OU APOIO**, permanece de pé menos de 5 segundos
(4) – Realiza a tarefa **SEM AUXÍLIO OU APOIO**, permanece de pé por 5 segundos ou mais

19. Passa de sentado para de pé no cavalo sobre os estribos (posição "esporte"). Cavalo ANTEPISTANDO EM LINHA RETA

(0) – **NÃO** realiza a tarefa.
(1) – Realiza a tarefa **COM AUXÍLIO DO MEDIADOR**
(2) – Realiza a tarefa **COM AUXÍLIO DO CILHÃO, ALÇA FIXA ou CEPILHO**
(3) – Realiza a tarefa **SEM AUXÍLIO OU APOIO**, permanece de pé menos de 5 segundos
(4) – Realiza a tarefa **SEM AUXÍLIO OU APOIO**, permanece de pé por 5 segundos ou mais

20. Sentado sobre o cavalo, muda de posição, girando 360° (montaria lateral direita, invertida e lateral esquerda) (SE O PRATICANTE NECESSITA DE ALGUM APOIO DURANTE A SESSÃO, REALIZE ESTA TAREFA ANTES COM O CAVALO <u>PARADO</u>)

(0) – **NÃO** realiza a tarefa **ou** o **MEDIADOR** muda o praticante de posição. Cavalo parado
(1) – Realiza a tarefa **COM AUXÍLIO DO MEDIADOR**. Cavalo parado
(2) – Realiza a tarefa **SEM AUXÍLIO DO MEDIADOR**. Cavalo parado
(3) – Realiza a tarefa **COM AUXÍLIO DO MEDIADOR**. Cavalo antepistando em linha reta
(4) – Realiza a tarefa **SEM AUXÍLIO DO MEDIADOR**. Cavalo antepistando em linha reta

Soma das pontuações da dimensão atividades de manter e mudar a posição sobre o cavalo: _____

Soma da pontuação total da EAMEQ: _____

ANEXO II

MANUAL DE APLICAÇÃO DA EAMEQ

A EAMEQ é um instrumento de observação padronizado que foi construído para avaliar o desempenho do praticante de Equoterapia, com diferentes condições de saúde, nas atividades de montar e conduzir o cavalo, bem como manter e mudar sua posição sobre o animal. Foi elaborada para ser utilizada por profissionais atuantes em Equoterapia, possui protocolo de atendimento para três níveis de independência do praticante (protocolo A, B e C) e seu tempo de aplicação é de cerca de 30 minutos. O encilhamento sugerido é manta com cilhão ou alça fixa e estribos, **ou** sela com alça e estribos. Os protocolos de atendimento visam facilitar o preenchimento do instrumento, que foi construído com base numa escala ordinal de 5 pontos, valores de 0 a 4 pontos são atribuídos e quanto mais elevada a pontuação, maior o desempenho do praticante.

A seguir, serão apresentadas algumas instruções/fotos de itens que podem gerar alguma dúvida no preenchimento:

Item 1 – Caso a dificuldade de montar do solo seja pelo tamanho do praticante, pode-se adaptar um banco, ou a parte inferior de uma plataforma e, nesse caso, cabe a pontuação máxima (4), caso seja sem auxílio **ou** (3), com auxílio.

Item 2 – Apoio constante significa que o mediador fica durante **a maior parte do tempo** da sessão com a mão apoiando o praticante e apoio intermitente significa que ora o mediador apoia o praticante, ora retira a mão. Não considere aqui pequenos ajustes, que possam ser necessários durante o atendimento.

Apoio em cervical

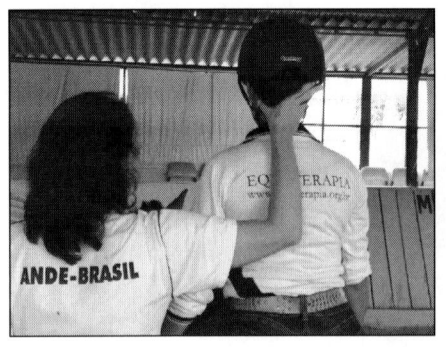

Apoio em porção superior do tronco

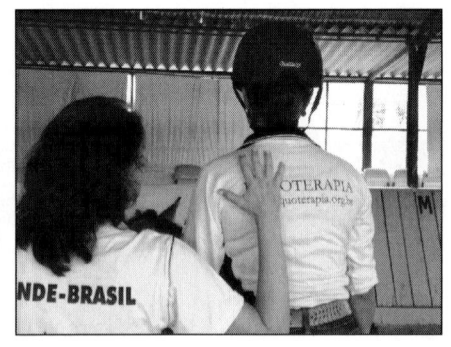

Apoio em porção inferior do tronco	Apoio na(s) perna(s)

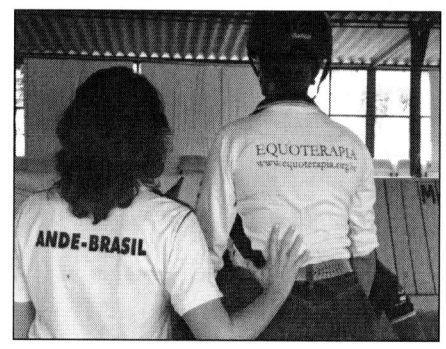

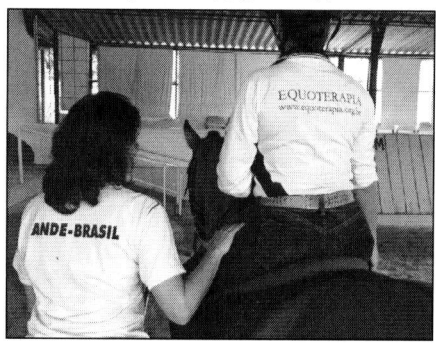

Itens 6 e 8 – Na impossibilidade de transpistar, coloque a marcação (0) no item. Alguns praticantes apresentam nível de comprometimento severo e o transpistar poderia causar algum risco, além de aumentar a fadiga.

Item 9 – Para testar curvas abertas, montar, numa reta, uma sequência com 4 cones separados por uma distância de 3,5 metros e realizar zigue-zague com o cavalo antepistando.

Item 10 – Para testar curvas fechadas, montar, numa reta, uma sequência com 4 cones separados por uma distância de 2,5 metros e realizar zigue-zague com o cavalo antepistando.

Itens 11 e 12 – Aclives e declives suaves, considere cerca de 10 a 20 graus de inclinação do terreno.

Ex.:

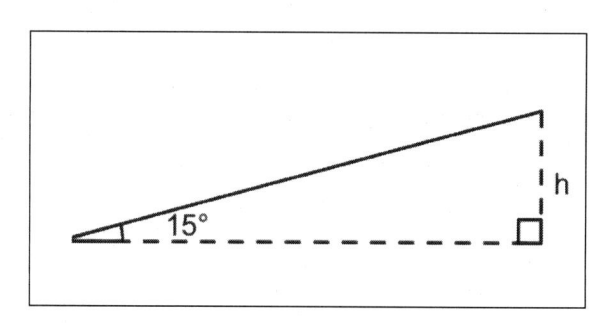

Item 13 – Abraçar o pescoço do cavalo. Cavalo ANTESPISTANDO EM LINHA RETA. Importante que a avaliação seja feita em movimento, podemos treinar o praticante com o cavalo parado, mas para efeito de pontuação, considere o cavalo **ao passo antepistando e em linha reta**. Observe a diferença entre **tocar e abraçar**. O importante no item é a **flexão** de tronco.

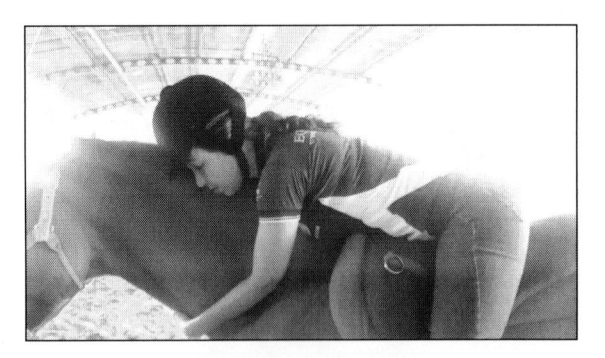

Item 14 – Apoiar as mãos na garupa do cavalo. Cavalo ANTESPISTANDO EM LINHA RETA. Importante que a avaliação seja feita em movimento, podemos treinar o praticante com o cavalo parado, mas para efeito de pontuação, considere o cavalo **ao passo antepistando e em linha reta**. Observe a diferença entre **tocar e apoiar**. O importante no item é a **extensão** de tronco.

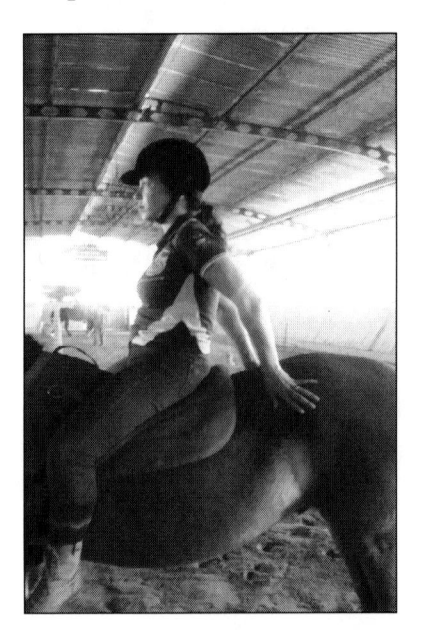

Itens 15, 16 e 17 – Realizar posturas de avião, navio e foguete. Considere a pontuação completa caso o praticante consiga realizar a elevação dos braços (mesmo sem amplitude completa), desde que não apoie no cilhão, alça ou cepilho. O importante no item é o **tempo sentado sem apoio**

Postura de avião

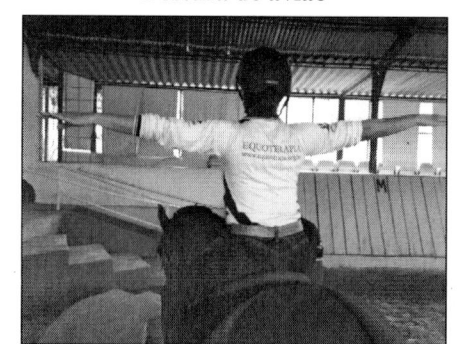

Postura de navio

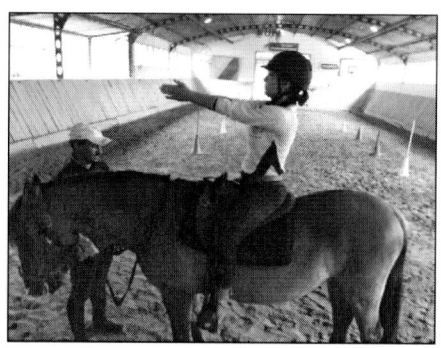

Postura de foguete

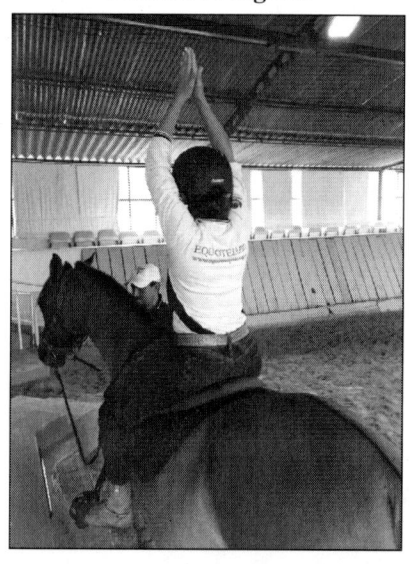

Item 18 e 19 – Passa de sentado para de pé no cavalo sobre os estribos (posição "esporte"). **Item 18:** cavalo parado, **item 19:** cavalo antepistando e em linha reta. Nas pontuações (3) e (4), onde o praticante realiza a tarefa sem apoio, não é necessário fazer a postura de avião, porém essa elevação lateral dos braços vai ajudá-lo a manter-se de pé sobre os estribos.

Posição esporte sem apoio   Posição esporte com apoio

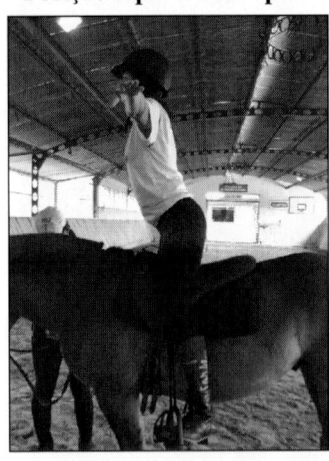

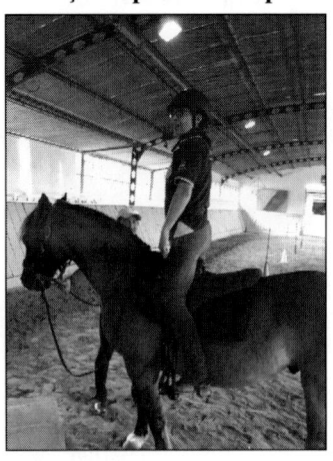

Item 20 – Sentado sobre o cavalo, muda de posição, girando 360º (montaria lateral direita, invertida e lateral esquerda) (SE O PRATICANTE NECESSITA DE ALGUM APOIO DURANTE A SESSÃO, REALIZE ESTA TAREFA ANTES COM O CAVALO **PARADO**).

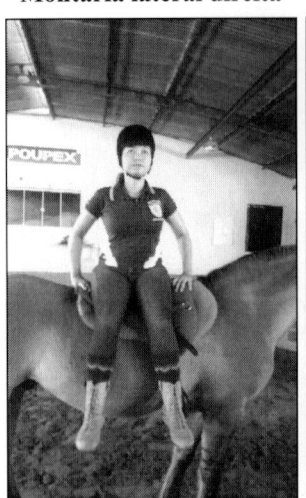

Montaria lateral direita   Montaria invertida   Montaria lateral esquerda

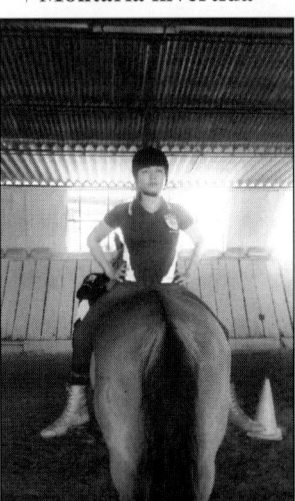

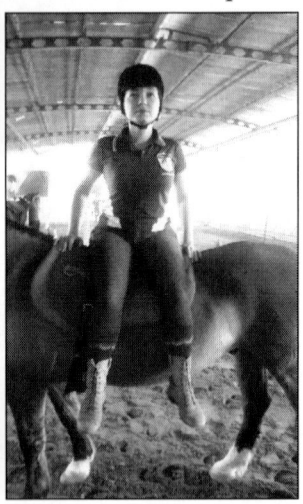

ANEXO III

PROTOCOLO DE ATENDIMENTO – EAMEQ – A

Indivíduo que deambula com ou sem dispositivo de auxílio

Encilhamento do cavalo: manta com cilhão ou alça fixa e estribo; variação: sela inglesa com alça e estribos

Andadura do cavalo: passo
Uso obrigatório do capacete para o praticante
Duração da atividade: +-2 minutos
★ Aproximação com o cavalo e montar (com maior independência possível)
1ª) Duração da atividade: +-10 minutos
★ Realização de volta de adaptação ao movimento do cavalo
Posição do praticante: postura clássica, sem suporte do mediador ou com suporte nas pernas e pés nos estribos (O suporte necessário é definido pela mínima sustentação, mas suficiente para manter o equilíbrio e adequado posicionamento, permitindo que o indivíduo atue e receba a ação da gravidade e o movimento tridimensional).
** Solicitar e/ou estimular o praticante a pegar o cilhão/alça da manta.
** Incentivar/ajudar o praticante a segurar as rédeas e tentar conduzir seu cavalo
** Aumentar a amplitude do passo do antepistar até o transpistar
2ª) Duração da atividade: +-12 minutos – **TERRENO: PISO RÍGIDO OU MACIO**

(IMPORTANTE POSSUIR ACLIVE E DECLIVE, ALÉM DE RETAS)

Posição do praticante: postura clássica
*** Realizar curvas abertas e fechadas (zigue-zague)
*** Realizar aclives e declives suaves

*** Solicitar e/ou estimular o praticante a abraçar o pescoço do cavalo e apoiar na garupa, com o cavalo ao passo, em linha reta e antepistando

*** Solicitar ou estimular o praticante a realizar as posturas de "avião", "navio" e "foguete", com o cavalo ao passo, em linha reta e antepistando **(podemos demonstrar as posturas antes, com o cavalo parado, mas para a pontuação na escala, o cavalo deverá estar em movimento)**

*** Solicitar ou estimular o praticante a realizar "posição esporte", **incialmente com o cavalo parado, caso ele realize a tarefa, tentar com o cavalo ao passo, em linha reta e antepistando**

3ª) Duração da atividade: +-4 minutos

Posição do praticante: postura clássica

***Posição do praticante: variação da posição sobre o cavalo (giro 360°) (caso o praticante necessite de apoio durante a sessão, realizar a atividade com o cavalo parado, com o máximo de independência possível)

★ +-1': sentado para o lado direito (montaria lateral direita)

★ +-3': sentado de costas para o pescoço do cavalo (montaria invertida)

★ +-1': sentado para o lado esquerdo (montaria lateral esquerda) e retorno à montaria clássica

★ Aumentar a amplitude do passo do antepistar até o transpistar.

4ª) Duração da atividade: +-2 minutos

Momento final – encerramento do atendimento:

★ Apear (descer do cavalo) e fazer a despedida com um carinho no animal.

ANEXO IV

PROTOCOLO DE ATENDIMENTO – EAMEQ – B

Indivíduo que não deambula, porém capaz de sentar, com ou sem apoio

Encilhamento do cavalo: manta com cilhão ou alça fixa e estribo; variação: sela inglesa com alça e estribos
Andadura do cavalo: passo
Duração da atividade: +-2 minutos
★Aproximação com o cavalo e montar (com maior independência possível, mas com auxílio do mediador)
1ª) Duração da atividade: +-10 minutos
★Realização de volta de adaptação ao movimento do cavalo
Posição do praticante: postura clássica e pés nos estribos (mãos do mediador sempre dando o suporte necessário em tronco ou na perna – O suporte necessário é definido pela mínima sustentação, porém suficiente para manter o equilíbrio e adequado posicionamento, permitindo que o indivíduo atue e receba a ação da gravidade e o movimento tridimensional).
** Solicitar e/ou estimular o praticante a pegar o cilhão/alça da manta
** Incentivar/ajudar o praticante a segurar/ tocar nas rédeas
** Se for possível, tentar aumentar a amplitude do passo do antepistar até o transpistar
2ª) Duração da atividade: +-12 minutos – **TERRENO: PISO RÍGIDO OU MACIO**

(IMPORTANTE POSSUIR ACLIVES E DECLIVE, ALÉM DE RETAS)

Posição do praticante: postura clássica
** Realizar curvas abertas e fechadas (zigue-zague)
** Realizar aclives e declives suaves
** Solicitar, estimular ou ajudar o praticante a abraçar o pescoço do cavalo e apoiar na garupa, como o cavalo ao passo, em linha reta e antepistando

** Solicitar, estimular ou ajudar o praticante a realizar posturas de "avião", "navio" e "foguete", como cavalo ao passo, em linha reta e antepistando **(podemos demonstrar as posturas antes, com o cavalo parado, mas para a pontuação na escala, o cavalo deverá estar em movimento)**

** Estimular e ajudar o praticante a realizar a "posição esporte" **como cavalo parado**

3ª) Duração da atividade: +-4 minutos

Posição do praticante: postura clássica

Variação da posição do praticante sobre o cavalo (giro 360°) **(Realizar a atividade com o cavalo parado, com o máximo de independência possível)

★ +-1': sentado para o lado direito (montaria lateral direita)

★ +-3': sentado de costas para o pescoço do cavalo (montaria invertida).

★ +-1': sentado para o lado esquerdo (montaria lateral esquerda) e retorno à montaria clássica

4ª) Duração da atividade: +-2 minutos

Momento final – encerramento do atendimento:

★ Apear (descer do cavalo) e fazer a despedida com um carinho no animal.

ANEXO V

PROTOCOLO DE ATENDIMENTO – EAMEQ – C

Indivíduo que não é capaz de sentar sozinho, com controle cervical adquirido ou em desenvolvimento

Encilhamento do cavalo: manta com cilhão (ou alça fixa)

Andadura do cavalo: passo
Momento inicial – preparação para o atendimento:
Duração da atividade: +-2 minutos
★ Aproximação com o cavalo e montar **(com auxílio constante do mediador)**
ATIVIDADES PROPOSTAS:
1ª) Duração da atividade: +-10 minutos
Posição do praticante: postura clássica, com suporte de 4 mãos, dando apoio necessário na coluna cervical e/ou porção superior do tronco, mantendo os MMSS próximo ao corpo – O apoio necessário é definido pela sustentação cervical com segurança, sem, contudo, apoiar excessivamente o praticante, permitindo que o indivíduo receba e interaja com o movimento tridimensional.
** Estimular o praticante tocar no cilhão/alça da manta
** Ajudar o praticante a tocar nas rédeas
** **Se for possível**, tentar aumentar a amplitude do passo do antepistar até o transpistar
2ª) Duração da atividade: +-12 minutos – **TERRENO: PISO RÍGIDO OU MACIO**

(IMPORTANTE POSSUIR ACLIVES E DECLIVE, ALÉM DE RETAS)

Posição do praticante: postura clássica
** Realizar curvas abertas e fechadas (zigue-zague) **(Dentro das limitações do praticante)**
** Realizar aclives e declives suaves

** Ajudar, **SE FOR POSSÍVEL,** o praticante a abraçar o pescoço do cavalo e apoiar na garupa, como o cavalo ao passo, em linha reta e antepistando

** Ajudar, **SE FOR POSSÍVEL,** o praticante a realizar posturas de "avião", "navio" e "foguete", como cavalo ao passo, em linha reta e antepistando **(podemos demonstrar as posturas antes, com o cavalo parado, mas para a pontuação na escala, o cavalo deverá estar em movimento)**

3ª) Duração da atividade: +-4 minutos

Posição do praticante: postura clássica

Variação da posição do praticante sobre o cavalo (giro 360°) **(Realizar a atividade com o cavalo parado, com o máximo de independência possível)

★ +-1': sentado para o lado direito (montaria lateral direita)

★ +-3': sentado de costas para o pescoço do cavalo (montaria invertida).

★ +-1': sentado para o lado esquerdo (montaria lateral esquerda) e retorno à montaria clássica

4ª) Duração da atividade: +-2 minutos

Momento final – encerramento do atendimento:

★ Apear (descer do cavalo) e fazer a despedida com um carinho no animal.

PESQUISA QUALITATIVA NA EQUOTERAPIA: comparação com a pesquisa experimental

Alexandre Rezende[1]
Luiz Nolasco de Rezende Jr[2]
Alexandre Jackson Chan-Vianna[3]

Introdução

Na discussão sobre os benefícios decorrentes da prática orientada de equoterapia, costuma-se ouvir comentários sobre aspectos qualitativos, de cunho psicoafetivo e sociocultural, geralmente apontados como relevantes para melhoria das possibilidades expressivas e comunicativas dos praticantes, como também, considerados, pela família ou pela equipe de atendimento, aspectos chaves para a qualidade e o sucesso do atendimento. No entanto, essas questões não costumam redundar em propostas sistemáticas de estudo que permitam a sua adequada descrição e a construção de uma teoria interpretativa de auxílio à sua compreensão.

A tríade formada por praticante-cavalo-equoterapeuta suscita uma série de experiências significativas de aprendizagem que extrapolam os impactos relacionados com os aspectos funcionais e orgânicos. Essas experiências de aprendizagem devem ser alvo de uma análise científica, porém, como estão relacionadas a questões subjetivas e socioculturais, demandam uma abordagem de pesquisa qualitativa capaz de captar essas questões.

O presente capítulo se propõe a fazer uma introdução aos requisitos-chave para a realização de pesquisas na equoterapia, sob o prisma da abordagem denominada qualitativa, apresentando os critérios de validade científica apropriados para esse tipo de estudo. Como existem diversos tipos de pesquisa qualitativa, nos referenciaremos neste texto, naquele que envolve predominantemente a observação direta da prática, pois julgamos ser o mais relevante e usual para o estudo da equoterapia.

---

1 Doutor em Ciências da Saúde (UnB), Mestre em Educação (UnB), Especialista em Educação Física Especial (UFPe), Licenciado em Educação Física (UnB), Professor da UnB/Faculdade de Educação Física.
2 Doutor em Educação (UnB), Mestre em Educação (UnB), Licenciado em Educação Física (UnB), Professor da Secretaria de Educação do DF.
3 Doutor em Educação Física (UGF/RJ), Especialista em Basquetebol (UGF/RJ), Licenciado em Educação Física (UGF/RJ), Professor da UnB/Faculdade de Educação Física.

Assim, podemos iniciar perguntando: quais são os principais cuidados para a realização de estudos sobre aspectos qualitativos relacionados com a equoterapia? Para responder essa questão é importante entender que a abordagem qualitativa de pesquisa foi construída para corresponder às características específicas de dois objetos de estudo gerais: o ser humano e a sociedade. Sendo assim, estudos qualitativos aplicados à equoterapia devem estar voltados para questões relacionadas com:

(1) os diversos significados atribuídos a si mesmo e à realidade social pelos atores que participam do contexto em análise: a equoterapia, o que envolve tanto os praticantes como os profissionais de equipe multidisciplinar de equoterapia, a família do praticante e outros profissionais que os assistem;

(2) as interações, as práticas, as normas e os valores socioculturais que estão presentes no contexto da equoterapia e no cotidiano de vida dos atores descritos acima, o que envolve diversos espaços institucionais, tais como: os centros de equoterapia, as escolas, as clínicas, assim como espaços comunitários e familiares.

Um estudo de caráter qualitativo na equoterapia requer o envolvimento, direto e, muitas vezes, prolongado, do(a) pesquisador(a) com os atores sociais pesquisados. A expressão "direto" é utilizada porque nesse tipo de pesquisa o(a) pesquisador(a) interage face-a-face com os(as) participantes da pesquisa (amostra). Prolongado porque na consolidação dos dados para análise é necessário, no caso de estudos de observação da prática, dedicar tempo para interação com os(as) participantes da pesquisa no acompanhamento das atividades por eles(as) realizadas. Em razão desse envolvimento, os(as) participantes da pesquisa passam a ser considerados(as) colaboradores(as). Na medida do possível e dependendo do escopo do estudo, também é necessário estender as observações para além do tempo e do espaço institucional de realização das sessões de equoterapia.

Em síntese, o(a) pesquisador(a), conforme o interesse e modelo de estudo, deve preparar-se para participar, em alguma medida, das atividades realizadas no cotidiano:

a) do trato com os cavalos, de forma a conhecer os processos geradores das condições de alimentação, trabalho, saúde, descanso e acomodação;

b) dos membros da equipe de equoterapia, de forma a obter informações desde a situação funcional, as relações sociais no trabalho, o planejamento do programa de equoterapia, a realização das sessões, o registro das atividades e a avaliação dos resultados; e

c) dos(as) praticantes, o que abrange a sua família, a sua casa e informações adicionais sobre suas demais atividades e experiências de vida (inclusive anteriores), como também, as rotinas de transporte, chegada, realização da sessão de equoterapia, até o momento da despedida.

Pesquisadores(as) que optam pela abordagem qualitativa estão interessados em entender como as pessoas lidam com as experiências proporcionadas pela equoterapia, ou seja, como a equoterapia se conecta com as histórias de vida dos(as) colaboradores(as). O(A) pesquisador(a), portanto, vai precisar conviver por algum tempo com as pessoas que praticam e trabalham com a equoterapia até conseguir observar as reações emocionais, descrever os comportamentos, ouvir os relatos, entender as interações, como também, presenciar as atitudes diante das normas, dos valores e dos sentidos institucionais que marcam o funcionamento de cada centro de equoterapia.

É importante destacar que a opção pela pesquisa qualitativa não é em decorrência da dificuldade de se construir um delineamento experimental ou pela inexistência de equipamentos e recursos para medir as variáveis qualitativas. Se fosse possível hipoteticamente levar os praticantes para serem estudados em um laboratório, esse contexto artificial seria insuficiente para retratar suas subjetividades e a realidade social na qual eles e elas estão inseridos(as). É evidente que as ações e reações das pessoas são modificadas para corresponder às situações simuladas que caracterizam os experimentos. Da mesma maneira, se tentarmos medir variáveis qualitativas por meio de algum instrumento desenhado para registrar dados específicos, os resultados obtidos não seriam capazes de captar a riqueza e a variabilidade que caracteriza as intersubjetividades presentes no cotidiano das pessoas. Sendo assim, para a pesquisa qualitativa, apenas uma pessoa é capaz de acessar os conteúdos subjetivos de outra pessoa, e é por isso que o próprio pesquisador é considerado o *principal instrumento de pesquisa* nas abordagens qualitativas.

Pesquisa qualitativa

O que é pesquisa qualitativa? Como essa a pergunta não admite uma resposta simples e direta, autores como Yin (2016) optam por, ao invés de uma descrição, enumerar as cinco principais características da pesquisa qualitativa. Já comentamos sobre duas, (1) ter como objeto de estudo as pessoas e suas práticas sociais, e (2) a necessidade de uma abordagem que entre em contato direto e prolongado com a realidade, ou seja, de o estudo ser realizado nas condições reais de vida, o que faz com que o(a) pesquisador(a) tenha que ir a campo para acompanhar, pessoalmente, o que acontece nas sessões e na vida dos diversos atores sociais da equoterapia que serão colaboradores da pesquisa.

É preciso, no entanto, acrescentar outras três características-chave: a importância de abranger as (3) condições contextuais em que as pessoas vivem, o que amplia o olhar para a história, a cultura e outros aspectos relacionados com a organização social, como também, para a imprescindível (4) diversificação das fontes para obtenção de evidências, pois, a consistência dos argumentos qualitativos provém da articulação de múltiplas interpretações, quando várias perspectivas sobre a realidade se esforçam para encontrar seus pontos comuns ou para explicitar suas divergências (também denominado de *triangulação*[4]). A última característica revela o cerne epistemológico da pesquisa qualitativa, qual seja, o desafio de (5) construir conceitos teóricos capazes de contribuir para a compreensão de realidades existentes ou emergentes, o que nos permite assumir uma postura crítica, comprometida com a consolidação do que concordamos, ou com a transformação social do que discordamos.

A estrutura desse capítulo está organizada em torno da comparação entre as etapas de uma pesquisa experimental, própria da abordagem quantitativa, que segue a lógica hipotético-dedutiva, e as etapas de uma pesquisa na abordagem qualitativa, que segue a lógica indutivo-inferencial. A intenção é demonstrar, de forma clara, as diferenças, pois, se temos objetos de estudo diferentes, que demandam lógicas de construção do conhecimento diferentes, é claro que os métodos de coleta de dados, a discussão dos resultados e os critérios de validade também serão diferentes.

Porém, as duas abordagens, experimental e qualitativa, a despeito das especificidades, estão voltadas para a construção de conhecimentos científicos[5]. Queremos, portanto, evitar que, ao iniciar uma pesquisa qualitativa, o(a) pesquisador(a), equivocadamente, se detenha às diretrizes que são pertinentes aos estudos experimentais, como também, evitar o descuido das exigências específicas do rigor metodológico que marcam a perspectiva qualitativa.

---

4   O conceito de triangulação, considerado um dos critérios que contribui para validade da produção de evidências na pesquisa qualitativa, é entendido como a preocupação metodológica do pesquisador de buscar elementos de análise provenientes de diversas fontes de dados ou do uso de diferentes instrumentos de pesquisa; não há uma exigência de que sejam obrigatoriamente três; é comum optar por três, pois, o confronto de duas posições, quando estão em conflito, deixa a questão em aberto, logo, a terceira alternativa aponta para o desempate; dessa maneira, parte da decisão sobre a perspectiva predominante, á atribuída aos dados, de forma a não ser uma escolha pesquisador; considerando a flexibilidade metodológica que caracteriza a pesquisa qualitativa, é possível ter apenas duas posições diferentes sobre a realidade, pois, não faz sentido "forçar" uma terceira opção caso não redunde em esclarecimentos sobre o que está sendo discutido, como também, não é preciso abandonar um quarta alternativa apenas para evitar novo empate, pois, quanto mais diverso o olhar, mais elementos o pesquisador dispõe para analisar e construir a teoria.

5   É importante afirmar que temos uma ciência que possui uma identidade epistemológica: a construção de conhecimentos, fundamentados em evidências empíricas, que sejam capazes de descrever a realidade e de contribuir para criação de recursos adequados de intervenção que promovam a melhoria da qualidade de vida e o aprimoramento da organização social. Porém, se podemos falar de ciência como um sistema de conhecimento, é preciso considerar que a multiplicidade, que dá origem às diversidades, está na realidade, pois, não temos uma realidade única, mas, realidades. As abordagens científicas, portanto, estão a serviço do estudo de realidades diferentes.

Comparação, passo a passo, entre pesquisa experimental e qualitativa[6]

Problematização

A lógica experimental organiza a proposta de estudo a partir da seleção de uma teoria sobre a realidade (início pela revisão da literatura), a ser testada ao longo da investigação. Em geral, o problema de pesquisa é formulado para verificar se a teoria é capaz de: (a) identificar quais são as variáveis-chave e (b) explicar as interações existentes entre as variáveis. A hipótese, portanto, é a resposta antecipada, fornecida pela teoria, para o problema de pesquisa, antes da coleta de dados. Sendo assim, é imprescindível iniciar pela enunciação de uma teoria (exercício de "dizer" como a realidade é), caso contrário, não há como fazer pesquisa. Outra implicação relevante, é que o(a) pesquisador(a) lida somente com as variáveis apontadas pela teoria (a delimitação do estudo requer a sua divisão em partes), o que o(a) afasta da possibilidade de lidar com o todo, como também, de descobrir novidades sobre a realidade pois a análise fica circunscrita ao que diz a teoria sobre aquelas variáveis da realidade.

A lógica qualitativa organiza a proposta de estudo a partir da aproximação com a realidade (início pela coleta de dados em campo), a fim de construir uma teoria ao longo da investigação. Em geral, o problema de pesquisa é formulado para fornecer uma interpretação possível dos dados, capaz de: (a) compilar as evidências para identificar categorias conceituais pertinentes e (b) compreender o argumento que dá coerência para a teoria e esclarece quais são as suas possibilidades de uso em situações equivalentes. Não há hipótese, porque não existe uma teoria prévia que direcione a perspectiva de análise. Os dados são produzidos pelo(a) pesquisador(a) como um esforço metodológico para que "falem por si mesmos". Sendo assim, é imprescindível iniciar a investigação por um minucioso trabalho de campo (exercício de "ouvir" a realidade), caso contrário, não há como fazer pesquisa.

---

6 Na elaboração desse capítulo, evitamos fazer referências a outras abordagens metodológicas de pesquisa, que não a "experimental" e a "qualitativa", a fim de evitar que os(as) leitores(as) fiquem presos(as) a padrões anteriores. As questões formais da pesquisa científica devem ser compreendidas como parte da construção do conhecimento em cada uma das fases de um estudo, e não como exigências metodológicas específicas. A preocupação de definir um passo-a-passo para orientar o uso das técnicas de pesquisa pode passar uma noção equivocada de que rigor requer, simplesmente, o cumprimento desse roteiro, quando, na verdade, compete ao pesquisador analisar, de forma consciente, quando a técnica corresponde aos seus objetivos e como pode contribuir para construção dos conceitos teóricos apropriados para esclarecer as questões sobre o objeto de estudo, o que inclui, a possibilidade de adaptação da técnica ou de sua articulação com outras técnicas, no intuito de definir "para onde o pesquisador deve olhar" e "como pode encontrar" evidências que permitam uma análise crítica da teoria.

Em decorrência dessa forma de construção da problematização outra implicação se torna relevante: o(a) pesquisador(a) lida diretamente com a complexidade da realidade, de forma a não se dissociar do contexto e preservar a capacidade de descobrir novidades sobre a realidade. Mesmo assim, a pesquisa qualitativa, à sua maneira, requer a delimitação do estudo, por meio da identificação de questões específicas, que direcionam a análise para os aspectos considerados, em cada caso, como os mais relevantes.

Cuidados com a delimitação do problema de pesquisa

Na lógica experimental a formulação adequada e completa do problema de pesquisa é construída na fase de planejamento da pesquisa e depende do domínio teórico do(a) pesquisador(a), assim como, da extensão da teoria na explicação da realidade[7]. Sempre que possível, devemos descrever com precisão: (1) os resultados a serem encontrados na mensuração da variável dependente (efeito), o que inclui os critérios de composição da amostra e os métodos a serem utilizados; e, (2) o mecanismo de interação existente entre as variáveis, independente (causa) e dependente (efeito), que denota a questão teórica a ser discutida. Sendo assim, quando inicia o trabalho de campo para a coleta de dados, todas as questões de natureza teórica e metodológica já estão definidas; compete ao(à) pesquisador(a) esforçar-se em cumprir, com rigor, as diretrizes de pesquisa definidas previamente, de forma lógica e coerente.

Na lógica qualitativa a formulação adequada e completa do problema de pesquisa é construída ao longo da realização da pesquisa e depende dos interesses de estudo do(a) pesquisador(a), da receptividade dos(as) participantes e das instituições envolvidas no estudo, assim como, da análise inicial dos dados sobre a realidade. Sempre que possível, devemos refletir sobre: (1) as inquietações teóricas preliminares que o(a) pesquisador(a) leva para a realidade; (2) as condições concretas de aproximação com o objeto de estudo para captação de dados; (3) a necessidade de uma análise inicial dos dados para decidir, e justificar, o que somos capazes de apreender acerca dos conteúdos que a realidade nos transmite para iniciar o trabalho de campo e a produção de evidências de natureza teórica e metodológica que ainda não

---

[7] De acordo com Demo (1985), o conceito de rigor científico é plenamente aplicado quando o pesquisador assume uma atitude crítica em relação às suas fontes, ou seja, a própria teoria que escolheu para fazer o estudo da realidade. Isso evidencia que o compromisso do pesquisador não é com a teoria em si, mas, com a produção de conhecimentos consistentes sobre a realidade, algo que redunda na articulação entre teoria e evidências, e não do predomínio de uma sobre a outra. Como a descrição é sobre o início da pesquisa, o destaque está sendo dado às possibilidades explicativas da teoria, mas, é preciso que o(a) pesquisador(a) esteja consciente de que toda teoria, ao mesmo tempo em que amplia a sua perspicácia, também implica em restrições para compreensão do objeto de estudo e da realidade como um todo.

foram definidas; compete ao(à) pesquisador(a) se dedicar a um ciclo completo de produção, organização, análise e interpretação das evidências para, em seguida, selecionar, e justificar as diretrizes de pesquisa a serem utilizadas, de forma lógica e coerente.

Neste momento, devemos fazer dois comentários que pretendem contribuir para esclarecer a importância da delimitação do estudo. Ao escrever sobre a transição histórica da filosofia para a ciência, Kuhn (2000) explica que, para iniciar a construção do conhecimento científico, há uma exigência epistemológica que deve ser atendida: a comunidade acadêmica precisa se reunir em torno da utilização de um determinado paradigma, ou seja, deve concordar que uma teoria explicativa da realidade é mais adequada que as demais.

Uma das consequências adversas da adoção desse paradigma é a drástica redução das maneiras de ver e compreender a realidade, passo que conduz ao recorte de uma parte da realidade, que passa a figurar como objeto de estudo daquela comunidade acadêmica. Guardadas as devidas proporções, esse processo equivale à delimitação do problema de pesquisa em um estudo qualitativo.

Enquanto o(a) pesquisador(a) não for capaz de direcionar a análise dos dados para algumas questões específicas, dentre as diversas que aparecem no contato com a complexidade da realidade, a emergência de uma nova teoria não tem condições de ocorrer. Sendo assim, um cuidado metodológico importante para o sucesso de uma pesquisa qualitativa é que a escolha dos pressupostos que vão direcionar o olhar do(a) pesquisador(a) para certas propriedades da realidade seja feita logo após a análise dos dados iniciais. Caso contrário, corre-se o risco de ficar perdido diante da diversidade dos dados e não conseguir contribuir para a produção de teorias que auxiliem na compreensão da realidade.

Charmaz (2009) comenta a possibilidade de o(a) pesquisador(a) iniciar o estudo com algumas questões teóricas prévias que terão, ao longo do processo, de encontrar respaldo nos dados. Caso contrário, devem ser descartadas em prol de outras discussões que emergiram no contato com a realidade.

Essa opção contribui para que o(a) pesquisador(a) não se perca em função da falta de uma estrutura conceitual que dê suporte a análise dos dados, ao mesmo tempo em que não estimula uma postura limitada de estudo restrita às categorias conceituais iniciais. Uma vez diante dos dados, se as pessoas ou o contexto suscitarem novas questões, o(a) pesquisador(a) deve direcionar o estudo para essas questões emergentes.

Dessa maneira, iniciar com algumas questões prévias e, caso necessário, seguir outras questões que se mostrem mais relevantes, parece um caminho teórico-metodológico mais confiável para os iniciantes na pesquisa qualitativa. Trata-se de um percurso normalmente seguido pelos pesquisadores mais experientes e que conseguem iniciar o estudo sem qualquer problematização, para que a discussão teórica seja definida a partir dos dados sobre a realidade.

Os comentários acima pretendem alertar para importância da problematização teórica na pesquisa qualitativa. Nem sempre estamos acostumados com o caráter cíclico da lógica qualitativa, seja em função da tradição científica linear da pesquisa experimental (veja os diagramas abaixo), seja pela dificuldade gerada por ter que lidar repetidas vezes com as diversas etapas metodológicas requeridas para produção do conhecimento científico. Vejam abaixo o diagrama com as principais etapas de uma pesquisa científica, de acordo com a abordagem de estudo: experimental ou qualitativa.

Figura 1 – Diagrama comparativo entre as fases de estudos experimentais e qualitativos

Experimental		Qualitativa	
Realidade		Realidade	
Teoria: explicativa		Teoria: pressupostos gerais	
		Participantes e Contexto	Ciclo 1
		Métodos	
		Produção de dados	
		Categorias conceituais (Indução)	
Problema (Variáveis)		Problematização (Processos)	
Hipótese (Dedução)		Amostragem teórica (Dedução)	
Amostra	Ciclo 1	Participantes e Contexto	Ciclo 2*
Métodos		Métodos	
Coleta de dados		Produção de dados	
Teste: evidências vs conceitos		Confrontação: conceitos vs evidências	
Análise da teoria		Construção da teoria	
Discussão		Discussão	
Conclusões		Conclusões	
Teoria: comprovada e generalizada		Teoria: compreensiva e interpretativa	

* O ciclo 2 pode ser repetido, de acordo com o processo de investigação.

Fonte: Autores.

Amostra[8]

Na lógica experimental, a composição da amostra é definida pela teoria, que identifica o perfil dos participantes considerado mais adequado para

---

8   A amostra, independente do estudo ser de natureza qualitativa ou experimental, deve ser entendida como um processo que envolve: (a) composição, ou seja, a definição de quais são as pessoas que devem participar da pesquisa; (b) recrutamento, ou seja, a forma de contato para convidar e esclarecer sobre a sua participação na pesquisa; (c) agrupamento, ou seja, a forma de organização dos participantes em grupos de acordo com

análise do mecanismo de interação entre as variável independente (causa) e a dependente (efeito). Mesmo quando o(a) pesquisador(a) optar por direcionar a composição da amostra para a realidade social na qual está inserido, a teoria será convocada para justificar a pertinência e auxiliar na indicação de critérios de inclusão e exclusão que permitam exercer um controle sobre as variáveis, de forma a ampliar a validade interna do delineamento de estudo. Como a definição de cada passo metodológico é sempre realizada a partir dos pressupostos ditados pela teoria, é patente que o que está em discussão é a capacidade interpretativa dessa teoria para explicar o comportamento das variáveis na realidade para um determinado perfil de pessoas, logo, o contexto figura como um pano de fundo.

Na lógica qualitativa, a amostra inicial de estudo é definida a partir do contato com a realidade. Ela envolve a sincronia de uma série de aspectos: o interesse de estudo do(a) pesquisador(a); a receptividade das pessoas e instituições para a realização da pesquisa; o ingresso do(a) pesquisador(a) no contexto sociocultural a ser estudado ou a aproximação construída com os participantes da pesquisa.

O enfretamento desses aspectos exige do(a) pesquisador(a) habilidades comunicativas que viabilizem a coleta inicial de dados, o que não é direcionado por uma teoria específica, mas, pela apreciação minuciosa do processo de análise para a descrição e interpretação dos dados disponíveis sobre as pessoas e suas interações sociais. Logo, o que está em discussão é a capacidade de criar uma teoria que auxilie a compreender essa realidade e fornecer uma interpretação sobre os processos que estão em curso naquele contexto em particular, que figura como parte intrínseca e definidora do objeto de estudo.

Na lógica experimental, a composição da amostra joga um papel crucial na construção do delineamento da pesquisa e, consequentemente, no controle da validade interna. Dentre os aspectos-chave, na equoterapia, destacamos, a título de exemplo, três: (1) idade, (2) quadro clínico e (3) gravidade de comprometimento dos praticantes. O(A) pesquisador(a), a luz da teoria, deve analisar cada um desses três aspectos, e outros que sejam importantes na proposta de estudo, para definir quando se transformam em variáveis confundidoras[9], ou seja, passam a concorrer com a equoterapia (variável independente = causa)

---

    as atividades de campo previstas na pesquisa; e (d) modificações geradas pelas dificuldades vivenciadas ao longo da pesquisa.

9 O viés de confundimento, expressão utilizada em estudos experimentais, refere-se à capacidade de o delineamento da pesquisa identificar as variáveis que podem fornecer explicações rivais, ou seja, que entram em conflito com a hipótese que está sendo testada, para que sejam, de alguma maneira, controladas. Ao final da construção do delineamento, eventuais variáveis que não tenham sido consideradas pelo(a) pesquisador(a), podem ser apresentadas como dúvidas que geram *confusão* na interpretação dos dados, o que diminui a força das conclusões e culmina na indicação da necessidade de estudos posteriores que controlem essas variáveis confundidoras.

para explicar os valores obtidos na variável dependente (efeitos), que retrata os benefícios alcançados. Quando identifica, por exemplo, que diferenças de *idade* entre os praticantes de equoterapia podem ser utilizadas para explicar diferenças nos resultados, existem as seguintes alternativas:
1. Transformar a variável confundidora (*idade*) em uma constante, de maneira que ela deixe de ser variável, pois assume um valor específico, logo, passe a ser um critério de inclusão de participantes na amostra e todos sejam partes de uma mesma faixa etária (7 a 10 anos), a fim de que estejam no mesmo nível de desenvolvimento (na Figura 2 apresentamos um diagrama que ilustra o exemplo);

Figura 2 – Delineamento experimental pré-pós teste com grupos randomizados, idade constante

Grupos	Amostra	Observação (Teste)	Tratamento Variável Independente	Observação (Teste)
1 (7 a 10 anos)	R	$O_{1\,Pré}$	$T_{Equoterapia}$	$O_{1\,Pós}$
2 (7 a 10 anos)	R	$O_{2\,Pré}$		$O_{2\,Pós}$

Fonte: Autores.

2. Identificar os valores de agrupamento da variável confundidora (*idade*), a fim de equilibrar os grupos por meio da alocação por pareamento ou em blocos. Com isso, busca-se garantir que em cada um dos grupos haja um número equivalente de participantes com as mesmas características. Assim, admite-se participantes com idades diferentes, desde que sejam divididos de forma paritária entre os grupos para atender ao critério de homogeneidade, de maneira a resultar em grupos equilibrados, ou seja, com características o mais semelhantes possível (na Figura 3 apresentamos um diagrama que ilustra o exemplo);

Figura 3 Delineamento experimental pré-pós teste com grupos randomizados por pareamento

Grupos	Amostra	Observação (Teste)	Tratamento Variável Independente	Observação (Teste)
1 pareados	R	$O_{1\,Pré}$	$T_{Equoterapia}$	$O_{1\,Pós}$
2 pareados	R	$O_{2\,Pré}$		$O_{2\,Pós}$

Fonte: Autores.

3. Transformar a variável confundidora (*idade*) em uma variável interveniente, de forma que o experimento passe a ter dois fatores, a variável independente (equoterapia) associada à variável interveniente (*idade*) com grupos constituídos a partir dos valores definidos

pela teoria. Esses grupos devem ser formados de acordo com a faixa etária, a fim de testar se afeta os resultados obtidos (grupo 1 = de 3 a 6 anos e grupo 2 = de 7 a 10 anos)[10]. A dificuldade para tal delineamento é a necessidade de se ter 4 grupos, um grupo experimental e um controle para cada uma das faixas etárias: o grupo 1 (de 3 a 6 anos) dividido em subgrupos experimental e controle; e grupo 2 (de 7 a 10 anos) também dividido em subgrupos experimental e controle (na Figura 4 apresentamos um diagrama que ilustra o exemplo).

Figura 4 – Delineamento experimental pré-pós teste com grupos randomizados e dois fatores, equoterapia e idade

Grupos	Amostra	Observação (Teste)	Tratamento Variável Independente	Observação (Teste)
1 (3 a 6 anos/exp.)	R	$O_{1\,Pré}$	$T_{Equoterapia/Idade}$	$O_{1\,Pós}$
2 (3 a 6 anos/controle)	R	$O_{2\,Pré}$		$O_{2\,Pós}$
3 (7 a 10 anos/exp.)	R	$O_{3\,Pré}$	$T_{Equoterapia/Idade}$	$O_{3\,Pós}$
4 (7 a 10 anos/controle)	R	$O_{4\,Pré}$		$O_{4\,Pós}$

Fonte: Autores.

Na lógica qualitativa, após um primeiro ciclo de coleta e análise dos dados, a próxima etapa da amostragem é definida a partir da delimitação do problema de pesquisa. O(A) pesquisador(a), portanto, deve realizar uma primeira análise dos dados produzidos no contato com a realidade, especificar quais são as categorias conceituais chaves a serem investigadas e quais são os participantes e as situações que devem ser revisitadas na segunda etapa da pesquisa de campo, para produzir dados que contribuam para a sua construção teórica. Esse é o conceito de *amostragem teórica* (FLICK, 2009), ou seja, quando o(a) pesquisador(a), em uma segunda etapa de campo do estudo, direciona a produção de dados para verificar as pressuposições teóricas emergentes da análise inicial dos dados. Nos estudos qualitativos, para subsidiar a tomada de novas decisões metodológicas sobre a continuidade do estudo, o(a) pesquisador(a) tem as seguintes alternativas:

---

10 Esse mesmo raciocínio deverá ser utilizado para lidar com o quadro clínico e o nível de comprometimento, como também, com questões gerais sobre possíveis diferenças entre os participantes da pesquisa em função de: outras atividades educacionais ou de reabilitação realizadas pelos praticantes, experiências anteriores com a equoterapia, uso de medicação, problemas de saúde associados, nível socioeconômico, sexo, etnia, dentre outros. Além disso, é preciso estar atento para os vieses gerados por: (a) estudos que se interessam por amostras em que os participantes são escolhidos em função de escores extremos no teste inicial, pois, estão sujeitos a "regressão à média", como também, (b) para as diferenças existentes entre os critérios ideais de composição da amostra e os participantes efetivamente recrutados, que representam as condições reais do estudo, e, por fim, (c) para a possibilidade da perda de participantes ao longo do estudo, que podem gerar vieses de amostragem.

1. Interagir com alguns colaboradores para verificar, de forma aprofundada, quais são seus sentimentos, opiniões, conhecimentos e valores, de forma a obter dados adicionais de análise, e;
2. Observar, de forma atenta, certas interações sociais para entender quais são os comportamentos e as atitudes, bem como o significado que possuem para colaboradores(as) envolvidos(as).

Esse retorno ao campo deve, necessariamente, levar em consideração as questões relacionadas: (a) ao contexto sociocultural e institucional no qual o estudo é realizado, e (b) os instrumentos considerados mais adequados para gerar dados que contribuam de maneira efetiva para o processo de construção teórica.

Em resumo, como afirma Becker (1997), na pesquisa qualitativa não se espera produzir resultados médios da população como na abordagem experimental, mas compreender especificidades de um determinado grupo. Isso quer dizer que nas pesquisas qualitativas a amostragem (os colaboradores) não deve ser definida proporcionalmente ao todo da população censitária, mas, de forma intencional, dirigida de acordo com o perfil desejado, logo, não raro, população e amostra se confundem.

Métodos

Na lógica experimental, as estratégias para coleta de dados são indicadas pela teoria, pois ela é responsável por explicitar a compreensão mais adequada das variáveis de estudo, de forma conceitual (o que é?) e operacional (como medir?). O(a) pesquisador(a) pode consultar a literatura científica para verificar quais são os instrumentos mais utilizados e deve considerar as condições e recursos materiais e humanos disponíveis para realização dessa fase da pesquisa. É importante argumentar sobre a validade e a fidedignidade dos instrumentos de medida, como também, cuidar do treinamento dos avaliadores e da adoção de um protocolo minucioso dos procedimentos necessários para garantir a qualidade na realização das medidas. O diário de campo[11] deve ser utilizado para relatar as dificuldades e os ajustes realizados ao longo da coleta

---

11 Utilizamos o conceito de diário de campo para nos referir às anotações realizadas pelo pesquisador para registrar tanto o que ocorreu durante a fase de campo, como as inferências teóricas que teve no contato com a realidade. Essas informações serão relevantes para uma análise crítica do percurso metodológico da pesquisa e, concomitantemente, para construção da teoria que pretende explicar o objeto de estudo. A fase de campo se caracteriza pela riqueza de detalhes, pela necessidade de ajustes que exigem uma tomada de decisão que ultrapassa o que estava previsto no planejamento, pela interação dialógica do(a) pesquisador(a) com as pessoas e com o contexto, o que revela nuances da realidade ainda não conhecidas. Em síntese, uma multiplicidade de questões que precisam ser, posteriormente, lembradas e incluídas na análise. Por isso alguns autores denominam esse procedimento de "memorando", ou seja, os registros que permitem resgatar na memória, os diversos aspectos que influenciaram o processo de produção das evidências empíricas do estudo.

de dados. Por fim, compete ao(à) pesquisador(a) fazer uma avaliação crítica das limitações e dos vieses presentes nos dados, de forma a compartilhar sugestões para continuidade dos estudos, ou seja, indicar o que deve ser feito diferente na próxima pesquisa.

Na lógica qualitativa, as estratégias para coleta de dados são flexíveis e definidas pelo(a) pesquisador(a) em função das características do objeto de estudo e do nível de acesso ao campo, ou seja, o que é possível ver, ouvir, conversar, ler? E como vai ser realizado o registro: anotar, gravar, filmar, fotografar? A definição dos instrumentos a serem utilizados depende de dois aspectos-chave: (1) que dados devem ser produzidos para auxiliar no esclarecimento dos problemas de pesquisa e, consequentemente, na elaboração da teoria; e, (2) a familiaridade do(a) pesquisador(a) com os procedimentos que caracterizam as principais estratégias para descrição qualitativa da realidade, a saber: observação-participante, entrevista, grupo focal, análise documental.

Comumente, os instrumentos de coletas de dados nas pesquisas de observação da prática são definidos a partir da demanda que o campo apresenta no decorrer do tempo. Com isso, para assegurar a validade da pesquisa o(a) pesquisador(a) deve recorrer a quatro expedientes: (1) a triangulação, ou seja, confrontar três versões diferentes (fontes ou instrumentos) sobre uma mesma questão; (2) a identificação de casos negativos, ou seja, situações que contrariam a teoria; (3) a validação respondente, ou seja, perguntar se as pessoas concordam com o significado que o(a) pesquisador(a) atribuiu às suas falas e ações; (4) a explicações alternativas, quando o(a) pesquisador(a) sugere outras interpretações possíveis para os mesmos dados.

É crucial, para o fortalecimento da pesquisa qualitativa, que o(a) pesquisador(a) faça uma avaliação crítica das limitações e dos vieses presentes nos dados. Particularmente, de sua implicação e expectativas com o impacto social da pesquisa, de forma a contribuir para continuidade dos estudos e favorecer a aplicação dos resultados em situações semelhantes.

Neste momento, devemos fazer alguns comentários adicionais que pretendem contribuir para esclarecer o papel dos métodos na pesquisa científica. Pedro Demo (1985) adverte, coerente com a perspectiva dialética, que os métodos estão a serviço do(a) pesquisador(a) na construção das estratégias mais adequadas para o estudo do seu objeto e elaboração da teoria, logo, não são um fim em si mesmos.

Por outro lado, a capacidade de produzir dados adequados que captem as evidências correspondentes à interpretação teórica, depende do domínio e do emprego competente dos recursos metodológicos que estão à disposição do(a) pesquisador(a). Sendo assim, se os métodos não são suficientes, por si só, para garantir qualidade na construção da teoria, por outro lado, não há como construir teorias científicas de qualidade sem métodos robustos.

A comparação entre pesquisa qualitativa e experimental deve: (a) identificar o que os dois tipos de pesquisa possuem em comum, considerando que, tanto uma como a outra, são ciência, e; ao mesmo tempo, (b) explicitar a especificidade de cada tipo de pesquisa decorrente das diferenças entre os objetos de estudos, de um lado o binômio ser humano e a sociedade e, do outro lado, a natureza. A questão dos métodos ganha um destaque especial nessa discussão.

É preciso entender que, o(a) pesquisador(a), ao utilizar tanto uma abordagem qualitativa quanto uma experimental, possui a mesma intenção de captar as evidências que melhor descrevam o seu objeto de estudo. Enquanto na pesquisa qualitativa isso requer do(a) pesquisador(a) uma postura de flexibilidade metodológica para se dedicar à produção de dados qualitativos sobre processos e significados psicoafetivos e socioculturais, a pesquisa experimental o(a) pesquisador(a) deve seguir, com rigor, o planejamento metodológico para a aplicação dos instrumentos e a coleta de dados sobre as características de fenômenos naturais.

Sendo assim, a flexibilidade metodológica preconizada pela pesquisa qualitativa não pode ser interpretada como descaso, tendo em vista que a sua finalidade é permitir o uso diversificado e adaptado das técnicas, de forma a garantir que os instrumentos sejam capazes de se ajustar às propriedades dinâmicas e complexas identificadas nas evidências qualitativas. Da mesma maneira, não é possível considerar que o planejamento metodológico utilizado na pesquisa experimental seja interpretado como rigidez, tendo em vista que a sua finalidade é favorecer o controle do ambiente e o uso de técnicas padronizadas, de forma a viabilizar a replicação dos estudos na mensuração das características físicas, químicas e biológicas presentes nas evidências quantitativas. Em síntese, cada tipo de pesquisa esforça-se para utilizar as técnicas mais adequadas para os desígnios teóricos de compreensão e explicação dos seus respectivos objetos de estudo.

Resultados

Na lógica experimental, os resultados são organizados em tabelas ou gráficos para: (a) apresentar os dados numéricos que descrevam a manifestação das variáveis de estudo, de acordo com o indicado pela teoria; (b) evidenciar as características da amostra e da sua forma de agrupamento; e, (c) permitir a realização do teste da hipótese de pesquisa no cruzamento entre grupos (tipo e quantidade) e medidas (tempo e quantidade). É importante, nesta seção, relatar detalhes sobre a análise estatística que explicitem as decisões relacionadas com o manejo das medidas (pressupostos do teste estatístico e violações, caso ocorram), bem como compartilhar informações que contribuam para descrição de aspectos-chave sobre a população de referência, de forma a demonstrar como estão devidamente representados na amostra. Em síntese, o(a) pesquisador(a) deve preocupar-se em apresentar os dados de maneira a analisar a consistência da articulação que possuem com a teoria, e, ao mesmo tempo, fornecer elementos para avaliar a sua procedência para esclarecer quem a pesquisa mediu para gerar esses dados.

Na lógica qualitativa, os resultados são organizados em quadros, diagramas ou textos, para: (a) apresentar as categorias conceituais que interpretem os significados humanos e os processos sociais, de acordo com a versão da teoria elaborada pelo(a) pesquisador(a); (b) evidenciar as informações sobre as pessoas ou entidades, sua história e o contexto sociocultural do qual fazem parte, dialeticamente, como constituídos e constituintes; e, (c) permitir a construção da teoria, por meio de ciclos repetidos de produção-análise de dados, a fim de compor uma tessitura plausível entre esquemas explicativos e a realidade estudada.

Nos resultados de um relatório de pesquisa qualitativa é importante narrar o processo de reflexão teórica, desde seus momentos iniciais até às conclusões que explicitem os pressupostos iniciais e o seu refinamento conceitual; também são compartilhadas informações sobre a amostragem teórica, de forma a esclarecer as escolhas metodológicas e a seleção de novas fontes de dados a serem utilizadas no exame das inferências do(a) pesquisador(a).

Em síntese, é preciso preocupar-se com a articulação da teoria-dados-teoria, ou seja, entre a teoria emergente que gerou a produção dos dados, e, entre os dados que subsidiam a formulação da teoria interpretativa que se dirige para a compreensão da realidade estudada. Tal esquema exige um relatório de pesquisa qualitativa de campo no qual a descrição dos Resultados combine, indissociavelmente, com a Discussão.

Discussão

Na lógica experimental, a discussão teórica deve iniciar pela análise do teste de confirmação ou não da hipótese de estudo. De uma maneira geral, se a hipótese é confirmada, a teoria obtém respaldo nas evidências, o que ressalta a sua capacidade explicativa do comportamento das variáveis. Por outro lado, se a hipótese é refutada, a teoria precisa ser revista e o(a) pesquisador(a) deve ser capaz de sugerir alterações, a serem posteriormente testadas, a fim de ampliar as capacidades explicativas da teoria, de forma a abranger as evidências que estão em contraposição à sua lógica conceitual. Sendo assim, seja com a confirmação ou a refutação da hipótese[12], a pesquisa permite uma discussão que

---

12 A confirmação da hipótese de estudo pelo teste estatístico costuma ser equivocamente compreendida pelo senso comum, e até mesmo por cientistas que não se dedicam a uma reflexão epistemológica, como um

culmina no aperfeiçoamento da possibilidade de uso dos esquemas conceituais explicativos da teoria para descrever e intervir na realidade.

Na lógica qualitativa, a discussão teórica não tem o formato de teste, pois, envolve o processo de construção da teoria para elucidar as questões de estudo que surgem no transcurso da pesquisa, por meio da interação do(a) pesquisador(a) com o objeto de estudo. De uma maneira geral, a teoria é dialeticamente elaborada[13] a partir da intenção de estudo do(a) pesquisador(a) e da sua aproximação com a realidade, que dão ensejo a uma questão geral de pesquisa que norteia a produção de dados, cuja análise deve fazer emergir a proposição inicial que vai direcionar o(a) pesquisador(a) na definição das categorias conceituais.

Ao longo da pesquisa, novos dados serão produzidos a fim de complementar, diversificar ou eliminar algumas categorias conceituais em favor de outras que se mostrem mais coerentes com a interpretação teórica que está sendo construída. Dessa maneira, a interpretação teórica pode se voltar para produção de inteligibilidade sobre determinados aspectos, porém, deixar outros aspectos em aberto, o que não invalida as suas contribuições, mas, demarca, de forma crítica, o seu grau de abrangência.

A pesquisa qualitativa é caracterizada como indutiva, tendo em vista que inicia pelas evidências empíricas sobre o ser humano e a sociedade, no intuito de construir uma teoria capaz de interpretar os significados e sentidos de suas representações e práticas, o que pode ser ilustrado pelo diagrama da Figura 5 a seguir.

Figura 5 – Diagrama sobre a articulação entre dados empíricos e teoria na pesquisa experimental

Aspectos prévios e requisitos	Empiria	Teoria	Empiria	Teoria
	Início da pesquisa			Fim da pesquisa
"Pressupostos teóricos"	Evidências iniciais	Categorias conceituais	Evidências aprofundadas	Teoria construída
Teóricos	Teóricos	Teóricos	Teóricos	Teóricos
Formação do pesquisador	"Ouvir as pessoas"	Compreender	Fundamentar	Interpretar
Práticos	Práticos	Práticos	Práticos	Práticos
Familiaridade com objeto de estudo	Atividade de campo	Análise	Atividade de campo	Relatar

Fonte: Autores.

---

indicador da qualidade da pesquisa. No entanto, o método científico não produz conhecimento apenas a partir da concordância entre a teoria e as evidências empíricas; a identificação de inconsistências teóricas é um aspecto-chave que destaca as lacunas a serem preenchidas na construção do conhecimento. A negação das inconsistências teóricas pode ser considerada como uma das principais diferenças entre a pesquisa experimental, que se dedica a consolidar conhecimentos específicos que sirvam para controlar de forma eficiente a natureza, e a pesquisa qualitativa, que se dedica a multiplicar conhecimentos complexos que sejam capazes de interpretar a dinâmica dos processos humanos e socioculturais.

13 Ao ser definido como dialético, o processo de elaboração da teoria deixa de ter um ponto de partida fixo, pois, a intenção de estudo do(a) pesquisador(a) e a escolha da realidade a ser estudada podem ser atribuídas às suas experiências práticas anteriores ou à sua formação acadêmica, o que evidencia uma sucessão indefinida dos elos existentes entre teoria-prática-teoria-prática-teoria...

A pesquisa experimental é caracterizada como dedutiva, tendo em vista que inicia pela teoria que descreve os princípios que regem a natureza, no intuito de verificar se conseguem fazer um prognóstico sobre o comportamento das variáveis, que permita o controle das relações de causa-e-efeito, o que pode ser ilustrado pelo diagrama a seguir.

Figura 6 – Diagrama sobre a articulação entre dados empíricos e teoria na pesquisa qualitativa

Aspectos prévios e requisitos	Teoria	Empiria	Teoria
	Início da pesquisa		Fim da pesquisa
Conhecimento da teoria	Variáveis e Hipóteses	Evidências específicas	Teoria confirmada ou em revisão
Teóricos	Teóricos	Teóricos	Teóricos
Formação do pesquisador	"Dizer como é"	Delineamentos de estudo e Planos de prova	Explicar
Práticos	Práticos	Práticos	Práticos
Familiaridade com objeto de estudo	"Dizer como medir"	Atividade laboratório	Relatar

Fonte: Autores.

Quadro 1 – Comparação entre as fases da pesquisa nas abordagens quantitativa-experimental e qualitativa-investigativa

Pesquisa quantitativa experimental	Pesquisa qualitativa investigativa
Seleção da teoria explicativa das variáveis sobre a natureza a ser testada	**Seleção** dos pressupostos teóricos preliminares sobre os aspectos humanos e sociais a serem investigados
Delimitação do objeto de estudo, formulação dedutiva das hipóteses de estudo e definição dos objetivos da pesquisa	**Definição** do objetivo geral da pesquisa
Composição, recrutamento e agrupamento da amostra	**Composição** inicial da amostra, aproximação com o contexto sociocultural e as pessoas
Escolha dos métodos experimentais indicados pela teoria como mais adequados e viáveis	**Escolha** das estratégias de estudo a serem utilizados no envolvimento direto com as pessoas e o contexto sociocultural
Coleta de evidências por meio da mensuração das variáveis explicitadas pela teoria	**Produção** de evidências na interação e interpretação das pessoas e do seu contexto sociocultural
Análise inicial do teste estatístico das hipóteses de estudo	**Análise inicial** dos dados para delimitação indutiva do objeto de estudo e formulação das inferências iniciais (categorias conceituais)
Discussão da teoria a partir da análise: 1. Do resultado do teste estatístico das hipóteses 2. Das evidências a luz da teoria explicativa 3. Do diálogo com a literatura científica (resultados de outros estudos) 4. Das questões metodológicas sobre a realização da pesquisa	**Discussão** da teoria a partir da(o): 1. Análise das categorias conceituais identificadas pelo pesquisador 2. Retomada da fase de campo: composição da "amostragem teórica" 3. Escolha dos métodos e fontes de produção de novas evidências 4. Refinamento das categorias conceituais para construção da teoria 5. Diálogo com a literatura científica (resultados de outros estudos) 6. Discussão metodológica sobre a realização da pesquisa
Conclusões: a teoria específica é confirmada ou reformulada (ciclo único de coleta e análise de evidências a luz da teoria)	**Conclusões**: a teoria é construída ao longo do estudo (ciclos múltiplos de produção e interpretação conceitual das evidências para elaboração da teoria)

Fonte: Autores.

Pope e Mays (2009, p. 79), no intuito de comparar uma das principais diferenças entre a pesquisa quantitativa (experimental) e qualitativa, sugerem uma figura que ilustra a maneira como cada abordagem de estudo lida com a fases (1) de Coleta e (2) Análise, ou seja, como se dá a relação entre dados e teoria. Enquanto na pesquisa experimental a fase de Coleta ocorre primeiro, como também, está claramente separada da fase de Análise, na pesquisa qualitativa, por sua vez, a Coleta deve estar articulada com a Análise, que se faz presente desde o início do estudo, e cresce ao longo da pesquisa, de maneira a predominar no final, sem interromper a coleta e, portanto, o contato com a realidade.

Figura 7 – Diagrama comparativo entre as fases de coleta e análise de dados nas pesquisas quantitativa e qualitativa

Fonte: Pope e Mays (2009).

O diagrama de Pope e Mays (2009) é simples e, ao mesmo tempo, elucidativo, logo, contribui para esclarecer, de forma didática, a especificidade da pesquisa qualitativa em comparação com a experimental. Como, porém, existem outros aspectos que devem ser destacados nessa comparação, acrescentamos elementos preliminares e comentamos duas considerações que demarcam outras diferenças que devem ser destacadas para evitar o equívoco comum de exigir critérios de rigor próprios de uma abordagem para a outra. Primeiro, a atitude do pesquisador diante da realidade, pois o conceito de "coleta" de dados da pesquisa quantitativa deve ser alterado para "produção" de dados, na pesquisa qualitativa, e, segundo, a ordem de ocorrência das etapas de pesquisa, que na abordagem quantitativa é sequencial, enquanto na qualitativa é cíclica, ou seja, repete a sequência pelo menos duas vezes.

Figura 8 – Reconstrução do diagrama comparativo entre as fases de coleta e análise de dados nas pesquisas experimental e qualitativa

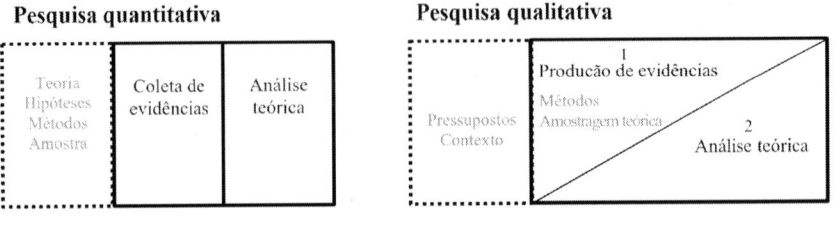

Fonte: Autores.

Na pesquisa experimental, após a mensuração das variáveis dependentes, ou seja, coleta de evidências, inicia a fase de tabulação de dados para a realização do teste estatístico e, em seguida, a análise teórica dos resultados encontrados. Na pesquisa qualitativa, por sua vez, a etapa de produção de evidências ocorre de forma concomitante com a construção da teoria, pois, estão intrinsecamente relacionadas. Ao longo de toda a pesquisa, é possível retornar a campo para confrontar as categorias conceituais emergentes com as evidências que o pesquisador sistematizou sobre a realidade, como também, ao longo de toda a pesquisa é possível identificar e analisar novos conceitos teóricos, além de consolidar os que estão em construção.

A nossa proposta de reconstrução do diagrama (Figura 7) proposto por Pope e Mays (2009), não tem a intenção de substituí-lo, dada as vantagens de sua representação simplificada das diferenças entre as pesquisas quantitativas e as qualitativas, porém, justifica-se pela oportunidade para demonstrar uma importante característica da pesquisa qualitativa: a flexibilidade de delineamentos de estudo.

Figura 9 – Diagrama sobre as diversas possibilidades de articulação entre evidências empíricas e construção teórica na pesquisa qualitativa

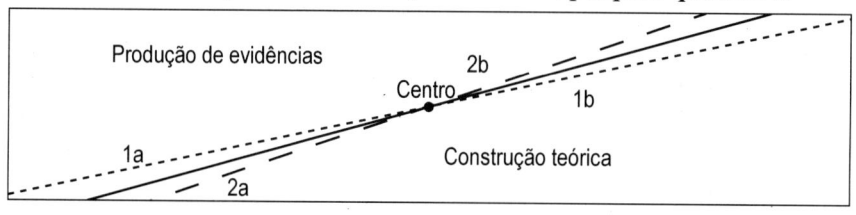

Fonte: Autores.

Logo, existe a possibilidade ilustrada pela diagonal 1a (pontilhada), o(a) pesquisador(a) inicia a produção de evidências com alguns pressupostos teóricos preliminares que auxiliem na análise dos dados. O peso desses pressupostos, no entanto, deve ser pequeno diante da produção de evidências, que predomina na fase inicial, a ponto de poderem ser descartados em favor de outras categorias conceituais que se apresentem como mais relevantes.

Essa foi a nossa sugestão para pesquisadores iniciantes na pesquisa qualitativa quando discorremos sobre a delimitação do problema de pesquisa. Existe o risco, que deve ser alvo de uma análise crítica, de deixar o(a) pesquisador(a) preso aos pressupostos e incapaz de descobrir novidades. Quando olhamos para a extremidade 1b, percebemos que algumas evidências não conseguiram ser totalmente explicadas pela teoria, o que indica a importância da continuidade dos estudos, a fim de contribuir com outros conceitos teóricos capazes de preencher essas lacunas entre realidade e teoria.

A possibilidade ilustrada pela diagonal 2a (tracejada), esclarece que o(a) pesquisador(a) pode iniciar pela aproximação com a realidade a ser estudada, sem recorrer a pressupostos teóricos preliminares. Não há como afirmar que o(a) pesquisador(a) esteja isento(a) de pressupostos teóricos, mas eles estão subjacentes, pois o foco está dirigido para entender a realidade de forma indutiva, a partir da teoria que está implícita nas próprias evidências, e não de uma teoria que o pesquisador traz de antemão para analisar a realidade.

Esse percurso, que guarda uma proximidade com a dimensão etnometodológica[14] da pesquisa, dedica um tempo maior para a produção de evidências e, em seguida, para a sua análise teórica. Tem o potencial de descobrir novidades e auxiliar na interpretação do ser humano e da sociedade de uma maneira inovadora e relevante (o que exige experiência científica). Quando olhamos para a extremidade 2b, percebemos que a teoria construída pelo(a) pesquisador(a) pode ter alguns elementos que não conseguiram ser respaldados pelas evidências até então produzidas, logo, demarca, assim como a extremidade 1b, a necessidade da continuidade dos estudos. Se no caso da diagonal 1b a continuidade dos estudos apontava para necessidade de novas categorias conceituais, o que exige do(a) pesquisador(a) aprofundar a análise teórica, agora a extremidade 2b indica a necessidade da produção de novas evidências empíricas, o que exige que o(a) pesquisador(a) retorne ao estudo de campo para preencher as lacunas entre teoria e realidade.

Sendo assim, a Figura 9 pretende apresentar um diagrama que represente a flexibilidade metodológica da pesquisa qualitativa de modo dinâmico, ou seja, ter um ponto fixo central e uma diagonal que oscila, movimentando-se desde o ponto 1 até o 2, podendo assumir qualquer posição. Não são três diagonais, mas, uma só que se ajusta (como se fosse uma bússola) à interação entre as características do objeto de estudo, os recursos metodológicos selecionados para produção de evidências e as possibilidades interpretativas da teoria construída ao longo da pesquisa.

A discussão dos resultados também abrange o diálogo com a literatura científica. Na lógica experimental, a análise comparativa com estudos semelhantes enfatiza pesquisas com o mesmo referencial teórico a fim de discutir dois aspectos-chave: a melhor maneira de estudar e as principais conclusões teóricas.

Na lógica qualitativa, os dois aspectos supracitados também ganham ênfase, pois, decorrem do compartilhamento dos aprendizados resultantes da realização da pesquisa. A diferença, portanto, reside nas características específicas das experiências científicas vivenciadas em cada abordagem. Enquanto na

---

14 Estudos etnometodológicos preconizam uma análise teórica da realidade sociocultural a partir dos conceitos próprios de cada grupo social, de maneira a entender como interpretam e lidam com as necessidades da vida em comum, com o natural e o sobrenatural, com os iguais e os diferentes.

lógica experimental os aprendizados abrangem: o detalhamento conceitual e operacional das variáveis; o rigor na validade e fidedignidade dos instrumentos de pesquisa; o conhecimento do perfil da amostra da pesquisa e do contexto em que estão inseridos; o delineamento do estudo para cruzamento e análise estatística das variáveis, dentre outros. Na lógica qualitativa, por sua vez, os aprendizados abrangem: o processo de delimitação do problema de pesquisa; a implicação do(a) pesquisador(a) com o objeto de estudo; as estratégias de aproximação com o cenário da pesquisa e com os participantes; os critérios para fundamentar a seleção das fontes e das técnicas adequadas para a produção de dados; a construção das categorias conceituais e do refinamento teórico para compreensão da realidade humana e social, dentre outros.

Conclusões da pesquisa

Uma diferença crucial entre a pesquisa experimental e a qualitativa é o conceito de generalização. Na lógica experimental, como a teoria lida com questões naturais, que possuem propriedades próximas da dimensão objetiva, que, em situações controladas, permanecem uniformes, os resultados podem ser generalizados. A teoria, ao explicar o comportamento das variáveis, possibilita direcionar a ação para as causas de forma a garantir os efeitos esperados. Na lógica qualitativa, por sua vez, a teoria se volta para questões humanas e socioculturais, que possuem características subjetivas, que, em função do contexto e das experiências de vida das pessoas, podem se modificar, logo, a generalização não é dos resultados em si mesmos, mas do processo de análise. A teoria, ao compreender as questões psicossociais, fornece uma interpretação, que indica uma direção possível de ser seguida por outro(a) pesquisador(a) que se dedica a um estudo semelhante, como também, auxilia quem se dedica à intervenção, para que tenha um ponto de partida para planejar sua proposta para o atendimento às necessidades do seu público-alvo.

A teoria, advinda de pesquisas na abordagem qualitativa, não pode ser considerada como uma "receita", pois, o(a) pesquisador ou o(a) profissional nunca vão encontrar os mesmos ingredientes, nas mesmas quantidades, nem vão ter acesso aos mesmos equipamentos e utensílios, logo, precisam analisar as condições disponíveis para preparar algo novo, com uma receita diferente, adequada para aquela situação e para aquelas pessoas.

A reflexão crítica sobre as implicações sociais da pesquisa, de maneira a não se limitar à realização do estudo, dedica-se a discutir as repercussões práticas e sociais do conhecimento produzido. É um compromisso capaz de aproximar pesquisadores(as) tanto da pesquisa qualitativa como da experimental. No caso da pesquisa qualitativa, no entanto, esse compromisso social, assim como as conclusões da pesquisa, também comporta interpretações diversas. É certo afirmar que compete ao(à) pesquisador(a), apresentar sua posição ideológica de forma consistente, ao mesmo tempo que se esforça para fornecer informações suficientes aos leitores para que tirem suas próprias conclusões.

De acordo com Yin (2016), a pesquisa qualitativa se depara com um objeto de estudo que se assemelha a um mosaico construído pela interação entre pesquisador(a) e a realidade estudada, a partir da qual é possível identificar pequenas peças, que dispostas segundo a teoria construída ao longo do estudo, fornecem uma visão do todo. As peças do mosaico provêm de três condições chaves: a multiplicidade de interpretações dos eventos humanos e sociais; a singularidade das pessoas, do contexto cultural e do momento histórico-social; e, as variações metodológicas disponíveis para realização da pesquisa. Ao lidar com cada uma dessas condições, o(a) pesquisador(a) pode tomar decisões diferentes, de acordo com as considerações filosóficas e científicas que utiliza como fundamento, que implicam, portanto, em mosaicos com desenhos diferentes.

Ética

Finda a comparação entre as etapas constituintes da pesquisa experimental e qualitativa, existe um elemento relevante ainda a ser considerado: a questão ética. Uma interpretação comum, apesar de equivocada, acredita que optar pela pesquisa experimental garante que os estudos serão conduzidos de maneira isenta e ética, enquanto a pesquisa qualitativa é indevidamente acusada de ser ideológica, influenciada pelos valores do pesquisador e, portanto, tendenciosa e com baixo rigor científico. Dois aspectos podem ser ressaltados para a reflexão e desmistificação dessa interpretação: o sistema de revisão ética institucional e a atitude do(a) pesquisador(a).

O sistema brasileiro de revisão ética, segundo Diniz e Guerriero (2008), foi idealizado com referência disciplinar e técnica na tradição das ciências biomédicas e, portanto, experimentais. Sendo assim, ao submeter um projeto de pesquisa aos Comitês de Ética, o(a) pesquisador(a) precisa preencher uma série de formulários que exigem informações típicas de estudos experimentais. Não existem formulários alinhados com as particularidades metodológicas pertinentes à pesquisa qualitativa, o que gera dificuldades tanto na submissão como na análise desses projetos. É comum, portanto, diversas idas e vindas dos projetos para ajustes antes de obter uma aprovação para a realização do estudo, o que recomenda o encaminhamento da proposta com alguns meses de antecedência.

Os estudos sobre a equoterapia normalmente estão inseridos no campo da saúde ou, em alguns casos da educação. Pesquisas qualitativas voltadas para análise de questões sociais e intersubjetivas, por sua vez, vão ter maior afinidade com os Comitês de Ética em Ciências Humanas e Sociais. É lógico que também é possível recorrer aos Comitês das Ciências da Saúde; o(a) pesquisador(a) deve se preocupar em preparar os projetos e demais documentos de acordo com as diretrizes do Comitê de Ética escolhido ou disponível, consciente, no entanto, que vai passar por um processo que exige sensibilidade e acolhimento, pois, nem sempre há uma compreensão das necessidades e diretrizes éticas específicas para as pesquisas em uma abordagem qualitativa.

Atitude do pesquisador

A possibilidade de uma postura metodológica flexível, aberta para criatividade, junto com a diretriz de que o próprio pesquisador é o principal instrumento de produção de dados podem dar a falsa impressão de que a pesquisa qualitativa é mais exposta a um viés ideológico, quando os valores e visões de mundo do(a) pesquisador(a) se impõe nas conclusões da pesquisa. Essas questões costumam sugerir que a atitude do(a) pesquisador(a) nas abordagens qualitativas não se pautaria pelo rigor e pela ética. Muito pelo contrário, a pesquisa qualitativa requer que o pesquisador deixe claro qual é o seu *lugar de fala*, ou seja, qual o seu envolvimento com a realidade estudada, de maneira a permitir que o(a) leitor(a) analise a influência que os compromissos políticos do(a) pesquisador(a) exercem sobre as conclusões do estudo e, a partir de uma postura crítica, chegue às suas próprias conclusões sobre as conclusões apresentadas pelo(a) pesquisador(a).

Outro aspecto inerente à pesquisa qualitativa é o reconhecimento de que a teoria construída ao longo da pesquisa tanto é plural, pois admite várias interpretações, como está marcada pela visão atribuída à realidade pelo(a) pesquisador(a), logo, é capaz de desvendar a realidade que o(a) pesquisador(a) consegue e tem o interesse de ver. A superação dessa limitação teórico-metodológica não é alcançada no âmbito da realização de uma pesquisa, mas, na compreensão de que todas as vezes que o(a) leitor(a) não concordar com as conclusões tem a possibilidade de fazer outro estudo, a fim de compartilhar o que compreende como uma teoria mais adequada, enriquecendo, dessa maneira, as leituras da realidade subjetiva e social.

A atitude ética do(a) pesquisador(a) nas abordagens qualitativas é parte das competências imprescindíveis para a realização do estudo e precisa estar presente ao longo de todo o processo da pesquisa qualitativa, desde a escolha do objeto de estudo, passando pela definição da metodologia e pela análise dos resultados, até a construção da teoria e o compromisso de retornar as conclusões para os(as) colaboradores(as). Depreende-se, portanto, que a abordagem qualitativa pressupõe um vínculo de valorização da relação interpessoal em que os diferentes interesses, valores e visões de mundo do(a) pesquisador(a) e dos(as) colaboradores(as) necessitam ser considerados com atenção e respeito (SILVA et al., 2012). Esse compromisso recíproco é um valor fundamental que confere sentido à possibilidade de existir da pesquisa qualitativa.

Assim, o envolvimento com a realização da pesquisa constrói uma teia colaborativa que tanto aproxima o(a) pesquisador(a) da realidade estudada como implica em uma constante atividade autorreflexiva, que deixa impactos significativos sobre o(a) pesquisador(a). A pesquisa qualitativa reúne a preocupação com a elaboração de uma teoria interpretativa sobre a subjetividade do outro não como um objeto, mas como um parceiro intelectual na investigação do fenômeno que se quer conhecer, em paralelo a uma reflexão pessoal do(a) pesquisador(a) sobre quem é, qual é o seu papel e a sua responsabilidade em relação ao outro, à realidade social estudada e ao conhecimento produzido. Não se trata de investigar "o outro", mas de compreender um dado fenômeno, social e subjetivo, junto com ele ou ela, ciente de que isso envolve uma reflexão sobre si mesmo (SCHMIDT, 2008).

A pesquisa qualitativa na equoterapia, portanto, é indissociável da ética e da autonomia do investigador, pois se trata de um processo relacional que combina momentos de aproximação para conhecer e de distanciamento para elaborar uma teoria sobre o que foi aprendido, que deve ser realizado com total respeito às diferenças socioculturais e exige uma constante negociação entre as partes.

Considerações finais

Em conclusão, podemos refletir que ao escolhermos a pesquisa qualitativa, temos diante de nós uma realidade complexa a estudar, que necessita compromisso ético e socialmente responsável. Esse capítulo pretendeu contribuir para incentivar e apresentar a importância da realização de estudos qualitativos na equoterapia. As referências bibliográficas oferecem a possibilidade de um aprofundamento, algo imprescindível quando se trata da pesquisa qualitativa, mas, que não se compara ao que podemos aprender aceitando o desafio de pesquisar, logo, vamos à pesquisa!

Contato: Alexandre Rezende: rezende1965@gmail.com

REFERÊNCIAS

1. BECKER, H. (1997). Métodos de pesquisa em ciências sociais. 3ª ed. São Paulo: Hucitec.

2. CHARMAZ, K. (2009). *A construção da teoria fundamentada* [recurso eletrônico]: um guia prático para análise qualitativa. Artmed/Grupo A.

3. CRESWEL, J. W. (2010). *Projeto de pesquisa: métodos qualitativo, quantitativo e misto.* 3ª ed. Artmed.

4. DEMO, P. (1985). *Metodologia científica em ciências sociais.* Atlas.

5. DINIZ, D., & GUERRIERO, I. (2008). Ética na pesquisa social: desafios ao modelo biomédico. *Revista Eletrônica de Comunicação, Informação e Inovação em Saúde*, 2. doi:https://doi.org/10.3395/reciis.v2i0.869

6. FLICK, U. (2009). *Introdução à pesquisa qualitativa* [recurso eletrônico]. 3ª ed. Porto Alegre: Artmed.

7. KUHN, T. S. (2000). *A estrutura das revoluções científicas.* 3ª ed. Perspectiva.

8. POPE, C., MAYS, N. (2009). *Pesquisa qualitativa na atenção à saúde* [recurso eletrônico]. 3ª ed. Artmed.

9. SCHMIDT, M. L. S. (2008). Aspectos éticos nas pesquisas qualitativas. In: *Ética nas pesquisas em ciências humanas e sociais na saúde.* São Paulo: Aderaldo & Rothschild.

10. SILVA, C. R. C., MENDES, R. & NAKAMURA, E. A dimensão da ética na pesquisa em saúde com ênfase na abordagem qualitativa. *Saúde e Sociedade* [online]. 2012, v. 21, n. 1 [Acesso em 27 julho 2022], pp. 32-41.

11. YIN, R. K. (2016). *Pesquisa qualitativa do início ao fim* [recurso eletrônico]. Penso.

ÍNDICE REMISSIVO

A

ANDE-BRASIL 9, 13, 31, 32, 61, 166, 195, 199

APA 37, 122, 123, 126, 136

ATEC 13, 121, 124, 125, 126, 127, 128, 129, 130, 131, 132, 133, 134, 135, 136, 137, 138, 139, 140, 141, 142

Atividade 13, 23, 29, 30, 39, 44, 66, 78, 81, 103, 104, 105, 106, 107, 108, 109, 110, 111, 112, 114, 115, 116, 117, 160, 161, 162, 196, 204, 213, 214, 215, 216, 217, 218, 219, 234, 235, 242

Avaliação 3, 4, 5, 9, 10, 11, 13, 15, 16, 17, 18, 20, 22, 23, 24, 25, 26, 27, 28, 29, 30, 31, 32, 33, 34, 35, 36, 37, 39, 40, 42, 43, 44, 47, 48, 55, 57, 58, 59, 60, 62, 63, 64, 65, 66, 68, 69, 70, 71, 75, 76, 77, 78, 80, 81, 82, 84, 85, 86, 87, 93, 94, 95, 96, 97, 99, 104, 105, 106, 113, 115, 117, 121, 123, 124, 126, 127, 128, 129, 136, 137, 139, 140, 141, 142, 145, 146, 148, 149, 150, 151, 152, 153, 155, 156, 163, 164, 171, 183, 188, 195, 200, 201, 203, 210, 211, 221, 231

Avaliador 9, 18, 20, 23, 24, 25, 26, 28, 29, 30, 39, 52, 54, 65, 66, 67, 83, 84, 126, 129, 132, 133, 136, 137, 138, 139, 140, 151, 152, 163, 200, 203

C

Capacidade 11, 17, 21, 24, 26, 43, 44, 61, 62, 63, 68, 70, 75, 76, 77, 78, 81, 82, 83, 85, 94, 96, 104, 142, 153, 159, 162, 177, 195, 201, 202, 224, 227, 228, 232, 234

Cavalo 13, 31, 46, 61, 80, 86, 115, 128, 130, 131, 166, 172, 173, 174, 175, 176, 177, 178, 179, 180, 184, 185, 186, 188, 189, 190, 191, 192, 193, 195, 196, 197, 199, 200, 201, 202, 203, 204, 205, 206, 207, 208, 210, 211, 212, 213, 214, 215, 216, 217, 218, 219

Comportamento 13, 105, 110, 113, 115, 124, 126, 127, 129, 131, 132, 133, 136, 139, 140, 145, 150, 162, 166, 171, 172, 173, 174, 184, 188, 189, 190, 193, 195, 227, 234, 236, 239

Condição clínica 20, 63, 68, 131, 151, 152

Confiabilidade 20, 21, 22, 23, 28, 35, 60, 62, 63, 72, 79, 80, 81, 84, 94, 95, 96, 100, 136, 148, 161, 162, 163, 165, 199

Contexto equestre 171, 172, 190

Crianças 15, 16, 17, 18, 20, 21, 22, 24, 25, 26, 27, 29, 31, 32, 36, 37, 44, 47, 56, 60, 69, 70, 76, 80, 81, 86, 94, 95, 106, 107, 108, 112, 113, 115, 116, 122,

124, 125, 126, 127, 128, 130, 131, 133, 134, 135, 136, 137, 140, 141, 159, 160, 161, 162, 163, 164, 165, 166, 197, 198

Crianças com paralisia cerebral 15, 16, 18, 20, 25, 31, 32, 37, 70, 80, 94, 159, 161, 162, 163, 164, 166

Crianças com PC 15, 16, 17, 18, 20, 21, 22, 27, 29, 31, 107, 112, 113, 115, 161, 162, 163, 164, 166

D

Desempenho 16, 23, 29, 30, 32, 33, 34, 35, 36, 37, 39, 41, 42, 43, 44, 45, 47, 52, 53, 54, 55, 58, 61, 65, 68, 76, 77, 81, 82, 83, 87, 88, 94, 103, 110, 116, 123, 124, 125, 127, 128, 129, 130, 131, 132, 134, 135, 136, 137, 140, 159, 160, 162, 167, 172, 196, 201, 203, 204, 208, 209

Desenvolvimento 10, 13, 15, 16, 21, 23, 24, 27, 31, 33, 36, 43, 44, 81, 85, 121, 123, 124, 125, 126, 127, 134, 135, 137, 140, 146, 148, 149, 156, 161, 162, 163, 166, 168, 171, 173, 197, 199, 200, 217, 228

E

EEB 12, 57, 58, 59, 60, 61, 62, 63, 64, 65, 66, 67, 68, 69, 71

Eletromiografia 12, 103, 116, 117, 119, 120

EMG 103, 104, 105, 106, 107, 108, 109, 110, 114, 115, 116, 117, 118, 119

Equilíbrio 12, 31, 46, 57, 58, 59, 60, 61, 62, 63, 64, 65, 67, 68, 69, 70, 71, 72, 73, 75, 80, 81, 85, 93, 94, 95, 96, 98, 99, 115, 118, 166, 180, 186, 192, 195, 201, 214, 216

Equoterapia 3, 4, 9, 10, 11, 12, 13, 20, 21, 31, 32, 37, 41, 42, 43, 44, 45, 46, 47, 59, 60, 61, 62, 64, 67, 68, 69, 70, 75, 76, 77, 80, 82, 86, 87, 93, 95, 97, 98, 99, 100, 103, 105, 106, 107, 112, 113, 114, 115, 116, 117, 118, 121, 122, 123, 127, 128, 130, 131, 133, 134, 136, 137, 138, 140, 145, 149, 150, 154, 156, 166, 167, 168, 195, 196, 197, 198, 199, 200, 201, 202, 203, 208, 219, 220, 221, 222, 228, 229, 241, 242, 243

Escala de Equilíbrio de Berg 57, 58, 60, 64, 68, 69, 71

Estudo 9, 11, 12, 15, 22, 23, 25, 27, 28, 33, 35, 40, 43, 45, 46, 57, 58, 59, 61, 62, 67, 68, 76, 77, 80, 81, 82, 85, 86, 87, 94, 95, 96, 98, 103, 106, 107, 114, 115, 118, 123, 124, 127, 131, 133, 134, 135, 136, 137, 139, 161, 162, 163, 164, 167, 172, 199, 219, 220, 221, 222, 223, 224, 225, 226, 227, 228, 229, 230, 231, 232, 233, 234, 235, 236, 237, 238, 239, 240, 241, 242

Ética 9, 15, 240, 241, 242, 243

F

FOCCE 13, 171, 172, 173, 180, 182, 193, 195
Função motora grossa 15, 16, 17, 19, 20, 21, 23, 27, 32, 80, 198

I

Idade 17, 23, 25, 36, 56, 59, 61, 81, 86, 95, 112, 113, 114, 123, 126, 127, 128, 131, 134, 135, 136, 137, 139, 142, 159, 160, 163, 164, 165, 183, 188, 203, 228, 229
Independência 33, 34, 37, 38, 39, 41, 42, 45, 46, 47, 48, 52, 53, 54, 61, 146, 149, 150, 155, 160, 196, 197, 203, 204, 208, 213, 215, 217, 219
Intervenção 10, 11, 12, 13, 15, 20, 21, 23, 24, 25, 31, 33, 41, 45, 64, 65, 67, 68, 69, 77, 80, 82, 86, 98, 104, 112, 113, 114, 115, 121, 122, 123, 124, 125, 126, 130, 132, 134, 136, 139, 140, 151, 154, 168, 171, 173, 182, 201, 222, 239

M

MACS 13, 159, 160, 161, 162, 163, 164, 165, 166, 167, 168, 169, 171
Mahapatra 131, 134, 135, 136, 137, 141
MIF 12, 33, 34, 35, 36, 37, 38, 39, 40, 41, 42, 43, 44, 46, 52, 54, 56, 159

O

Observações qualitativas 173, 174, 175, 176, 177, 178, 179, 180, 181, 184, 185, 186, 188, 189, 190, 192
Obtenção do instrumento 151

P

Pacientes 34, 35, 36, 57, 61, 81, 82, 87, 94, 95, 113, 115, 117
Paralisia cerebral 15, 16, 18, 20, 25, 31, 32, 36, 37, 69, 70, 80, 86, 94, 95, 106, 114, 118, 149, 159, 160, 161, 162, 163, 164, 165, 166, 196, 197, 198, 199
Pescoço do cavalo 176, 177, 179, 185, 186, 190, 191, 205, 206, 210, 214, 215, 216, 217, 218, 219
Pesquisa 9, 11, 12, 13, 15, 16, 25, 26, 27, 40, 42, 43, 44, 45, 59, 63, 64, 66, 79, 80, 85, 106, 107, 108, 115, 116, 120, 121, 123, 126, 127, 131, 132, 139, 162, 163, 164, 165, 166, 197, 198, 219, 220, 221, 222, 223, 224, 225, 226, 227, 228, 229, 230, 231, 232, 233, 234, 235, 236, 237, 238, 239, 240, 241, 242, 243
Pontuação 9, 15, 17, 18, 19, 22, 23, 25, 26, 27, 28, 29, 30, 37, 39, 40, 42, 52, 53, 54, 55, 62, 63, 65, 66, 67, 68, 69, 71, 73, 94, 95, 96, 98, 125, 126, 128,

129, 132, 133, 134, 135, 136, 137, 138, 139, 140, 142, 150, 153, 197, 198, 200, 208, 209, 211, 212, 213, 214, 217, 219

Posição do praticante 214, 215, 216, 217, 218, 219

Postura 31, 46, 57, 60, 62, 80, 103, 111, 112, 115, 139, 166, 177, 180, 185, 190, 193, 195, 211, 213, 214, 215, 216, 217, 218, 219, 222, 226, 232, 241

Prática 9, 10, 11, 29, 30, 38, 57, 61, 67, 68, 70, 78, 79, 80, 93, 94, 95, 104, 105, 113, 122, 130, 150, 154, 161, 199, 200, 219, 220, 231, 234

Profissionais 9, 10, 11, 13, 15, 31, 37, 40, 57, 58, 97, 104, 105, 121, 125, 127, 136, 156, 161, 168, 198, 200, 202, 208, 220

Q

Qualidade de vida 11, 13, 45, 76, 78, 119, 127, 130, 140, 145, 146, 147, 148, 149, 150, 152, 153, 154, 155, 156, 222

S

Saúde 9, 10, 15, 16, 31, 34, 40, 43, 45, 48, 57, 58, 59, 60, 63, 69, 75, 76, 78, 89, 93, 96, 97, 103, 105, 109, 117, 118, 121, 122, 123, 124, 126, 127, 129, 132, 136, 141, 144, 145, 146, 150, 151, 154, 156, 157, 160, 165, 166, 195, 196, 197, 199, 200, 201, 202, 203, 208, 219, 221, 229, 241

Sessões de equoterapia 61, 86, 112, 113, 114, 115, 118, 199, 200, 220

Síndrome de down 18, 21, 22, 25, 27, 106, 107, 113, 117, 118, 197, 199

Social 34, 36, 45, 46, 53, 55, 56, 78, 123, 126, 130, 131, 140, 156, 157, 159, 196, 199, 220, 221, 222, 227, 231, 238, 239, 240, 242, 243

T

Tabulação de dados 237

TEA 121, 122, 123, 124, 125, 126, 127, 128, 129, 130, 131, 132, 133, 134, 135, 136, 137, 138, 140, 141, 197

Teoria 12, 16, 29, 219, 222, 223, 224, 225, 226, 227, 228, 229, 230, 231, 232, 233, 234, 235, 236, 237, 238, 239, 240, 241, 242, 243

Treinamento 9, 12, 13, 25, 26, 28, 37, 39, 40, 65, 66, 68, 69, 80, 83, 94, 96, 97, 99, 103, 109, 138, 152, 156, 199, 200, 231

V

Velocidade de marcha 12, 76, 77, 78, 79, 80, 81, 82, 83, 84, 85, 87, 88, 97

W

WHOQOL GROUP 145, 146, 147, 148, 149, 157, 159

SOBRE O LIVRO
Tiragem: 1000
Formato: 16 x 23 cm
Mancha: 12,3 x 19,3 cm
Tipologia: Times New Roman 10,5 | 11,5 | 13 | 16 | 18
Arial 8 | 8,5
Papel: Pólen 80 g (miolo)
Royal | Supremo 250 g (capa)